高等学校"十四五"医学规划新形态教材
基础医学系列

河南省"十四五"普通高等教育规划教材

（供临床、基础、预防、护理、检验、口腔、药学等专业用）

医学遗传学
Yixue Yichuanxue
（第 3 版）

主　审　左　伋

主　编　杨保胜　李　刚

副主编　焦海燕　李　莉　罗　兰

编　委（按姓氏拼音排序）

布仁其其格（内蒙古医科大学）　　宫　磊（皖南医学院）

胡启平（广西医科大学）　　　　　霍　静（长治医学院）

焦海燕（宁夏医科大学）　　　　　李　刚（南昌大学医学部）

李　莉（山西医科大学）　　　　　李　慕（邵阳学院医学部）

罗　兰（昆明医科大学）　　　　　任立成（海南医学院）

王艳鸽（河南大学医学院）　　　　肖福英（桂林医学院）

徐鹏飞（浙江大学医学院）　　　　杨保胜（新乡医学院三全学院）

杨宇杰（同济大学医学院）　　　　张　靖（新乡医学院三全学院）

张开立（大连医科大学）

中国教育出版传媒集团

高等教育出版社·北京

内容简介

本书共十七章,包括遗传学与医学、基因与基因组、染色体与减数分裂、染色体畸变与染色体病、孟德尔遗传与单基因病、多基因遗传与多基因病、线粒体遗传与线粒体遗传病、群体遗传学、分子病与先天性代谢缺陷、肿瘤遗传学、药物遗传学、免疫遗传学、发育遗传学与出生缺陷、表观遗传学、遗传病的诊断、遗传病的治疗和遗传病的预防,从分子、细胞、个体和群体水平系统介绍了医学遗传学的基础理论、基本知识和基本技能,并适度反映了本学科的新进展与新成果。全书突出体现遗传学基本原理与医学实践紧密结合,并通过精心的版式设计和内容编排,启发学生的学习兴趣,鼓励深入探究。本书纸质内容与数字化资源一体化设计,数字课程涵盖了动画、微课、图片、课程思政案例、临床聚焦、深入学习、研究进展、案例讨论、本章小结、教学PPT、自测题等资源,利于学生自主学习,提升教学效果。

本书适用于高等学校临床、基础、预防、护理、检验、口腔、药学等专业学生,也是学生参加执业医师资格考试的必备书,还可供临床医务工作者和医学研究人员参考使用。

图书在版编目（CIP）数据

医学遗传学 / 杨保胜，李刚主编 .--3 版 .-- 北京：高等教育出版社，2023.2（2024.11重印）

供临床、基础、预防、护理、检验、口腔、药学等专业用

ISBN 978-7-04-059281-8

Ⅰ. ①医… Ⅱ. ①杨… ②李… Ⅲ. ①医学遗传学 – 医学院校 – 教材 Ⅳ. ① R394

中国版本图书馆 CIP 数据核字（2022）第 153016 号

项目策划　林金安　　吴雪梅　　杨　兵

策划编辑　瞿德竑　　责任编辑　瞿德竑　　封面设计　张　楠　　责任印制　赵　佳

出版发行	高等教育出版社	网　　址	http://www.hep.edu.cn
社　　址	北京市西城区德外大街4号		http://www.hep.com.cn
邮政编码	100120	网上订购	http://www.hepmall.com.cn
印　　刷	大厂回族自治县益利印刷有限公司		http://www.hepmall.com
开　　本	889mm×1194mm　1/16		http://www.hepmall.cn
印　　张	18.5	版　　次	2014 年 1 月第 1 版
字　　数	497 千字		2023 年 2 月第 3 版
购书热线	010-58581118	印　　次	2024 年 11 月第 4 次印刷
咨询电话	400-810-0598	定　　价	46.80元

数字课程（基础版）

医学遗传学

（第3版）

主编　杨保胜　李刚

登录方法：

1. 电脑访问 http://abook.hep.com.cn/59281，或手机扫描下方二维码、下载并安装 Abook 应用。
2. 注册并登录，进入"我的课程"。
3. 输入封底数字课程账号（20 位密码，刮开涂层可见），或通过 Abook 应用扫描封底数字课程账号二维码，完成课程绑定。
4. 点击"进入学习"，开始本数字课程的学习。

课程绑定后一年为数字课程使用有效期。如有使用问题，请点击页面右下角的"自动答疑"按钮。

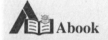
Abook

医学遗传学（第3版）

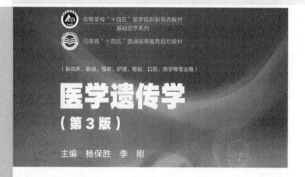

高等学校"十四五"医学规划新形态教材
基础医学系列
河南省"十四五"普通高等教育规划教材

（供临床、基础、预防、护理、检验、口腔、药学等专业用）

医学遗传学
（第3版）

主编 杨保胜 李 刚

　　医学遗传学（第3版）数字课程与纸质教材一体化设计，紧密配合。数字课程包括微课、图片、动画、课程思政案例、临床聚焦、深入学习、研究进展、案例讨论、补充章节、教学PPT、本章小结、开放性讨论、自测题等板块，丰富了知识的呈现形式，拓展了教材内容，在提升课程教学效果的同时，为学生学习提供思维与探索的空间。

用户名：＿＿＿＿＿　密码：＿＿＿＿＿　验证码：＿＿＿＿＿　**5360**　忘记密码？　**登录**　注册　□

http://abook.hep.com.cn/59281

扫描二维码，下载Abook应用

"医学遗传学（第3版）"数字课程编委会

（按姓氏拼音排序）

包玉龙（内蒙古医科大学）　　　　布仁其其格（内蒙古医科大学）

陈　辉（郑州大学医学院）　　　　付　灿（桂林医学院）

宫　磊（皖南医学院）　　　　　　胡启平（广西医科大学）

霍　静（长治医学院）　　　　　　贾　竞（郑州大学医学院）

焦海燕（宁夏医科大学）　　　　　李超科（新乡医学院三全学院）

李　刚（南昌大学医学部）　　　　李　莉（山西医科大学）

李　慕（邵阳学院医学部）　　　　刘　铭（大连医科大学）

刘晓宇（大连医科大学）　　　　　罗　兰（昆明医科大学）

任立成（海南医学院）　　　　　　王艳鸽（河南大学医学院）

吴　绦（包头医学院）　　　　　　武　阳（湖北科技学院）

肖福英（桂林医学院）　　　　　　徐鹏飞（浙江大学医学院）

杨保胜（新乡医学院三全学院）　　杨宇杰（同济大学医学院）

张继红（新乡医学院）　　　　　　张　靖（新乡医学院三全学院）

张开立（大连医科大学）　　　　　周好乐（内蒙古医科大学）

前　言

　　《医学遗传学》第2版发行3年多来被多所院校学生使用，受到同行和学生的好评。本教材先后被评为河南省"十二五""十四五"普通高等教育规划教材，并获河南省首届优秀教材一等奖。为全面落实"新时代全国高等学校本科教育工作会议"精神，加强本科教育，全面提高医学人才培养质量，高等教育出版社组织全国高校基础医学领域的专家、教授启动了再版工作。

　　《医学遗传学》第3版更注重知识的精与新，将近几年有关本学科的新进展（如基因组医学、基因诊断、基因治疗、个体化医疗等）进行综合并融入相关的章节，在遗传病的诊断、治疗和预防章节，增加了遗传服务的伦理问题，使学生在获得专业基础理论的同时，还能了解一些医学遗传学领域的新理论。

　　本版教材主要特点有：①纸质教材与数字资源紧密结合；②基础与临床紧密结合：突出"医学"遗传学特点，在叙述理论的同时注重引入病例分析作为延伸，链接相应临床聚焦，进一步解释与疾病密切相关的遗传学过程；③充分体现对学生独立获取知识和信息能力的培养：增加相应数字资源来扩充学生的知识面，从中汲取必要的信息和资料；④数字资源丰富：包括动画和病例视频46个、课程思政案例33个、微课62个、临床聚焦34个、深入学习52个、研究进展13个，以及案例讨论、教学PPT、复习自测与答案和典型案例等。教材应有"活泼"的面孔，有趣且可读性强。编委们设计、制作了一批具有自主版权的动画、视频，部分选用了作者或国内外学者馈赠的照片，力争给读者一个新颖的阅读感受。

　　本版教材采纳了许多读者的宝贵意见，引用和借鉴了国内外许多著作、教材的资料，复旦大学上海医学院左伋教授在百忙中认真审阅了整部教材，提出了建设性意见，高等教育出版社和各位编委给予了支持和帮助，在此一并表示衷心感谢。

　　编写纸质教材与数字资源紧密结合的新形态教材是一项新的尝试，其形式和内容尚需不断深入探索。虽经第3版教材编委们的认真修订，但鉴于学术水平有限，瑕疵在所难免，衷心恳请教材的使用者给予坦诚的批评和指正。

杨保胜　李　刚

2022年4月

目 录

I

第一章
遗传学与医学

关键词

医学遗传学　　遗传病　　先天性疾病

家族性疾病　　遗传医学　　朊病毒（普里昂，蛋白感染粒）

精准医学

随着医学科学的进步，基于人类基因组的研究不断深入，越来越多的疾病基因或疾病易感基因被发现，遗传因素和环境因素相互作用成为绝大多数疾病的发病机制，由遗传及由遗传与环境共同作用所致的疾病——遗传病，已成为临床常见而多发的病种。医疗实践中遇到的许多问题，如为什么有高血压家族史的人更易患高血压？食管癌会不会遗传？糖尿病是不是遗传病？第一胎生了脊柱裂的婴儿，第二胎也为脊柱裂患儿的风险有多大？亲属中有患精神分裂症的人，可以结婚吗？这些问题无不与遗传学有关，也即医学遗传学研究的范畴。伴随基因组学与功能基因组学的迅猛发展，人们对遗传病的认识不断深化，精准医学与个体化治疗在临床上成为现实。21世纪医学遗传学关注的焦点是人类基因组DNA变异及其在疾病中的作用。

思维导图

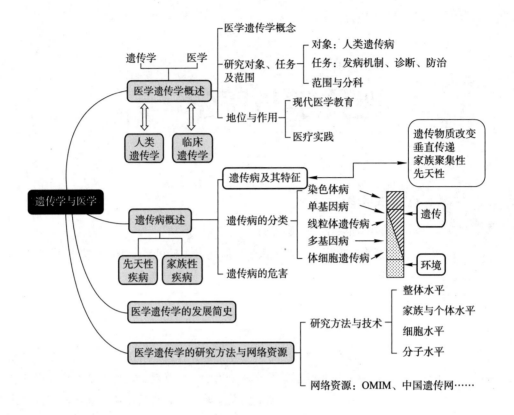

第一节　医学遗传学概述

一、医学遗传学的研究对象和任务

医学遗传学（medical genetics）是遗传学原理在医学中的应用，由"遗传病"这一纽带把遗传学和医学紧密地融合在一起的一门边缘性学科。医学遗传学的研究对象是人类的遗传性疾病，其主要的研究任务是利用遗传学的理论和方法，从细胞和分子水平探索遗传病（或病理性状）的发生机制、传递方式、诊断、治疗、预防和再发风险等，并从个体水平探索遗传病的治疗方法，从家族和群体水平探索遗传病的预防策略，从而控制遗传病在一个家庭中的再发，降低其在人群中的危害，改善人类健康。

有人将侧重于遗传病的病变过程及其预防、诊治关系的遗传学分支学科划归临床遗传学（clinical genetics）或遗传医学（genetic medicine）的范畴，是医学遗传学的临床应用。现代医学遗传学认为绝大多数疾病的发生、发展和转归，都是一个涉及内在（遗传）因素与外在（环境）因素共同作用的复杂事件，遗传因素不仅决定了个体的发育、代谢和免疫状态，同时在疾病的发生、发展中也起着重要作用。

伴随基因组学与功能基因组学的迅猛发展，越来越多的疾病基因或疾病易感基因被发现，人们对遗传病的认识不断深化，精准医学与个体化治疗在临床上成为现实。人类基因组中20 000～25 000个基因功能的发现转化为医疗实践服务的可用信息。当这些研究成果不断积累并形成一定规模，就可以广泛应用于疾病的预测、预防和个体化治疗。这也是21世纪医学遗传学关注的焦点——人类基因组DNA变异及其在疾病中的作用。

二、医学遗传学的研究范围和分科

深入学习 1-1
医学遗传学分科概述

随着医学和生命科学的发展，医学遗传学的研究已渗透到基础医学及临床医学的各学科。人类已逐步从分子、细胞、个体和群体水平等不同层次去研究遗传与医学的各种问题，使医学遗传学的研究范围逐渐拓展，已建立了许多分科，主要可按下列三个方面进行分类。

（1）按研究技术层次分类　主要包括医学细胞遗传学、人类生化遗传学、医学分子遗传学、分子细胞遗传学、人类基因组学及其他组学（如后基因组学和表观基因组学等）。

（2）按研究对象范围分类　主要包括人类群体遗传学、体细胞遗传学、基因工程（也称为DNA重组）等。

（3）按分支学科分类　主要包括肿瘤遗传学、免疫遗传学、药物遗传学、遗传毒理学、辐射遗传学、发育遗传学、行为遗传学、表观遗传学、疾病基因组学、药物基因组学和优生科学等。

三、医学遗传学在现代医学中的地位

人类的健康取决于人的遗传结构及其与生活环境相互作用的平衡。随着新理论、新方法、新技术的引入，人们对遗传病的认识不断深化。由遗传物质改变引起的遗传病的种类日渐增加，遗

传病对人类的危害已变得愈来愈明显，这不仅涉及生物化学、细胞生物学、生理学、免疫学、病理生理学和药理学等基础医学的各个学科，而且已经渗透到临床医学、预防医学等学科的各个领域。

目前遗传病的研究焦点正逐步由单基因病过渡到多基因复杂性疾病，这将有助于人们找到更多有效的疾病诊断、预后及个体药物反应判断的方法，发现、发明新的靶向性治疗药物，对疾病采取有针对性的预防。

遗传学在现代医学中的地位和作用也可以从诺贝尔奖的颁发情况中反映出来。诺贝尔奖是世界上公认的对推动科学发展有重大作用的科研成果的一种肯定，同时也是作出杰出贡献的科学家的殊荣。从诺贝尔诞辰 100 周年的 1933 年首次给遗传学领域的科研成果颁奖到 2021 年颁发的 86 次奖项中，遗传学学科成果占了 30 次（不包括 9 次化学奖），约占获奖次数的 35%（表 1-1）。从获奖的次数来看，这是任何生物医学学科所属的单一学科所不能比拟的。这一事实充分反映了遗传学在现代生物医学领域中的地位是十分重要的。

动画 1-1
遗传学及相关学科获得的诺贝尔奖

表 1-1　遗传学及相关学科获得的诺贝尔奖一览表

年份	获得者	研究成果
1933	T.H. Morgan	发现染色体的遗传机制，建立"连锁遗传定律"
1946	H.J. Muller	发现 X 线能诱发基因突变
1958	G.W. Beadle，E.L. Tatum	建立"酶 – 基因"学说
1959	A. Kornberg，S. Ochoa	DNA 与 RNA 的合成
1960	F.M. Burnet，P.B. Medawar	抗体形成的克隆选择理论
1962	J.D. Watson，F.H.C. Crick	DNA 的双螺旋结构模型
1965	F. Jacob，A. Lwoff，J. Monod	细菌操纵子及其信使 RNA
1968	H.G. Khorana，M.W. Nirenberg	破译遗传密码
1969	M. Delbrück，A.D. Hershey，S.E. Luria	病毒的遗传结构
1975	R. Dulbecco	发现肿瘤病毒
	H. M. Temin，D. Baltimore	发现 RNA 病毒的逆转录酶
1978	W. Arber，H.O. Smith，D. Nathans	用内切核酸酶技术研究遗传体系结构
1980	P. Berg，W. Gilbert，F. Sanger	DNA 的实验操作（化学奖）
1982	A. Klug	核小体等核酸 – 蛋白质复合体的结构
1983	B. McClintock	转座因子的发现
1987	S. Tonegawa	免疫球蛋白基因结构的研究
1989	T.R. Cech，S. Altman	发现 RNA 自体拼接（化学奖）
	J.M. Bishop，H.E. Varmus	导致恶性转变的胞内基因（癌基因）
1993	R.J. Roberts，P.A. Sharp	割裂基因的发现
	K.B. Mullis	PCR 技术（化学奖）
1995	E.B. Lewis，C. Nüsslein-Volhard，E.F. Wieschaus	早期胚胎发育中的遗传调控机制
2001	L.H. Hartwell，T. Hunt，P.M. Nurse	调节细胞周期的一类特异基因
2002	H.R. Horvitz，J.E. Sulston	器官发育及程序性细胞死亡的基因调节
2004	R. Axel，L.B. Buck	编码决定气味的一个基因大家族

续表

年份	获得者	研究成果
2006	A.Z. Fire，C.C. Mello	RNAi 机制
	R.D. Kornberg	真核转录的分子基础（化学奖）
2007	M.J. Evans，M.R. Capecchi 等	胚胎干细胞研究——"基因靶向"技术
2008	M. Chalfie，钱永健	绿色荧光蛋白在生物示踪方面的应用（化学奖）
2009	E. H. Blackburn，C. W. Greider，J. W. Szostak	染色体的端粒和端粒酶对染色体的保护
2010	R.G. Edwards	创立体外受精和试管婴儿技术
2012	J.B. Gurdon，山中伸弥	细胞核的基因重编程
2014	E. Betzig，W.E. Moerner，S. W. Hell	超分辨率荧光显微技术领域取得的成就（化学奖）
2015	T. Lindahl，P. Modrich，A. Sancar	DNA 修复的机制（化学奖）
2017	J. Frank，R. Henderson，J. Dubochet	发展了冷冻电子显微镜技术（化学奖）
2018	J.P. Alison，T. Honjo	发现 PD-1（活化 T 淋巴细胞的诱导型基因）阻断的癌症免疫治疗
2019	W.G. Kaelin，P.J. Ratcliffe，G.L. Semenza	发现细胞如何感知和适应氧气供应
2020	H.J. Alter，M. Houghton，C.M. Rice	抗击血源性丙型肝炎做出的决定性贡献
	E. Charpentier，J.A. Doudna	开发基因组编辑方法（化学奖）
2021	D. Julius，A. Patapoutian	发现温度和触觉感受器

第二节　遗传病概述

遗传病（genetic disease，hereditary disease，inherited disease）是指遗传物质（染色体或 DNA）改变所引起的疾病，或者说遗传病是指某种疾病的发生需要有一定的遗传基础，并通过这种遗传基础、按一定的方式传于后代发育形成的疾病。按经典的概念，遗传病一般是指个体的生殖细胞或受精卵的遗传物质（基因或染色体）改变所引起的一类疾病，而在现代医学中，遗传病的概念有所扩大，如遗传病也可由体细胞内遗传物质的结构和功能的改变引起。

一、遗传病的特征

微课 1-1
遗传病的特征

除上述的遗传物质的改变为遗传病的主要发病因素外，遗传病还有以下几个主要特点：

（1）垂直传递　遗传病在上下代之间呈垂直传递（vertical transmission）。垂直传递指的不仅仅是性状，也指致病基因在上下代之间的传递。而感染性疾病和营养性疾病往往是"水平方向"的传播。

（2）先天性和终生性　绝大多数遗传病表现为先天性和终生性，如白化病患儿刚出生时就表现有"白化"症状；但某些后天性疾病，如 Huntington 舞蹈症往往在 35 岁以后才发病，却是一种常染色体显性遗传病。虽然大多数遗传病在婴儿出生时就显示出症状或缺陷，但先天性疾病不都是遗传病，如妊娠早期孕妇感染风疹病毒可使婴儿出生时患先天性白内障。

（3）家族聚集性　遗传病患者在亲代和子代中往往以一定数目的比例出现，如多指症常表

深入学习 1-2
遗传病与先天性疾病
及家族性疾病

微课 1-2
遗传病分类概述

研究进展 1-1
人类单基因遗传的条目
统计（1958—2013 年）

研究进展 1-2
人类单基因病（或性
状）统计及每条染色
体上定位基因数

现为亲代与子代间代代相传。尽管大多数的遗传病表现有家族性，但家族性疾病并非都是遗传病，如饮食中缺乏维生素 A 可使一家多个成员患夜盲症；而有许多遗传病并无家族史，是散发的。

二、遗传病的分类

按照遗传物质的突变方式及传递规律，可将遗传病分为以下 5 类：

（1）单基因病　由于单个基因突变所引起的疾病称为单基因病（monogenic disease）。根据致病基因所在染色体和等位基因显隐性关系的不同，又可分为多种遗传方式，如常染色体显性遗传病、常染色体隐性遗传病、X 连锁显性遗传病和 X 连锁隐性遗传病等。

（2）染色体病　由于染色体数目或结构异常所引起的疾病称为染色体病（chromosomal disease）。由于染色体病涉及许多基因的改变，常表现为复杂的综合征（syndrome）。

（3）多基因病　由两对以上微效基因和环境因素共同作用所致的一类疾病称为多基因病（polygenic disease）。一些先天畸形及常见病，如唇腭裂、高血压、糖尿病等属于多基因病。

（4）线粒体遗传病　由于线粒体内 DNA 突变所致的疾病称为线粒体遗传病（mitochondrial genetic disease），以母系遗传（maternal inheritance）为特征。该类疾病通常影响神经和肌肉细胞的能量产生，如莱伯遗传性视神经病变、线粒体心肌病等。

（5）体细胞遗传病　特定体细胞中的 DNA 异常积累所致的一类疾病称为体细胞遗传病（somatic cell genetic disease），其恶性表型的发展通常是控制细胞生长的基因发生突变，如恶性肿瘤、白血病、一些先天畸形和免疫缺陷病等。

三、遗传病危害的严重性

遗传病对人类的危害可从以下几方面的事实看出其概貌。

（1）人类遗传病的病种在不断增长　截至 2022 年 3 月 11 日，在线"人类孟德尔遗传"（OMIM）数据库记载的人类单基因病（性状）的条目达 26 321 种（16 694 个基因序列已知），其中具有单基因病（性状）表型的有 7 000 多种（7 116 种的发病分子机制已知），691 种为复杂疾病，体细胞遗传病 233 种，导致表型突变的基因有 4 572 个（表 1-2）。目前每年新发现的遗传性综合征有 100 种左右，单基因病（性状）达 300 ~ 500 种。

表 1-2　OMIM 数据库统计的单基因病（或性状）的条目（2022 年 3 月 11 日）

类　型	常染色体	X 连锁	Y 连锁	线粒体	总计
* 有基因描述	15 857	749	51	37	16 694
+ 已知基因序列和表型	27	0	0	0	27
# 分子机制已知，并有表型描述	5 924	360	5	34	6 323
% 分子机制不明，有表型或位点描述	1 404	112	4	0	1 520
其他，主要是怀疑有孟德尔基础的表型	1 652	102	3	0	1 757
总计	24 864	1 323	63	71	26 321

（2）人群中有 25% 以上的人受遗传病所累　人群中有 4%～8% 的人患单基因病，0.5%～1.0% 的人患染色体病，15%～25% 的人受多基因病所累。

（3）一些严重危害人类健康的常见病的发生与遗传有关　一些原因不明的常见病，如糖尿病、原发性高血压、支气管哮喘、精神分裂症、肿瘤和先天性心脏病等，现已证实为遗传病。如糖尿病在我国发病率达 9.7%（2021 年），95% 以上的糖尿病呈多基因遗传。

（4）在活产婴儿中有 4%～5% 为遗传所致的缺陷　我国出生缺陷（birth defect）发生率在 5.6% 左右（2012 年），每年新增出生缺陷数约 90 万例，临床明显可见的出生缺陷约有 25 万例，90% 的出生缺陷为遗传因素或遗传因素与环境因素共同作用所致。在活产婴儿中，有一些在生长到一定年龄后才发病。

动画 1-2
人口与优生问题

（5）遗传因素所致智力低下和精神病患者数目巨大　智力低下（mental retardation，MR）在我国人群的发病率约为 2.2%，其中遗传因素是引起智力低下的重要因素。我国各类精神病患者达 1 000 万以上，精神分裂症的遗传率约为 80%。

（6）环境污染使遗传病发病率升高　环境污染增加了致癌、致突、致畸因素，使得遗传病发病率有增高的趋势。

（7）每个人平均携带 4～8 个有害基因　在人群中即使未受遗传病所累的人，平均每人也可能携带 4～8 个有害基因，即为致病基因的携带者。

（8）人类对感染性疾病存在遗传易感　人类对结核病、肝炎、艾滋病等有遗传易感因子。

（9）营养缺乏诱导基因表达谱改变可引起疾病　营养缺乏可诱导细胞内基因表达谱改变，造成细胞、组织、器官或系统的功能异常，这正是疾病发生的真正原因。

综上所述，遗传病给人类带来的危害是巨大的。医生在临床实践中所遇到的一些问题，如某些疾病的病因诊断和防治等，常需要用遗传学的理论和方法才能得以解决。因此，要了解和掌握遗传病的遗传方式、诊断及预防和治疗的原则，对遗传病要有足够的重视和充分的认识，才能更好地开展防治工作。

四、遗传与环境在疾病发生中的作用

微课 1-3
遗传—环境—疾病

人体的发育、分化是细胞中的 DNA 分子所携带的遗传信息依照精确的时空程序与环境相互作用、逐步表达的结果。当遗传信息或环境因素改变了细胞内基因的表达程序或表达谱，或改变了细胞内蛋白质修饰状态，就会表现出分子水平上的生物大分子与小分子分布、结构和功能的异常，进而改变细胞的功能状态，导致人体某些器官结构和功能的异常，发生疾病乃至死亡。人类的一切正常或异常的性状（或疾病）综合起来看都是遗传与环境共同作用的结果。根据遗传和环境因素在不同疾病发生中的作用不同，可将疾病分为 4 类：

（1）完全由遗传因素决定发病　这类疾病的发生目前尚看不到环境因素的作用，例如单基因病中的白化病、血友病 A 及一些染色体病等。

（2）基本上由遗传决定发病　这类疾病的发生基本上由遗传决定，但还需要环境中有一定诱因才发病，如葡萄糖 -6- 磷酸脱氢酶缺乏症除有遗传缺陷外，食用蚕豆或服用氧化性药物伯氨喹可诱发溶血性贫血。

（3）遗传因素和环境因素对发病都有作用　在不同的疾病中，遗传因素对发病作用的大小是不同的，如唇裂、腭裂、高血压、冠心病等。

（4）发病完全取决于环境因素　这类疾病的发生与遗传无关，如外伤、烧伤等。有人认为，这类疾病损伤的修复与个体的遗传类型有关。

传染病虽然是由环境因素引起的，但有些传染病具有家族和种族的易感性差异，如白喉和脊髓灰质炎的易感基因已在人类染色体上定位。正如1980年诺贝尔奖获得者 Berg 所说："几乎所有的疾病都与遗传有关。"

第三节　医学遗传学发展简史

一、医学遗传学发展史概述

ⓔ 表 1-1
医学遗传学发展史上的重大事件

医学遗传学与所有其他学科一样，也是在生产实践活动中发展起来的。遗传学或者说对遗传规律的科学分析是从奥地利神父孟德尔（G. J. Mendel）于1865年宣读他的《植物杂交试验》论文开始的。他通过对豌豆7对性状遗传情况的分析，揭示了生物遗传性状的分离和自由组合定律，但孟德尔这项工作的重要价值直到1900年才被科学界所认识。ⓔ 表 1-1 列举了医学遗传学发展史上的一些重大事件，大致可分为以下几个阶段：①孟德尔遗传定律发现及形式遗传学（formal genetics）阶段（1865—1909年）。②群体遗传学的建立与发展（1908—1969年）。③细胞遗传学的建立与发展（1910—1989年）。④生化遗传学的建立与发展（1941—1959年）。⑤分子遗传学的建立与发展（1944年至今）。

近20多年来，由于新技术、新理论和新方法的不断发展，人们对遗传病的发生机制和疾病发生遗传因素的研究逐渐深入。1986年，诺贝尔奖获得者 Dulbecco 首先提出人类基因组计划（human genome project，HGP）；1990年，美国国会批准15年（1991—2005年）拨款30亿美元开展 HGP；2001年，美、英、日、法、德、中六国国际人类基因组测序联合体发表了根据人类基因组94%序列草图作出的初步分析；2004年，国际人类基因组测序协作组（IHGSC）公布了人类基因组高精序列图，表明人类基因的数量仅为 20 000 ~ 25 000 个；2006年，《自然》杂志网络版上发表了人类最后一条染色体——1号染色体的基因测序，解读人体基因密码的"生命之书"宣告完成。人类基因序列破译全部完成，将成为人类认识自我用之不竭的知识源泉。2009年，基于芯片技术的植入前遗传筛查（preimplantation genetic screening，PGS）技术开始应用于各种染色体异常的检测。2013年，新一代测序技术开始应用于植入前遗传学检测。目前，应用基于单细胞全基因组扩增（WGA）的 PGS 及实时荧光定量 PCR 技术已经可以同时对人类全部24条染色体进行遗传分析。

分子遗传学的新进展使医学出现了一个新的面貌。DNA 测序技术、分子杂交技术、PCR 技术、遗传多态性分析技术、基因重组技术和基因芯片技术等在人类疾病的研究、诊断、预防、治疗及新药开发等方面起到了不可忽视的作用，随着测序技术的迅速发展，生物信息和大数据科学的结合应用，精准医学（precision medicine）应运而生。精准医学是随着基因组学、功能基因组学、生物信息学和计算机技术的迅速发展，个体化医疗（personalized medicine）的延伸，根据每个个体的疾病特征（发病原因、发病可能的机制等）制订出有针对性的治疗方案；其实质是根据不同个体对特定疾病遗传基础的不同，将疾病分为不同的亚群，进而给予相应的治疗。精准医学必将对促进人类健康和生物医学的发展产生重大的影响。

二、我国遗传学与医学遗传学的发展

20 世纪 80 年代以来，我国的人类遗传学和医学遗传学各方面的研究开始出现一批可喜的成果，如高分辨染色体显带技术的应用、异常血红蛋白的研究、地中海贫血在我国的分布和类型、对苯丙酮尿症（PKU）的大规模普查等。在基因诊断上，对 PKU、血友病 A 和假肥大型（Duchenne 型）肌营养不良症、地中海贫血等的基因诊断已应用于临床实践；在基因治疗上，对血友病 B 的治疗已达到国际水平。一批新的致病基因的克隆（如高频耳聋的致病基因），标志着我国基因诊断和基因治疗研究跨入了世界先进行列。

1999 年，中国作为唯一的发展中国家加入了国际人类基因组研究组织，承担了 1%测序计划和人类基因全长 DNA 克隆 1%的项目，并于 2000 年按时完成了 3pter-D3S3610 的 3Mb 区域的测序任务。1998 年，国家自然科学基金委员会通过了"中华民族基因组的结构与功能研究"重大项目立项，实现了第二阶段中国人类基因组计划。2007 年 10 月，我国科学家成功绘制完成第一个完整的中国人基因组图谱（又称为"炎黄一号"），这也是第一个亚洲人全基因序列图谱。这项在基因组科学领域里程碑式的科学成果，对于中国乃至亚洲人的 DNA、隐性疾病基因、流行病预测等领域的研究具有重要作用。

課程思政案例 1-1
杜传书父子对蚕豆病的持续研究

課程思政案例 1-2
中国科学院覃重军团队首次人工创建"人造单条染色体酵母"

深入学习 1-3
我国科研人员首次提出"人类泛基因组"概念

第四节　医学遗传学研究方法与网络资源

一、医学遗传学的研究方法和技术
二、医学遗传学的网络资源

（杨保胜　杨宇杰）

复习思考题

1. 什么是遗传病？遗传病有哪几种类型？
2. 试解释和区分遗传病、先天性疾病、家族性疾病。
3. 归纳遗传病的特征。

网上更多……

本章小结　　开放性讨论　　自测题　　教学 PPT

第二章
基因与基因组

关键词

基因	基因组	基因突变	外显子	内含子
结构基因	卫星 DNA	碱基置换	中度重复序列	高度重复序列
后基因组计划	不等交换	动态突变	错义突变	无义突变
移码突变

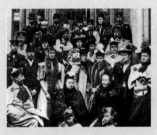
维多利亚女王（Queen Victoria，1819—1901），是第一个以"大不列颠和爱尔兰联合王国女王"和"印度女皇"名号称呼的英国君主。她总共在位 64 年（1837—1901），协助英国进入最强盛的所谓"日不落帝国"时期。然而，维多利亚女王本人携带有血友病基因，由于欧洲王室之间的联姻，这些可怕的基因传递给了各王室后代。在某种程度上，折磨女王后代的"被诅咒的血"导致 20 世纪俄国的历史发生了根本性改变，深刻地改变了当今的世界格局。那么，血友病究竟是如何发生的呢？本章将对控制性状或疾病的本质、发生改变的分子基础——基因和基因组加以探讨。

思维导图

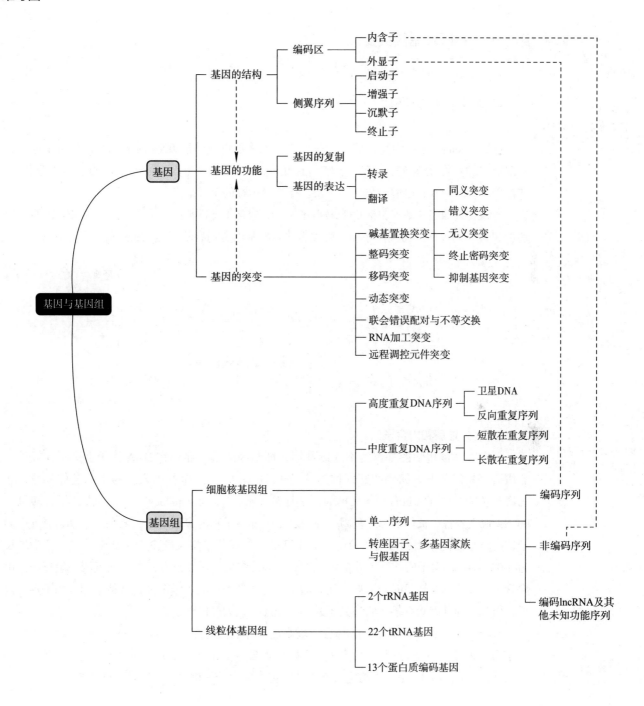

第一节 基因和基因突变

微课 2-1
真核细胞的基因结构

一、真核细胞的基因结构

基因（gene）又称为遗传因子，是产生一条多肽链或功能 RNA 所需的全部核苷酸序列，具有双重属性：物质性（存在方式）和信息性（根本属性）。基因支持着生命的基本构造和性能，储存着生命的种族、血型、孕育、生长、死亡等过程的全部信息。

典型真核细胞的基因包括：①编码序列。②内含子，即插入外显子之间的非编码序列。③ 5′端和 3′端非翻译区。④调控序列。绝大多数真核基因是割裂基因（split gene）（图 2-1）。

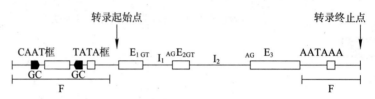

图 2-1　真核细胞基因结构示意图

E. 外显子　I. 内含子　F. 侧翼序列　G. GC框　GT，AG. 外显子–内含子接头

课程思政案例 2-1
女科学家——周芷

（一）外显子和内含子

大多数真核生物的基因为不连续基因，即基因的编码序列在 DNA 分子上是不连续的，被非编码序列所隔开。编码的序列称为外显子（exon），是一个基因表达为多肽链的部分；非编码序列称为内含子（intron），又称为间插序列（intervening sequence，IVS）。内含子只转录，在 mRNA 成熟过程中被剪切掉。基因一般由若干个外显子和内含子组成，如果一个基因有 n 个内含子，一般总是把基因的外显子分隔成 $n+1$ 部分。外显子平均长度少于 200 bp，内含子平均长度为 3 000 bp，内含子的核苷酸数量可比外显子多许多倍，所以没有内含子的基因一般较小。由于内含子的长序列在转录时会消耗时间和能量，对于高表达的基因来说，自然选择有利于短的内含子，而较大的基因除有较多的外显子外，一般还有较大的内含子。

每个外显子和内含子接头区都有一段高度保守的共有序列（consensus sequence），为剪接识别信号，即内含子 5′端大多数是 GT 开始，3′端大多是 AG 结束，称为 GT-AG 法则（GT-AG rule，Chambon rule），是真核细胞基因表达时剪去内含子、拼接外显子的共同机制。

（二）侧翼序列

在第一个外显子和最末一个外显子的外侧是一段不被翻译的非编码区，称为侧翼序列（flanking sequence）。侧翼序列含有基因调控序列，对该基因的活性有重要影响，即对转录表达起重要的调控作用。这些调控序列主要有启动子、增强子、沉默子和终止子等。

1. 启动子

启动子（promoter）位于结构基因 5′端上游，能活化 RNA 聚合酶，使之与模板 DNA 准确地结合并具有转录起始的特性，促进转录过程。启动子包括下列几种不同序列。

（1）TATA 框（TATA box） 其一致序列为 TATA$_\mathrm{T}^\mathrm{A}$A$_\mathrm{T}^\mathrm{A}$。它在基因转录起始点上游 –30～–50 bp 处，基本上由 A–T 碱基对组成，是决定基因转录起始的选择，为 RNA 聚合酶的结合处之一，RNA 聚合酶与 TATA 框牢固结合之后才能开始转录。

（2）CAAT 框（CAAT box） 其一致序列为 GG$_\mathrm{T}^\mathrm{C}$CAATCT，是真核生物基因常有的调节区，位于转录起始点上游 –80～–100 bp 处，可能也是 RNA 聚合酶的一个结合处，控制着转录起始的频率。

（3）GC 框（GC box） 有两个拷贝，位于 CAAT 框的两侧，由 GGCGGG 组成，是一个转录调节区，有激活转录的功能。

此外，RNA 聚合酶Ⅲ负责转录 tRNA 的 DNA 和 5S rDNA，其启动子位于转录的 DNA 序列中，称为下游启动子。

深入学习 2-1
割裂基因与遗传信息的传递

动画 2-1
真核基因的分子结构

2. 增强子

增强子（enhancer）为真核基因转录起始点的上游或下游的 DNA 序列，能增加同它连锁的基因转录频率。它不能启动一个基因的转录，但有增强转录的作用。增强子可以位于基因的 5′ 端，也可位于基因的 3′ 端，有的还可位于基因的内含子中。增强子的效应很明显，一般能使基因转录频率增加 10～200 倍，有的甚至可以高达上千倍。此外，增强子序列可与特异性细胞因子结合而促进转录的进行。增强子通常有组织特异性，这是因为不同细胞核有不同的特异因子与增强子结合，从而对基因表达有组织、器官、时间不同的调节作用。

例如，人类胰岛素基因 5′ 端上游约 250 bp 处有一组织特异性增强子，在胰岛 B 细胞中有一特异因子可作用于该区以增强胰岛素基因的转录和翻译，其他组织中无此因子，这就是胰岛素基因只在胰岛 B 细胞中才得以很好表达的原因。

3. 沉默子

沉默子（silencer）是参与基因表达负调控的一种特殊的 DNA 序列，其作用特征与增强子类似，但沉默子能够同反式因子结合从而阻断增强子及反式激活因子的作用，最终抑制该基因的转录活性。

4. 终止子

终止子（terminator）在 3′ 端下游，是给予 RNA 聚合酶转录终止信号的 DNA 序列，具有转录终止的功能。终止子由 AATAAA 多聚腺苷酸（Poly A）附加信号和一段回文序列组成。在转录终止点之前有一段回文序列，为 7～20 bp。回文序列的对称轴一般距转录终止点 16～24 bp。回文序列的发夹结构阻碍 RNA 聚合酶的继续移动，转录终止。

在回文序列的下游有 6～8 个 A–T 对，并具有与 A 互补的一串 U，因为 A–U 之间氢键结合较弱，因而 RNA/DNA 杂交部分易于解链，实现转录的终止。

二、基因的复制与表达

生物的遗传物质基础是核酸（nucleic acid），核酸也是基因的基本结构，它们的化学组成分子结构符合遗传物质的稳定性、连续性及多样性的要求。

（一）核酸的化学组成

（二）DNA 的分子结构

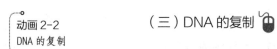

动画 2-2
DNA 的复制

微课 2-2
基因的表达

（三）DNA 的复制

（四）基因的表达

基因表达（gene expression）是指细胞在生命过程中，把储存在 DNA 序列中的遗传信息经过转录和翻译，转变成具有生物活性的蛋白质分子。生物体内的各种功能蛋白质和酶都是由相应的结构基因编码的（图 2-2）。

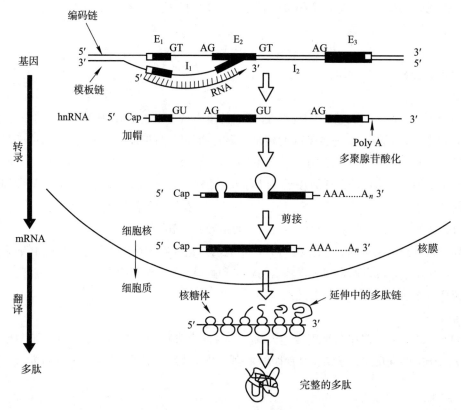

图 2-2　真核生物结构基因表达流程图

1. 转录过程

在 RNA 聚合酶的催化下，以 DNA 为模板合成 mRNA 的过程称为转录（transcription）。在双链 DNA 中，作为转录模板的链称为模板链（template strand），或反义链（antisense strand）；在双链 DNA 中与转录模板互补的一条 DNA 链即为编码链（coding strand），它与转录产物的差异仅在于 DNA 中 T 变为 RNA 中的 U。在含许多基因的 DNA 双链中，每个基因的模板链并不总是在同一条链上，亦即一条链可作为某些基因的模板链，也可以是另外一些基因的编码链。

转录后要进行加工，转录后的加工包括：

（1）剪接　一个基因的外显子和内含子都转录在一条原始转录物 RNA 分子中，称为核内异质 RNA（heterogeneous nuclear RNA，hnRNA）。因此 hnRNA 分子既有外显子序列又有内含子序列，另外还包括编码区两侧非翻译序列。这些内含子序列必须除去而把外显子序列连接起来，才能形成有功能的 mRNA 分子，这个过程称为 RNA 剪接（RNA splicing）。剪接发生在对应于外显子的 3′ 端的 GU 和内含子 3′ 端与下一个外显子交界的 AG 处。

（2）加帽　几乎全部的真核 mRNA 的 5′ 端都有"帽"结构。虽然真核生物的 mRNA 的转录以嘌呤核苷酸三磷酸（pppAG 或 pppG）领头，但在 5′ 端的第一个核苷酸总是 7- 甲基鸟核苷三磷酸（m7GpppAGpNp）。mRNA 5′ 端的这种结构称为帽（cap）。不同真核生物的 mRNA 具有不同的帽。

mRNA 的帽结构功能：①能被核糖体小亚基识别，促使 mRNA 和核糖体的结合。② m7Gppp 结构能有效地封闭 RNA 5′ 端，以保护 mRNA 免受 5′ 外切核酸酶的降解，增强 mRNA 的稳定。

（3）加尾　大多数真核生物的 mRNA 3′ 端都有由 100～200 个 A 组成的 Poly A 尾。Poly A 尾不是由 DNA 编码的，而是转录后的前 mRNA 以 ATP 为前体，由 RNA 末端腺苷酸转移酶催化聚合到 3′ 端。加尾并非加在转录终止的 3′ 端，而是在转录产物的 3′ 端，由一个特异性酶识别切点上游方向 13～20 个碱基的加尾识别信号 AAUAAA，以及切点下游的保守序列 GUGUGUG，把切点下游的一段切除，然后再由 Poly A 聚合酶催化，加上 Poly A 尾，如果这一识别信号发生突变，则切除作用和多聚腺苷酸化作用均显著降低（见图 2-2）。

mRNA Poly A 尾的功能：①可能有助于 mRNA 从核到细胞质的转运。②避免在细胞中受到核酶降解，增强 mRNA 的稳定性。

2. 翻译过程

真核细胞的转录及加工都是在细胞核内进行的，但翻译过程则在细胞质中进行。以 mRNA 作为模板，tRNA 作为运载工具，在有关酶、辅助因子和能量的作用下将活化的氨基酸在核糖体上装配为多肽链的过程，称为翻译（translation）。

从核糖体上释放出来的多肽需要进一步加工修饰才能形成具有生物活性的蛋白质。翻译后的肽链加工包括肽链切断，某些氨基酸的羟基化、磷酸化、乙酰化和糖基化等。真核生物在新生肽链翻译后将甲硫氨酸裂解掉。有一类基因的翻译产物前体，可以切断为不同的蛋白质或肽，称为多蛋白质（polyprotein）。

动画 2-3
蛋白质合成

3. 外显子与内含子表达过程中的相对性

从内含子与外显子的定义来看，两者是不能混淆的，但是真核生物的外显子也并非都"显"（编码氨基酸），几乎全部的结构基因的首尾 2 个外显子都只有部分核苷酸序列编码氨基酸，还有完全不编码氨基酸的外显子，如人类 G6PD 基因的第一外显子核苷酸序列。

现在已发现一个基因的外显子可以是另一基因的内含子，即同一前 mRNA 中的外显子通过不同组合形成不同的成熟 mRNA 分子，称为选择性剪接（alternative splicing），以小鼠的淀粉酶基因为例，来源于肝的与来源于唾液腺的是同一基因。淀粉酶基因包括 4 个外显子，肝生成的淀粉酶不保留外显子 1，而唾液腺中的淀粉酶则保留了外显子 1 的 50 bp 序列，但把外显子 2 与前后两段内含子一起剪切掉，经过这样剪接，外显子 2 就变成唾液淀粉酶基因中的内含子。

4. 同一基因在不同组织能生成不同的基因产物

来源于不同组织的类似蛋白质，可以由同一基因编码产生，在不同组织中同一基因会有不同的转录物与转录后加工作用。此外，真核生物基因可有一个以上的 Poly A 位点，因此能在不同的细胞中产生具有不同 3′ 端的前 mRNA，从而会有不同的剪接产物。由于大多数真核生物基因的转录物是先加 Poly A 尾，然后再行剪接，因此不同组织、细胞中会有不同的因子干预多聚腺苷酸化作用，最后影响剪接模式。降钙素（calcitonin）基因在不同组织中的表达可作为实例（图 2-3）。

降钙素基因（CALCAa，定位于 11p15.4）在甲状腺细胞中形成的前 mRNA（短转录物），包含有非翻译序列 1、编码外显子 2 和 3，以及降钙素编码外显子 4（包括部分非编码区），在转录物 pA1 位点即 AAUAAA 信号附近进行多聚腺苷酸化。而在下丘脑，其前 mRNA（长转录物）中除了包含转录物的全部序列外，还包含有降钙素基因相关肽（calcitonin gene-related peptide，

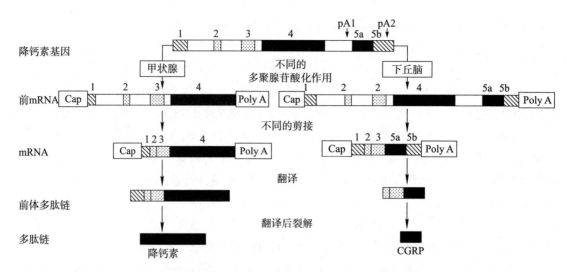

图 2-3　降钙素基因在不同的细胞中产生不同的激素
1. 非翻译序列　2，3. 共同的编码外显子　4. 降钙素编码外显子　5a. CGRP编码外显子　5b. CGRP 3′端非翻译序列pA1，pA2. AAUAAA加尾信号　CGRP. 降钙素基因相关肽

CGRP）的编码外显子 5a 和 CGRP 的 3′ 端非翻译序列 5b，并在转录物 pA2 处进行 Poly A 加尾。可是，在长转录物的剪接过程中，外显子 3 的拼接点直接与 CGRP 编码外显子 5a 拼接点相连，从而删除降钙素的编码外显子 4，这样形成两种成熟的 mRNA，分别翻译产生降钙素的前体和 CGRP 前体，然后通过酶促产生降钙素和 CGRP 这两种激素。

三、基因突变

（一）基因突变的概念

1. 突变

深入学习 2-2
基因突变的诱变因素
与突变的分子机制

突变（mutation）是指遗传物质发生可遗传的变异。广义的突变可以分为两类：①染色体畸变，即染色体数目和结构的改变。②基因突变（gene mutation）。狭义的突变仅指基因突变。基因突变是指基因的核苷酸序列或数目发生改变。仅涉及 DNA 分子中单个碱基改变的称为点突变（point mutation）；涉及多个碱基的还有缺失、重复和插入。

2. 体细胞突变和生殖细胞突变

基因突变可发生在个体发育的任何阶段，以及体细胞或生殖细胞周期的任何分期。如果突变发生在体细胞中，突变的变异只能在体细胞中传递。生殖细胞的突变率比体细胞高，主要因为生殖细胞在减数分裂时对外界环境具有较高的敏感性。携带突变基因的细胞或个体称为突变体（mutant），没有发生基因突变的细胞或个体称为野生型（wild type）。

3. 诱发突变和自发突变

课程思政案例 2-2
生态文明：环境污染
引发基因突变

引起突变的物理因素（如 X 线）和化学因素（如亚硝酸盐）称为诱变剂（mutagen）。诱变剂诱发的突变称为诱发突变（induced mutation）。由于自然界中诱变剂的作用或由于偶然的复制、转录、修复时的碱基配对错误所产生的突变称为自发突变（spontaneous mutation）。自发突变频率（突变率）很低，平均每一核苷酸每一世代的突变率为 $10^{-10} \sim 10^{-9}$，即每世代 10 亿个核苷酸发生一次突变。

4. 突变热点

从理论上讲，DNA 分子上每一个碱基都可能发生突变，但实际上突变部位并非完全随机分布。DNA 分子上的各个部分有着不同的突变率，即 DNA 分子某些部位的突变率大大高于平均数，这些部位就称为突变热点（mutation hotspot）。

（二）基因突变的种类

从 DNA 碱基序列改变来分，突变一般可分为碱基置换突变、移码突变、整码突变、动态突变、联会错误配对与不等交换等。

深入学习 2-3
基因突变类型图解

1. 碱基置换突变

一种碱基被另一种碱基取代而造成的突变称为碱基置换突变（图 2-4）。凡是一种嘌呤被另一种嘌呤所取代，或者一种嘧啶被另一种嘧啶所取代的置换称为转换（transition）；一种嘌呤被另一种嘧啶所取代或一种嘧啶被另一种嘌呤所替代的置换称为颠换（transversion）。由此可产生 4 种不同的转换和 8 种不同的颠换。但自然界的突变，转换多于颠换。

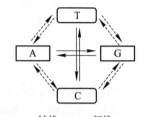

图 2-4　碱基置换类型

由于碱基置换导致核苷酸序列的改变，对多肽链中氨基酸序列的影响，有下列几种类型。

（1）同义突变　单个碱基置换后使 mRNA 上改变后的密码子与改变前所编码的氨基酸一样，肽链中出现同一氨基酸。例如，DNA 分子模板链中 GCG 的第三位 G 被 A 取代而成 GCA，则 mRNA 中相应的密码子 CGC 就被转录为 CGU，CGC 和 CGU 都是精氨酸的密码子，翻译成的多肽链没有变化，这种突变称为同义突变（same-sense or synonymous mutation）。同义突变不易检出。据估计，自然界中这样的突变频度占相当高比例。

（2）错义突变　基因中的核苷酸置换后改变了 mRNA 上遗传密码，从而导致合成的多肽链中一个氨基酸被另一氨基酸所取代，这种情况称为错义突变（missense mutation）。此时，在该氨基酸前后的氨基酸不改变。例如，mRNA 分子正常编码序列为：UAU（酪）GCC（丙）AAA（赖）UUG（亮）AAA（赖）CCA（脯），当第三个密码子的第二个 A 颠换为 C 时，则 AAA（赖）→ ACA（苏），即上述序列改变为 UAU（酪）GCC（丙）ACA（苏）UUG（亮）AAA（赖）CCA（脯）。错义突变结果产生异常蛋白质和酶。但也有不少基因由于错义突变而产生部分降低活性和异质组分的酶，从而不完全抑制催化反应，这种基因称为漏出基因（leaky gene）。如果由于基因错义突变置换了酶活性中心的氨基酸，因此合成了没有活性的酶蛋白，虽不具有酶活性但有时还具有蛋白质抗原性，其所产生的抗体可与正常蛋白质发生交叉反应。有些错义突变不影响蛋白质或酶的生物活性，因而不表现出明显的表型效应，这种突变可称为中性突变（neutral mutation）。

（3）无义突变　当基因内单个碱基置换导致出现终止密码子（UAG、UAA、UGA）时，多肽链将提前终止合成，所产生的蛋白质（或酶）大都失去活性或丧失正常功能，此种突变称为无义突变（non-sense mutation）。例如，DNA 分子模板链中 ATG 的 G 被 T 代替时，相应的 mRNA 上的密码子便从 UAC 变成终止信号 UAA，因此翻译便到此为止，使肽链缩短。无义突变如果发生在靠近 3′ 端处，它所产生的多肽链常有一定的活性，表现为渗漏型，这类多肽多半具有野生型多肽链的抗原特异性。

（4）终止密码突变　当 DNA 分子中一个终止密码子发生突变，成为编码氨基酸的密码子时，多肽链的合成将继续进行下去，肽链延长直到遇到下一个终止密码子时停止，因而形成了延长的异常肽链，这种突变称为终止密码突变（termination codon mutation），这也是一种延长突变（elongation mutation）。

（5）抑制基因突变　当基因内部不同位置上的不同碱基发生了两次突变，其中一次抑制了另一次突变的遗传效应，这种突变称为抑制基因突变（suppressor gene mutation）。例如，Hb Harlem 是 β 链第 6 位谷氨酸变成缬氨酸，第 73 位天冬氨酸变成天冬酰胺；如果单纯 β6 谷氨酸→缬氨酸，则可产生 HbS 病，往往造成死亡。但 Hb Harlem 临床表现却较轻，即 β73 的突变抑制了 β6 突变的有害效应。

微课 2-3
移码突变

2. 移码突变

移码突变（frame shift mutation）是指基因编码区内插入或丢失一个、两个甚至多个碱基（但不是三联体密码子及其倍数），在读码时，由于原来的密码子移位，导致在插入或丢失碱基部位以后的编码都发生了相应改变。移码突变造成的肽链延长或缩短，取决于移码后终止密码子推后或提前出现。

3. 整码突变

如果在 DNA 链的密码子之间插入或丢失一个或几个密码子，则合成的肽链将增加或减少一个或几个氨基酸，但插入或丢失部位的前后氨基酸序列不变，称为整码突变（codon mutation）或密码子插入或丢失（codon insertion or deletion）。

4. 动态突变

临床聚焦 2-1
动态突变与人类疾病：
脆性 X 染色体综合征

动态突变（dynamic mutation）是指基因组内一些简单串联重复序列的拷贝数在每次减数分裂或体细胞有丝分裂过程中发生的改变。最初在研究与人类神经系统遗传性疾病相关的基因时，在患者基因的编码序列中发现某种三核苷酸的重复拷贝数急剧增加，导致了疾病的发生，故又称为不稳定三核苷酸重复序列突变。研究发现，扩增的重复序列是不稳定地传递给下一代，往往倾向于增加几个重复拷贝；重复拷贝数越多，病情越严重，发病年龄越小，这种现象称为遗传早现。例如，人类的眼咽肌营养不良症（OPMD）基因位于 14q11，当编码 N 端多聚丙氨酸的密码子 GCG 从正常的 6 份拷贝增加到 8 ~ 13 份时，呈常染色体显性遗传；可是，当（GCG）7/（GCG）7 纯合子时，则表现为常染色体隐性遗传；而（GCG）7/（GCG）9 杂合子时，则症状特别严重。这种三核苷酸重复拷贝数增加，不仅可发生在上代的生殖细胞中而遗传给下一代，而且在当代的体细胞有丝分裂中也可发生，并同样具有表型效应。

动态突变发生的分子机制比较复杂，可能是多因素作用的结果，已有一些假说，但需要进一步完善和论证。

5. 联会错误配对与不等交换

减数分裂期间，同源染色体间的同源部分发生联会和交换，如果非姐妹染色单体联会错误配对（mispaired synapsis），会发生不等交换（unequal crossover），造成一部分基因缺失和部分基因重复。这种突变常用来解释大段多核苷酸的丢失和重复（图 2-5）。

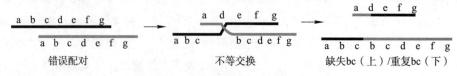

图 2-5　联会错误配对和不等交换

6. RNA 加工突变

真核生物的割裂基因首先转录为核内异质 RNA，然后经过复杂的转录后加工过程，包括去除内含子的剪接反应，才能形成成熟的 mRNA。RNA 加工突变（RNA processing mutation）是指在 mRNA 加工过程中所发生的各种突变和异常，可导致某些疾病的产生。例如，α- 地中海贫血（α-thalassemia，α-thal）是一种严重的血红蛋白病（hemoglobinopathy），是 α 珠蛋白基因突变导

致 α 珠蛋白链合成受到抑制而引起的溶血性贫血。α 珠蛋白基因缺失或点突变均可致病，分别称为缺失型或非缺失型（点突变）α- 地中海贫血。RNA 加工突变可引起非缺失型 α- 地中海贫血，通常分为两类，一类是剪接位点改变，如 IVSI（GGTGAGGCT---GGCT），另一类是 Poly A 信号缺陷，如 AATAAAA---AATAAG。

7. 远程调控元件突变

远程调控元件（remote regulatory element）包括前面所述的增强子、沉默子及隔离子等顺式作用元件，这些转录调控序列在调控组织和发育特异性基因表达中发挥着至关重要的作用。目前，已知主要有 3 种元件异常的方式：①元件 DNA 序列突变。②染色体结构畸变导致的转录基因与元件分离。③元件所在区域染色质结构的改变。以上三种方式均通过干扰启动子、转录基因与元件的相互作用破坏正常的基因转录调控。迄今为止，已发现多种元件异常相关的人类遗传病，其中绝大多数为调控特异性转录因子与发育信号分子基因的元件异常导致的先天性发育畸形，如无巩膜（OMIM 106210）和肢体内侧多趾症（OMIM 174500）等。

（三）基因突变的命名

人类基因突变的命名规则由人类基因组变异协会（Human Genome Variation Society，HGVS）所完成。HGVS 命名目前共有 3 版，分别被 HGVS 命名为"版本 0""版本 1"和"版本 15.11"。本节以最新的 HGVS 命名"版本 15.11"为依据，介绍常见的 DNA 突变的命名方法。

在描述基因突变时，应遵循三条基本规则：①首先描述 DNA 水平的突变，再描述 RNA 和蛋白质水平的突变。②应准确描述所发生的突变是经过检测确切发生的突变，还是理论上推导出的突变。③必须指出所参考的原始基因序列。参考序列的表述方式包括："g."表示一个基因组参考序列，"m."表示一个线粒体参考序列，"c."表示一个编码 DNA 参考序列，"n."表示一个非编码 DNA 参考序列，"r."表示一个 RNA 参考序列，"p."表示一个蛋白质参考序列。

HGVS 命名的字符均有特定的意义。标明结构基因上核苷酸的位置，要注意将编码区核苷酸的位置与内含子分开，"+"表示加号前的核苷酸位置再往后计算的核苷酸数，通常用于表示内含子，如 c. 123+45A > G，这里第 123 位是原外显子的最后 1 位。"–"表示减号前的核苷酸位置再往前计算的核苷酸数，通常用来表示内含子，如 c. 124-56C > T，这里第 124 位是一个新外显子的第 1 位。"*"在核苷酸计数的数字旁边，通常表示一个翻译的终止密码，如 c. *32G > A. 即第 32 位的"G"是一段编码序列的终止密码子的最后 1 位核苷酸，它突变为"A"。"—"表示一段范围，如 g. 12345—12678del。

HVGS 命名规则使用特定的缩略符号描述不同的突变类型。">"用来表示 DNA 或 RNA 水平的置换突变，蛋白质水平的置换突变描述为"p."，"del"表示缺失突变，"dup"表示复制突变，"ins"表示插入突变，"inv"表示倒位突变，"con"表示转换突变。

DNA 水平最常见的突变是置换（substitution），即与参考序列相比，一个核苷酸被另外一个核苷酸取代。描述的格式为："前缀""基因发生置换的位置""参考（原始）核苷酸"">""新的核苷酸"。如 g. 123A > G，"g."为前缀，表示发生突变的为基因组；"123"为基因发生置换的位置；"A"为参考（原始）核苷酸；">"表示置换突变；"G"为新的（突变后）核苷酸。缺失和插入通常只用 DNA 的变化来表示，一般在前面加上 nt（核苷酸）或 np（核苷酸对）。如果变化的核苷酸在 2 个以上，就用数字来表示。

多肽链上的氨基酸位置，可以依次用编号从 N 端第一个甲硫氨酸开始，直到 C 端最后一个氨基酸来标明。而在蛋白质水平上标明一个错义突变，则需要原氨基酸的字母符号、改变发生的位置和取代氨基酸的字母符号。如 A17R，表示蛋白质由于错义突变，原第 17 位的丙氨酸置换成了精氨酸。无义突变常用 X 表示，E26X 是指编码蛋白质的第 26 位谷氨酸变为终止密码子，有时"X"也可用"ter"来表示。

（四）调控基因突变对结构基因表达的影响 🖱

（五）基因突变的生物学效应

根据基因突变对机体影响的程度，可分为下列几种情况：

（1）变异后果轻微　对机体不产生可察觉的效应。从进化观点看，这种突变称为中性突变。

（2）造成正常人体生物化学组成的遗传学差异　这种差异一般对人体并无影响。例如血清蛋白类型、ABO 血型、HLA 类型及各种同工酶型。但在某种情况下也会发生严重后果。例如不同血型间输血、不同 HLA 型间的同种移植产生排斥反应等。

（3）可能给个体的生育能力和生存带来一定的好处　例如，*HbS* 突变基因杂合子比正常的 *HbA* 纯合子更能抗恶性疟疾，在恶性疟疾流行区域，有利于个体生存。

（4）产生遗传易感性（genetic susceptibility）　导致个体或其后代的生理代谢具有容易发生某些疾病的可能性。

（5）引起遗传性疾病，导致个体生育能力降低和寿命缩短　这包括基因突变致蛋白质异常的分子病及遗传性酶病。据估计，人类有 2 万～2.5 万个结构基因，正常人的基因座处于杂合状态的可占 18%，一个健康人至少带有 5～6 个处于杂合状态的有害突变，这些突变如在纯合状态时就会产生有害后果。

（6）致死突变　造成死胎、自然流产或出生后夭折等。

（六）体细胞突变与人类疾病

在现代医学，遗传病的概念有所扩大，如遗传病也可由体细胞内遗传物质的改变而引起，常见的疾病包括肿瘤、畸形、动脉粥样硬化等。目前认为，体细胞突变（somatic mutation）发生的机制主要有两种：第一，细胞在正常分裂时半保留复制过程中自发的少量配对错误，而细胞的自身修复机制未能发现并予以及时纠正，因此被保留进入子代细胞；第二，环境物质对 DNA 攻击发生碱基改变而生成体细胞突变，随着进一步的细胞分裂进入子代细胞。

（七）DNA 损伤的修复 🖱

第二节　人类基因组学

基因组（genome）是一个生命体遗传信息的总和。一般是指一种生物的单倍体细胞中所带有的全部遗传信息。人类基因组包括细胞核内的基因组及细胞质内线粒体基因组，它们的大致结构如图 2-6。

深入学习 2-4
血友病的分子遗传机制
🖱

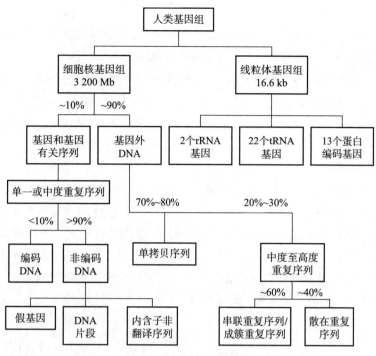

图 2-6　人类基因组的组成

一、细胞核基因组

细胞核基因组通常指细胞核内单倍体染色体包含的全部遗传信息。人类基因组包括 22 条常染色体和 X、Y 性染色体，每条染色体含一个 DNA 分子，一个细胞的全部遗传信息（基因）都编码在线状的 DNA 分子上。由于每个体细胞中有两套染色体（$2n$），故所含的 DNA 是由两个基因组构成。每个单倍体基因组约含 3.2×10^9 bp。人类基因的平均长度为 $1 \sim 1.5$ kb，所以基因组足以编码 1.5×10^6 种蛋白质，但实际上编码蛋白质的结构基因只不过 2 万 ~ 2.5 万个，仅占总基因组的 $2\% \sim 3\%$。其余的 DNA 序列包括基因之间的间隔序列、基因内插入序列和重复序列等。

在真核生物，细胞核基因组有单一序列和重复序列。根据重复频率的不同，可将重复序列分为高度重复序列、中度重复序列。

（一）高度重复序列

高度重复序列（highly repetitive sequence）重复频率高，可达百万（10^6）以上的重复序列。在人类基因组中占 $10\% \sim 25\%$。高度重复序列主要有卫星 DNA 和反向重复序列。

1. 卫星 DNA

卫星 DNA（satellite DNA）是一类高度重复的 DNA 序列，占整个人体基因组的 10%。卫星 DNA 是指 DNA 在 CsCl 密度梯度离心中，由于 GC 含量少于 AT，当重复序列的 GC 与 AT 的比率有差异时，可在 DNA 主峰旁形成卫星 DNA 峰（图 2-7），它构成着丝粒、端粒、Y 染色体上异染色质区。高度重复 DNA 序列中，约有 1/3 为卫星 DNA。$6 \sim 25$ bp 称为小卫星 DNA，$2 \sim 6$ bp 称为微卫星 DNA。卫星 DNA 在人类基因组中有两种分布方式：一部分卫星 DNA 呈散在分布，而另一些则是串联重复分布的。据推测卫星 DNA 的作用可能与减数分裂时期的染色体配对有关，同源染色体之间的联会可能依赖于具有染色体专一性的特定卫星 DNA 序列。

2. 反向重复序列

反向重复序列（inverted repeat sequence）是指两个序列相同的互补拷贝在同一条 DNA 链上反向排列。反向重复序列有两种形式：一种是两个序列相同的拷贝在同一条 DNA 链上反向排列，这两个序列间有一段间隔序列（图 2-8）。另一种是两个互补拷贝串联在一起，中间无间隔序列，这种结构称为回文序列（palindrome），回文序列约占反向重复序列的 1/3。

在人类基因组中，反向重复序列占 5%，它们单独或与其他序列散在分布于基因组中。每个反向重复序列约 300 bp。常见于基因的调控区及一些特异蛋白质结合的区域，其功能为构成终止子，参与结构基因调控。

高度重复序列的功能主要有：①不能转录，参与复制水平的调节，维持染色体结构的稳定。②形成结构基因间隔，参与基因表达的调控。③参与转座作用。几乎所有转座因子的末端都包含反向重复序列，长度由几个碱基对到 1 400 bp。④与进化有关。不同种属的高度重复序列的核苷酸序列不同，具有种属特异性，但相近种属又有相似性。⑤与个体特征有关。同一种属中不同个体的高度重复序列的重复次数不一样，这可以作为每个个体的特征，即 DNA 指纹。⑥可能与减数分裂时同源染色体的联会配对有关。

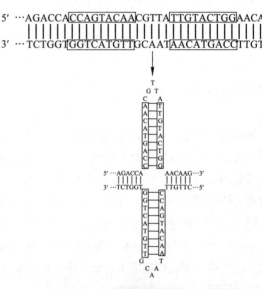

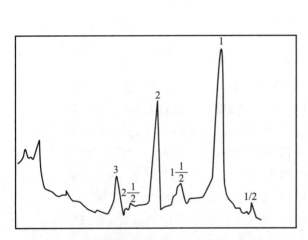

图 2-7　小鼠卫星 DNA 的 *Eco*R Ⅱ 切割的电泳扫描图

图 2-8　反向重复序列转化为十字形结构

（二）中度重复序列

中度重复序列（moderately repetitive sequence）是指在真核基因组中重复数十至数万次（$< 10^5$）的重复序列，占基因组的 30%，序列的长度和拷贝数非常不均一，是以不同的量散在地分布于基因组的不同部位。其复性速度快于单拷贝序列，但慢于高度重复序列。少数在基因组中成串排列在一个区域，大多数与单拷贝基因间隔排列。依据重复序列的长度，中度重复序列可分为两种类型。

1. 短散在重复序列

短散在重复序列（short interspersed repeated sequence）又称为短散在核元件（short interspersed nuclear element，SINE），重复序列的长度为 300 ~ 500 bp，与平均长度 1 000 bp 左右的单一序列间隔排列，拷贝数达 10^5 左右，如 *Alu* 家族。*Alu* 家族是哺乳动物基因组中含量最丰富的一种中度重复序列家族，占人类基因组的 3% ~ 6%。*Alu* 家族每个成员的长度约 300 bp，每个单位长度中有一个限制性内切酶 *Alu* 的切点（AG↓CT），将其切成两段，即 130 bp 和 170 bp，因而定名为 *Alu* 序列（或 *Alu* 家族）。在单倍体基因组中有 30 万 ~ 50 万份拷贝。*Alu* 序列具有种特异性，以人的 *Alu* 序列制备的探针只能用于检测人的基因组中的 *Alu* 序列。

2. 长散在重复序列

长散在重复序列（long interspersed repeated sequence）又称为长散在核元件（long interspersed nuclear element，LINE），重复序列的长度大于 1 000 bp，平均长度为 3 500 ~ 5 000 bp，重复次数为 $10^2 ~ 10^4$，如人类的 *Kpn* I 家族。*Kpn* I 家族是中度重复序列中仅次于 *Alu* 家族的第二大家族，在人类基因组中，*Kpn* I 家族的拷贝数为 3 000 ~ 4 800 个，约占基因组的 1%。

中度重复序列在基因组中所占比例在不同种属之间差异很大，在人类基因组中约为 12%。中度重复序列功能可能类似于高度重复序列。对中度重复序列研究时发现，它们在量和染色体位置上存在着广泛的变化，是可移动的 DNA 因子。中度重复序列大多不编码蛋白质，可能与基因调控有关。中度重复序列中有一部分是编码 rRNA、tRNA、组蛋白及免疫球蛋白的结构基因。

人的 rRNA 基因位于 13、14、15、21 和 22 号染色体短臂的核仁组织区（NOR），每个 NOR 平均含有 50 个 rRNA 基因的重复单位。每个重复单位的 13 000 bp 转录区含 rRNA 基因（转录 18S、5.8S 和 28S rRNA）及基因间隔区，重复单位间有一个 30 000 bp 的非转录区。

tRNA 基因分布于多个染色体，一种或多种 tRNA 类型的基因常串联在一起形成基因簇。人类约有 1 300 个 tRNA 基因。每种 tRNA 可有 10 个到几百个基因拷贝。

5 种组蛋白基因成簇集中在 7q，串联成一个单元，密集在一个 7 kb 的重复单元上，再由许多单元串联成一个大簇。组蛋白基因可重复 50 ~ 500 次。

（三）单一序列

单一序列（unique sequence）又称单拷贝序列和低度重复序列，在一个基因组中一般仅有单个或几个拷贝。在人基因组中，有 60% ~ 65% 的序列属于这一类。单一序列中储存了大量的遗传信息，编码各种不同功能的蛋白质。目前尚不清楚一个基因组单拷贝基因的确切数字，在单一序列中只有一小部分用来编码各种蛋白质，其他部分的功能尚不清楚，一般由 800 ~ 1 000 bp 组成。如果这种序列的基因发生突变，则很容易造成遗传性状的改变，产生遗传病。

（四）转座因子、多基因家族与假基因

1. 转座因子

转座因子（transposable element，TE）是指染色体上可移动的 DNA 序列，是指能在一个 DNA 分子或两个 DNA 分子之间移动的 DNA 片段。

2. 多基因家族

多基因家族（multigene family）是指由一个祖先基因经重复和变异形成的一组基因，它们的结构只有微小差别，但行使相关功能。它们可以重复几十到几百次，如 rRNA 基因家族、tRNA 基因家族等。多基因家族一般可分为两类。

（1）由一个基因产生的多次拷贝，具有几乎相同序列，成簇排列于同一条染色体上，形成一个基因簇，它们同时发挥作用，合成某些蛋白质。如组蛋白基因家族就成簇地集中在 7q32.6 上。

（2）一个多基因家族中不同成员成簇分布于几条不同的染色体上，这些序列虽不同，但它们编码的是一组关系密切的蛋白质。如珠蛋白基因是一个多基因家族，是由 α、β 珠蛋白基因簇组成。α 珠蛋白基因簇是 5 个珠蛋白基因在 16 号染色体上，β 珠蛋白基因簇是 6 个珠蛋白基因在

11 号染色体上（见第九章）。

3. 假基因

在多基因家族中，某些成员并不产生有功能的基因产物，称为假基因（pseudogene）。假基因与有功能的基因有同源性，起初可能是有功能的基因，但由于缺失、倒位或点突变等，使这些基因失去活性，成为无功能的基因。人们推测假基因的来源之一，可能是基因经过转录后生成的 hnRNA 通过剪接失去内含子形成 mRNA，mRNA 经逆转录产生 cDNA，再整合到染色体 DNA 中去，便有可能成为假基因，因此该假基因就没有内含子，在这个过程中，可能同时发生缺失、倒位或点突变等变化，从而使假基因失去表达活性。

如 α 珠蛋白基因簇中的假基因 $\psi\alpha$ 与 α 基因相比，只是少了内含子。假基因可以与有功能的基因相连锁，也可以通过染色体易位或作为转座因子一部分，从一个部位移到另一部位。

二、线粒体基因组

人类线粒体 DNA 是独立于细胞核染色体外的又一基因组，它能自主复制，由 16 569 bp 组成。基因组含有 37 个基因，其中 13 个为蛋白质编码基因，2 个为 rRNA 基因，还有 22 个 tRNA 基因（见第七章）。

三、基因组的多态性

个体间的差异有些是由环境因素造成的，如气候、营养和疾病等，有些是由遗传因素 DNA 不断变异、积累造成的，如血型、肤色等在个体间表现出差异。这种由遗传因素造成的差异称为基因多态性（gene polymorphism）或遗传多态性（genetic polymorphism），它是由相应的基因控制的。在群体中，对于同一基因座上的 2 个或 2 个以上的等位基因，等位基因频率至少为 0.01，则认为该基因座具有多态性。在人类进化过程中，由于 DNA 的重组交换、点突变、染色体结构的改变、转座子插入等，造成基因组 DNA 序列的高度特异性，称为基因组多态性。不仅在基因中有多态现象，基因组中大量的非编码序列中也存在多态现象。

第一个被观察和分析的多态现象是 ABO 血型，发现 ABO 血型是由一个基因座的复等位基因控制的。人类白细胞抗原（human leukocyte antigen，HLA）是最复杂的一种，其中 HLA 的 A 位点为 7 452 个、B 位点为 8 849 个、C 位点为 7 379 个等位基因，这些等位基因之间的差异往往只是几个或几十个碱基的不同，这种碱基组成的微小差异，通常需用等位基因特异性的探针，包括人工合成的等位基因特异性寡核苷酸（allele specific oligonucleotide，ASO）探针和其他一些特殊的技术才能区分开来，或用限制性内切酶消化出不同长度的 DNA 片段——限制性片段长度多态性（restriction fragment length polymorphism，RFLP），再用电泳方法将它们区分开来。DNA 多态现象以孟德尔共显性遗传方式在人群中传递。

1. 可变数目串联重复序列

这是一类按头尾相接的方式串联排列在一起的重复序列 DNA，这些重复序列都有相同的核心序列（core sequence），由于不同个体间核心序列的重复次数不同，因而形成不同长度的 DNA 片段，这类多态性被称为可变数目串联重复序列（variable number of tandem repeat，VNTR）。每个特定位点的 VNTR 由两部分组成：中间的核心区和两侧外围的侧翼区。核心区含有至少一个以上重复的短序列，在重复序列两翼的 DNA 序列，不同个体间其碱基组成是相同的，是外围的

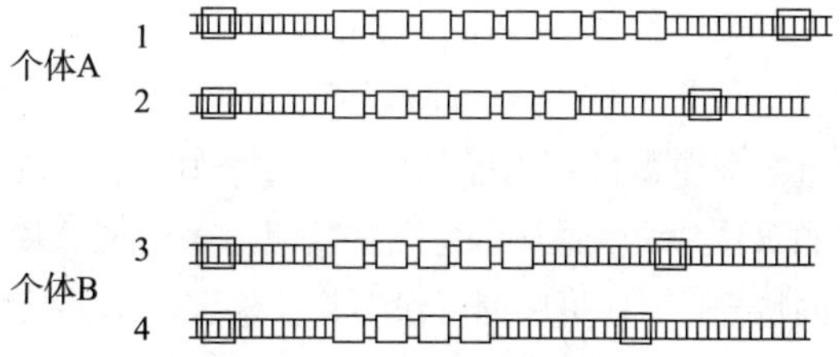

侧翼区。利用某些能识别并将其切断的限制性内切酶，在重复序列两翼将这段重复序列切下来，然后应用电泳技术就能将长度不同的 DNA 片段分离开（图 2-9）。

除了串联重复次数不同，还可以是由于不同的串联重复序列中其核心序列的组成不同，或有时不同个体间会因有无插入小片段的 DNA 序列及插入小片段的 DNA 长短不同，进一步增加串联重复序列多态性的复杂程度。这些因素使得两个无关个体之间的 VNTR 的变异具有高度特异性，即形成 DNA 指纹。

图 2-9　可变数目串联重复序列

根据重复单元中的核苷酸数目的多少，可分为小卫星 DNA 和微卫星 DNA。短串联重复（short tandem repeat，STR）在单核苷酸重复中，A 和 T 的重复非常普遍，占核基因组的 0.3%，而 G 和 C 则很少。在二核苷酸的重复中 CA 非常普遍，占核基因组的 0.5%，有高度多态性；CT 重复也普遍，但 CG 重复非常稀少。三核苷酸和四核苷酸重复相对较少。

微卫星 DNA 具有高度的特异性，并且倾向于不稳定，不同组织甚至同一组织不同细胞某一位点的重复序列的拷贝数也是不同的。

2. 散在重复的 DNA 多态性

在人类基因组中散在重复序列又可分为短分散核元件（SINE）和长分散核元件（LINE）两大类。

3. 单核苷酸多态性

单核苷酸多态性（single nucleotide polymorphism，SNP）是发生在基因组水平上由单核苷酸的变异引起的一种 DNA 序列多态性。在基因组内某个特定核苷酸位置上，也可有不同的核苷酸。基因组中单核苷酸的置换使群体中基因组的某些位点上存在差异，如一个 SNP 可使 DNA 序列上的 AAGCCTA 变为 ATGCCTA。

基因组 DNA 双链的某个核苷酸位点上，当一条链上的核苷酸发生置换时，其互补链的对应位点上同样也发生核苷酸置换，此时只计为出现一个核苷酸多态。基因组中单核苷酸的缺失、插入、重复则不属于 SNP。人类基因组中可以有 C/T（G/A）、C/A（G/T）、C/G（G/C）、A/T（T/A）4 种方式的置换，但实际上有 2/3 是碱基 C 与 T 的置换。SNP 几乎遍布整个人类基因组，是人类基因组中最多的一种 DNA 多态性，平均 500 ~ 1 000 bp 就有一个 SNP，总数可达 300 多万个，这意味着每一个碱基都有 0.1% 的杂合可能性。SNP 既可存在于基因序列中，也能在基因以外的非编码区域中出现。相当一部分 SNP 直接或间接地与个体的表型差异及人类对疾病的易感性有关。

由于可变的多态性区域在遗传上是稳定的，因此可以作为一种 DNA 标记。这些 DNA 多态性标记（polymorphic marker）可以构建 DNA 标记的连锁图谱，以此研究 DNA 标记之间的遗传距离。由于这些标记的探针是根据克隆的片段获得的，因此就可以知道这些标记在染色体上的位置。这些 DNA 多态性标记的物理位点就可作为寻找某一基因的标志，把基因组连锁图谱上的位点与物理位点联系起来。

常用的 DNA 多态性标记有：

第一代 DNA 标记是限制性片段长度多态性（RFLP）。但 RFLP 有一定的局限性，提供的多态性信息有限，不能检出所有的核苷酸改变，且检测某个基因座的 RFLP 需要该座的 DNA 片段作为探针，以及需要放射性核素标记与 Southern 杂交技术，不能达到高效、安全的目的。

　　第二代 DNA 标记是微卫星标记、小卫星标记。微卫星标记被称为短串联重复（STR），其重复单位是 2～6 个核苷酸。STR 有两个突出的优点：①高度多态性和高频率性。在同一位点中其重复单位数目变化很大，大约每隔 10^6 bp 就有一个 STR 多态性标记，在人群中可形成多达几十种的等位片段。这样的位点在基因组中出现的频率很高，遍布于整个基因组。②由于重复序列两侧的特异性单拷贝序列可作为其在基因组定点的标记，可用 PCR 技术使操作自动化。

　　第三代 DNA 标记是单核苷酸多态性（SNP）标记，这种标记广泛分布于所有染色体上，并按孟德尔方式遗传，其数目非常多，可达 300 万个，平均每 1 000 bp 就有一个；随着微阵列 DNA 芯片技术的应用，可以大规模、自动化地操作，因此是目前最有发展前途的新型 DNA 标记。

4. 拷贝数变异

　　2004 年，全球数个"人类基因组计划"的研究意外发现，正常个体间部分基因的拷贝数存在差异，DNA 片段存在大小范围从 kb 至 Mb 的亚微观突变，主要包括缺失、复制、倒位与复合多位点变异，统称为拷贝数变异（copy number variation，CNV）或拷贝数多态性（copy number polymorphism，CNP）。有学者认为，CNV 是一个长为 1 kb 或者更长的，比较于参考基因组不同拷贝数的 DNA 片段，是简单的 DNA 结构变化（如单一片段的扩增、缺失、插入），或者可能是复杂的染色体扩增、缺失和插入的各种组合形式。在人类基因组的研究中发现，CNV 在基因组中的分布似乎是有一定规律的，它常发生在同源重复序列或 DNA 重复片段之内或之间的区域，且 CNV 和基因组的 DNA 片段重复（segmental duplication，SD）序列呈极显著正相关。目前普遍认为，CNV 的发生或者说绝大多数 CNV 的发生是非等位基因同源重组（non-allelic homologous recombination，NAHR）的结果。

　　当前，CNV 的研究方法各有利弊。Fosmid 末端配对序列比较策略是一种比较优良的 CNV 探究方法，但受限于 DNA 序列数据的有效性。由于 Fosmid 文库的插入片段最长不超过 40 kb，这项策略的理想检测范围是 8～40 kb。比较基因组杂交芯片因能在特定的平台上对多个基因组同时进行快速扫描而凸显优势，但其对分辨率的要求较高。目前，嵌合芯片（tiling array）和超高密度寡核苷酸芯片（high density oligonucleotide array）已经广泛用于研究。研究人员在构建 CNV 图谱时采用了两种互补的技术手段：高分辨率全基因组 SNP 芯片（affymetrix 500 K EA 基因芯片）和 WGTP（whole genome tilepath）细菌人工染色体（bacterial artificial chromosome，BAC）基因芯片。SNP 芯片适用于探测较小的探针覆盖区域的 CNV，而 WGTP 平台适用于检测较大、较复杂的 CNV。典型的比较基因组杂交芯片虽可检测出较大片段的拷贝数，但不能提供等位基因特异性 CNV 信息，这可通过 Fosmid 末端配对序列比较策略进行推导。在研究过程中，应对相同的 CNV 区域运用不同的方法（比较基因组杂交芯片、Fosmid 末端配对序列、SNP 数据分析等）和验证手段（定量 PCR、直接测序法、荧光原位杂交等），全面了解同一区域 DNA 片段的变异情况，尽量排除假阳性或假阴性的影响，提高 CNV 检测的准确性。

　　应用上述方法，科学家在人类正常个体和许多模式动物中已开展多项研究工作，并通过生物信息学和杂交的方法确定了 CNV 的区域。2006 年 11 月，由 Redon 等多国研究人员组成的研究小组在 Nature 杂志上，公布了人类基因组第一代 CNV 图谱。这是首张鉴别影响人类 CNV 基因活性的最重要的 DNA 变异片段的图谱，首次在人类基因组范围内观测个体独特的遗传变异，并揭示了其独特的基因活动形态机制。CNV 一度被认为可能具有良性的或未知的临床意义，随着临床表型 – 基因分型关联研究工作的深入，目前已明确 CNV 与单基因病、罕见疾病、复杂疾病（如癌症、精神分裂症等）密切相关。有研究指出，与正常个体基因组相比，CNV 区域所发生的变异在精神分裂症患者的基因组中有很高的频率。精神分裂症中，目前已研究清楚的罕见的 CNV 分别是 1q21.1、15q13.3、15q11.2 与 22q11.2 片段的缺失，以及在 16p11.2 和 16p13.1 的复制，这些片段的缺失或复制增加了患者发生精神分裂症的风险。基于当前对于人类基因组结构和功能的新认识，现将 CNV 定义为可能具有致病性、良性或未知临床意义的基因组改变。

四、人类基因组计划

（一）人类基因组计划的提出

1985 年 5 月，在美国加州举行的一个会议中美国能源部提出了测定人类基因组全序列的动议，引起学术界巨大反响和热烈争论。经两次会议研究后，1989 年美国国会批准，由美国国立卫生研究院（NIH）和能源部（DOE）负责执行该动议，美国成立"国家人类基因组研究中心"，DNA 分子双螺旋模型提出者 J. Waston 出任第一任主任。历经 5 年辩论后，由美国国会批准的人类基因组计划（human genome project，HGP）于 1990 年正式启动，随后英国、日本、法国、德国及中国等国家的 16 家研究机构参与了 HGP，国际上专门成立了人类基因组组织（Human Genome Organization，HUGO），协调该项研究合作。这是一项耗资数十亿美元、全球性的大科学项目，将对生命科学的发展做出巨大的理论和实用价值的贡献。HGP 与曼哈顿原子弹计划和阿波罗登月计划一起被称为 20 世纪三大科学工程。

课程思政案例 2-3
文化自信：我国科学家参与"人类基因组计划"之划时代世界性工程

我国人类基因组计划于 1994 年启动。中国在 2000 年 6 月 26 日宣布的人类基因组计划"工作框架图"（working draft）中完成了 1% 的绘制任务。

人类基因组计划总体规划是拟在 15 年（1990—2005 年）内至少投入 30 亿美元，对人类基因组进行分析，发现所有人类基因并定位其在染色体上的位置，破译人类全部遗传信息。

2004 年，国际人类基因组测序联盟在 *Nature* 上公布了人类基因组的完成图，认为人类只有 2 万~2.5 万个结构基因（目前认为约 2.89 万）。2006 年 *Nature* 网络版发表了所完成的人类最后一条染色体（即 1 号染色体）的基因测序结果，标志着解读人类基因密码的"生命全书"的测序工作宣告完成。

研究进展 2-1
人类染色体上的基因数量分布

（二）人类基因组 15 年规划

（三）后基因组计划

原定于 2005 年完成的人类基因组计划只是一个以测序为主的结构基因组学，并不能解决基因组功能方面的问题，如人的基因组中 2 万~2.5 万个结构基因的功能是什么？基因组中非编码序列与重复序列的功能是什么？还有基因的表达与调控等一系列的问题。因此，基因组下一步的研究方向为后基因组计划（post genome project）。

后基因组时代以揭示基因组的功能及调控机制为目标，故也称为功能基因组学时代。其核心科学问题主要包括基因组的多样性、基因组的表达调控与蛋白质产物的功能，以及模式生物基因组研究等。

1. 人类基因组多样性计划

人类是一个具有多态性的群体，不同群体和个体在生物学性状及在对疾病的易感性与抗性上的差别，反映了进化过程中基因组与内、外部环境相互作用的结果。人类基因组多样性计划（human genome diversity project，HGDP）就是对群体基因多样性和个体基因组特异性的研究。已有大量实例说明，基因组多样性的研究对阐明不同人群和个体在疾病的易感性和抵抗性方面表现出的差异具有十分重要的意义，故基因组多样性的研究是预防医学的基础。同时，基因组多样性也在一定程度上决定了不同人体对药物的不同反应，所以说基因组多样性的研究在成为疾病基因组学的主要内容之一的同时，也将成为药学、治疗学研究中的主要研究方向之一。开展人类基因组多样性的系统研究，无论对于了解人类的起源和进化，还是对于生物医学均会产生重大的影响。

2. 功能基因组学

功能基因组学（functional genomics）就是在基因组的层次上，研究所有基因的表达、调控与功能。如何了解这些基因的功能和特性成为各研究机构下一步的主要目标。

3. 蛋白质组学

蛋白质组（proteome）是指全部基因表达的全部蛋白质及其存在方式，是一个基因组、一个细胞或组织所表达的全部蛋白质成分。蛋白质组学（proteomics）是对不同时间和空间发挥功能的特定蛋白质群体的研究。人体内有 2 万 ~ 2.5 万个结构基因，但人体内约有几十万种蛋白质，因此知道基因并不意味着就知道蛋白质，有关人类蛋白质的研究是很艰巨的，蛋白质的鉴定和分离比基因的识别与分离要困难得多，目前测定蛋白质的技术远远落后于破译基因组的技术。蛋白质是全部生物功能的执行者，有自身的活动规律，仅从基因的角度来研究是不够的，必须研究出由基因转录和翻译出蛋白质的过程，才能真正揭示生命的活动规律。因此蛋白质组学就成了后基因组时代的主角。

4. 比较基因组学

比较基因组学（comparative genomics）是在基因组图谱和测序的基础上，对已知的基因和基因组结构进行比较，来了解基因的功能、表达机制和物种进化的学科。由于不同物种之间的大部分基因具有同源性，因此其他物种的基因组图谱也会对人类基因组图谱有所帮助。被列入人类基因组计划的五大模式生物为大肠埃希菌（*E. coli*）、酿酒酵母（*S. cerevisiae*）、黑腹果蝇（*D. melanogaster*）、秀丽线虫（*C. elegans*）和小鼠（*M. musculus*）。在不同物种间功能基因有相当大的保守性，每测定一种物种的基因组，人们就对人类基因组的认识加深一步。如 E. Green 已经通过对猫、狗、马、牛、狒狒和其他 5 种脊椎动物基因组的比较，定位了囊性纤维化的基因。

5. 环境基因组学

环境基因组学（environmental genomics）是研究参与或介导环境因子对机体生物表型产生影响的相关基因的识别、鉴定与功能的学科。它主要研究机体的哪些基因对环境因素有易感性或抵抗性，人类生活环境中哪些物质与基因组的表达调控有关，以及这些物质如何改变基因组的表达与调控，将加深人们对多基因病（如糖尿病、癌症、高血压）的了解。环境基因组学既包含环境毒理基因组学的研究，还包括在基因组水平上筛选、鉴定降解污染物的功能基因及其菌株，利用DNA 芯片等基因组技术检测环境污染和有害基因漂移，以及生物修复与环境污染预警健康风险评价方面的研究。

6. 疾病基因组学

疾病基因组学（disease genomics）主要是研究与疾病易感性相关的各种基因的定位、鉴定和关联分析等。疾病基因的研究策略是：确定疾病相关的连锁或关联区域，尽量地缩短所定位的染色体区段。挑选恰当的候选基因（candidate gene），研究其与疾病的关系。通过候选基因全序列测定或检查分析，确定核苷酸突变；通过突变基因功能检验，确定疾病的致病或易感基因；疾病基因功能研究，如基因调控网络体系、相互作用蛋白质、信号转导通路；疾病基因研究结果应用于诊断、药物开发、治疗。

7. 药物基因组学

药物基因组学（pharmacogenomics）是研究个体基因的遗传学特征如何影响药物反应的科学。个体在药物代谢能力上的差异及药物作用靶点的多态性，与基因组中药物代谢酶类、药物转运蛋白、药物受体等基因密切相关，是影响药物对患者的作用和患者对药物的反应的最重要因素。

8. 生物信息学和计算机生物学

人类基因组计划产生的信息量是非常巨大的，基因组数据以爆炸性的程度不断增加，如何处理和利用这些宝贵的信息是当前紧迫的任务，使得超级计算机的使用成为必需。HGP 与互联网和数据库的发展，催生了新型学科和产业的发展。国际上三大生物信息中心，即美国国家生物信息中心（NCBI）、欧洲生物信息学中心（EBI）和日本 DNA 数据库（DDBJ），已经建立了数百种生物的 DNA 序列的大型数据库，并通过互联网对全世界开放，可供各国学者进行研究。人们还可以利用计算机，模拟细胞内和细胞间的基因表达、调控及基因产物的作用网络，生命科学和计算机科学的结合将能对大部分未知基因的功能作出预测。

（四）人类基因组计划对生物医学的影响

1. 鉴定人类全部基因，阐明人类种族的起源和演进

通过对人类基因组的测序，了解基因的结构和功能，才能进一步揭开生命的奥秘；通过对人类基因组时空特异性表达及调控的研究，将大力推动发育生物学及遗传学的发展，揭开胚胎发育、细胞分化和人类思维的分子基础，了解基因组中 98% 的非编码序列的功能，及其与生命起源、基因组进化规律的关系。如对线粒体 DNA 的测序表明，人类起源于非洲。

课程思政案例 2-4
生命至上，大健康理念：扁鹊三兄弟治病的故事

2. 推动医学进入基因医学的新时代

现在已知有 7 000 多种人类疾病与基因有关。人类基因组计划的一个重要目标，是要解决人类疾病的分子遗传学问题，因此疾病基因的定位、克隆和鉴定在人类基因组计划中占据核心地位。这也是功能基因组学的一个内容。

3. 不断推动生物制药产业的发展

人类基因组计划将揭示人类基因之谜，分子药物不仅可治疗疾病，而且能快速诊断出有遗传易感性的疾病，也可以寻找疾病的最根本原因——DNA 的改变；生活起居、饮食习惯有可能根据基因情况进行调整；通过调控人体的生化特性，可能修复人体细胞的功能，提高人类整体健康水平等。

4. 推动其他相关产业的发展

随着人类基因组、水稻基因组及各种模式生物基因组的研究进展，科学家根据不同生物物种的进化距离和功能的同源性，建立与动植物良种繁育相关的基因数据库，可以找到各种家畜、经济作物中与经济效益相关的基因，可以改良农作物的性状，培育农作物和畜牧良种。人类基因组计划将给环境保护、化工业、轻工业等行业带来革命性的变革。

5. 促进学科间的交叉和重组

随着人类基因组计划的深入发展，诞生了许多新学科、新领域，如生物信息学、比较基因组学、蛋白质组学和药物基因组学等，并给这些学科间的组合提供了广阔的发展空间。

当然，人类基因组计划在给人类社会带来巨大发展空间的同时，也面临着许多严峻的伦理学问题。如遗传信息的隐私权问题、基因资源的外流、基因信息的使用问题等，其伤害对象

可能是个人，也可能是群体。因此，人类基因组计划不仅深入人的生命本质，也会影响人们的观念。

（李　刚）

复习思考题

1. 什么是基因突变？基因突变有哪些主要类型？基因突变会引起什么后果？
2. 简述真核生物结构基因的结构。
3. 基因组多态性标记有哪些？

网上更多……

本章小结　　开放性讨论　　自测题　　教学 PPT

第三章

染色体与减数分裂

关键词

染色质	染色体	核型分析	核小体
常染色质	异染色质	染色单体	核型
性染色体	染色体显带	ISCN	减数分裂
同源染色体	联会	交换	交叉

人体细胞内有 46 条染色体，它们是遗传信息的主要承载者。在细胞周期间期以染色质状态存在，在细胞分裂期染色质不断组装与折叠形成染色体。染色体的形态、数目、结构分析成为遗传学的主要研究内容之一，也是遗传病临床诊断的重要依据。1952 年，T. C. Hsu（徐道觉）用低渗法处理细胞，得到良好的人类细胞中期分裂象。随后 J. H. Tjio（蒋有兴）和 Levan 通过进一步的研究于 1956 年证实人体细胞染色体数是 46 条，从而开创了人类细胞遗传学的新起点。在细胞分裂期是以染色体的形态存在，而在细胞间期却是以染色质的形态存在。染色质和染色体的化学组成是什么，染色质是如何演变成染色体的，在细胞分裂中期的染色体有怎样的形态结构；人类染色体核型、分类及染色体显带的国际命名体制是什么；减数分裂的过程和特点，以及精子和卵子的发生过程等，是本章要探讨的主要内容。

思维导图

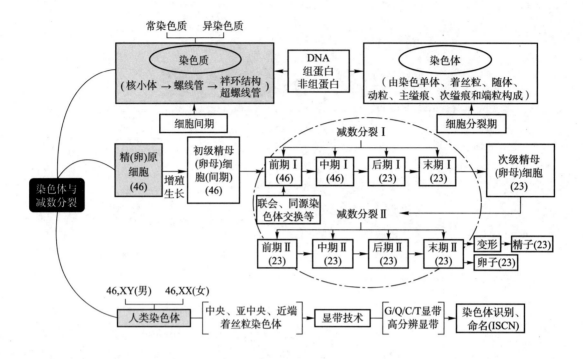

1879 年，德国细胞学家 Flemming 首先发现在细胞核中有一种能被碱性染料强烈染色的物质，命名为染色质（chromatin）。1888 年，德国解剖学家 Waldeyer 把染色质命名为染色体（chromosome）。现代生物学将染色体和染色质的概念定义为：同一物质在细胞不同周期中存在的两种不同形态，染色体是细胞分裂期染色质高度螺旋化的形态。在细胞的分裂增殖过程中，伴随着染色质的复制与合成、染色质的浓缩折叠与去折叠过程。真核细胞的细胞分裂包括减数分裂和有丝分裂两种方式，其中减数分裂是生殖细胞发生过程中进行的一种特殊的有丝分裂。

第一节　染色质与染色体

染色质和染色体均为遗传物质在细胞内的存在形式，是同一物质在不同的细胞周期、执行不同生理功能时不同的形态表现。染色质是细胞周期的间期存在的一种能被碱性染料染色的物质，形态呈细丝状、线状，不均匀地分布于细胞核中。在细胞周期的分裂期，染色质不断折叠压缩成棒状染色体结构，染色后在普通光学显微镜下清晰可见。

1923 年，Painter 提出人的体细胞染色体数目是 48 条。1952 年，徐道觉首先用低渗法处理细胞，得到良好的中期分裂象。1956 年，蒋有兴和 Levan 在此基础上进一步研究证实人的体细胞染色体数目是 46 条，这标志着人类细胞遗传学的开始。1960 年，在美国丹佛召开的第一次国际细胞遗传学会议上研究制定了人类染色体的命名体制，即丹佛体制。1968 年，瑞典细胞化学家 Caspersson 建立了染色体显带技术，即 Q 显带。1971 年，Seabright 发明了 G 显带。1975 年，Yunis 创造了细胞同步化和高分辨显带技术。

课程思政案例 3-1
科学家蒋有兴严谨的
科学态度

一、染色质和染色体的化学组成

染色质和染色体的主要化学成分是 DNA 和组蛋白，此外还包括非组蛋白及少量的 RNA。DNA 与组蛋白的含量比接近 1∶1，两者总含量占染色质总化学组成的 98% 以上，比较稳定；非组蛋白的含量变化较大，RNA 含量较少。

（一）DNA

DNA 即脱氧核糖核酸（deoxyribonucleic acid，DNA），是一种线性生物大分子物质，为染色质的主要组成成分，是遗传信息的承载者。1953 年，沃森（J. Watson）和克里克（F. Crick）提出了 DNA 分子的双螺旋结构模型，为 DNA 的复制合成提供了理论依据。DNA 在细胞周期的 S 期进行复制，复制的方式为半保留复制。

（二）组蛋白

组蛋白（histone）是真核生物染色质和染色体的主要结构蛋白，在脊椎动物的不同组织中，除 H1 外无组织特异性。组蛋白是一类富含精氨酸和赖氨酸等碱性氨基酸的蛋白质，属碱性蛋白质。组蛋白是组成染色质和染色体基本结构单位核小体的成分。真核生物的组蛋白包括 5 种：H1、H2A、H2B、H3 和 H4。除 H1 外，其余组蛋白在真核生物进化过程中具有高度的保守性。

深入学习 3-1
组蛋白的修饰

组蛋白在细胞周期的 S 期合成，在细胞质中合成后转移到细胞核，与 DNA 组装成染色质。

组蛋白可以被化学修饰，如乙酰化、磷酸化和甲基化等，组蛋白修饰影响组蛋白与染色质 DNA 的结合，进而调控染色质在细胞核内的空间组织和基因的表达。

（三）非组蛋白

非组蛋白（nonhistone）是染色质中除组蛋白外所有与染色质 DNA 结合的蛋白质的总称，为一类富含天冬氨酸、谷氨酸等氨基酸残基的酸性蛋白质。非组蛋白含量少但种类多，不同物种甚至同一物种不同组织具有不同的非组蛋白，具有种属和组织特异性。非组蛋白与特异性的染色质 DNA 识别并结合，在染色质的三维空间组织中发挥非常重要的作用，进而调控基因的表达，这是非组蛋白的重要功能。此外，非组蛋白在染色体的重塑中也发挥重要作用。

非组蛋白在整个细胞周期中都能合成，其含量与细胞的类型、生理病理状态有关，一般功能活跃组织的染色质中非组蛋白含量高，功能不活跃的染色质中非组蛋白含量低。

二、染色质和染色体的结构单位

核小体（nucleosome）是染色质和染色体的基本结构单位，也是从染色质到染色体组装的一级结构。核小体结构包括核心颗粒和连接部两部分，其中核心颗粒是由组蛋白 H2A、H2B、H3、H4 各 2 分子组成的八聚体及其表面缠绕 1.75 圈（约 146 bp）DNA 所构成的结构。连接部 DNA 长约 60 bp，连接相邻的两个核心颗粒（图 3-1）。组蛋白 H1 位于连接部 DNA 表面，结合核心颗粒外的 20 bp DNA，锁住核小体 DNA 的进出端，稳定核小体。从线性 DNA 分子（直径约 2 nm）形成核小体（直径约 11 nm）结构，其长度被压缩了 7 倍。

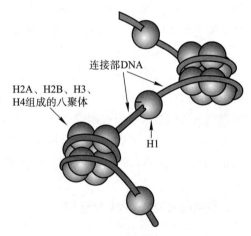

连接部DNA

H2A、H2B、H3、H4组成的八聚体

H1

图 3-1　核小体的结构示意图

三、染色质到染色体的结构演变

人类二倍体的体细胞 DNA 约 6×10^9 bp，线性总长度约 2 m，分布在 46 条染色质或染色体上，平均每条染色体上的 DNA 分子长约 5 cm，而细胞核直径只有 5~8 μm，故 DNA 分子要经过高度压缩和组装才能储存在细胞核中。

DNA 与蛋白质结合形成染色质，由染色质进一步形成染色体的过程是个非常复杂的过程，主要有以下两种模型。

（一）染色体四级结构模型

11 nm 的核小体纤维进一步组装形成螺线管（solenoid），螺线管是染色质组装的二级结构。每 6 个核小体形成一个螺旋，核小体以窄的一面向外，形成一个中空的螺线管。螺线管螺距 11 nm、外径 30 nm、内径 10 nm，H1 位于中空的螺线管的内部，它对螺线管的稳定性起着重要的作用。经过此过程组装，DNA 长度被压缩了 6 倍。

30 nm 的螺线管纤维进一步螺旋化形成直径 400 nm 的圆筒状结构，此结构称为超螺线管（supersolenoid），这是染色体组装的三级结构。经过此过程 DNA 长度又被压缩了 40 倍。超螺线管进一步盘曲折叠形成直径 700 nm 染色单体，此为染色体组装的四级结构，在此阶段 DNA 长度又被压缩了 5 倍。经过四级组装，DNA 分子共被压缩了 8 400 倍（图 3-2）。由于目前尚未检测到超螺线管，故有人又提出了"袢环模型。"

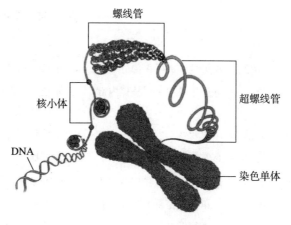

图 3-2　染色体四级结构模型

（二）袢环模型

袢环模型（loop model）认为，非组蛋白组成染色质的纤维网架，直径 30 nm 的螺线管染色质纤维折叠成环，每个环的基部集中固定在非组蛋白的支架上，环的长度约 100 kb，许多环沿染色体纵轴由中央向四周放射状伸出，构成染色体纤维。这种纤维的直径约为 240 nm，它可能是间期染色体的最终包装水平，称为染色单体丝。染色体包装的最后阶段发生在细胞进入有丝分裂或减数分裂时。染色单体丝通过围绕中心轴螺旋缠绕和向染色体中心方向进行压缩而形成染色体。经过这一过程的包装后，DNA 分子长度约为原来的万分之一（图 3-3）。

四、常染色质和异染色质

在间期细胞核中，根据染色质的染色深浅、凝缩程度、功能状态、分布位置等将染色质分为常染色质（euchromatin）和异染色质（heterochromatin）两种类型。

常染色质是间期细胞核内螺旋化程度低、较疏松状、染色较浅而均匀、含有单一或重复 DNA 序列、具有转录活性、常位于核的中央部位和核仁内部的染色质。

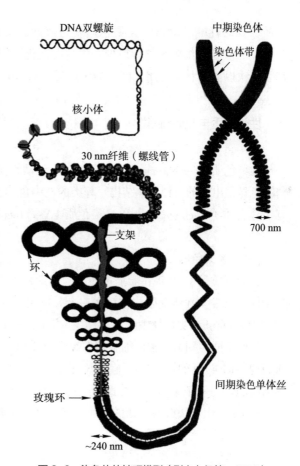

图 3-3　染色体的袢环模型（引自左仅等，2005）

异染色质是间期细胞核内螺旋化程度较高、呈凝缩状态、染色较深、含有重复 DNA 序列、DNA 复制较晚、很少进行转录或无转录活性、功能不活跃的染色质。异染色质为遗传惰性区，常分布在核膜的内表面和核仁周边。异染色质与常染色质的主要特征比较见表 3-1。异染色质又分为两种，一种称为结构异染色质（constitutive heterochromatin）或专性异染色质，是异染色质的主要类型；另一种称为功能异染色质（functional heterochromatin）或兼性异染

表 3-1　常染色质与异染色质的主要特征比较

特征	常染色质	异染色质
数量	占染色质的极大部分	占染色质的少部分
分布	常位于核中央、核仁内部	常位于核膜内表面、核仁周边，形成染色体时位于染色体的某些特殊部位，如着丝粒区、端粒、核仁组织区等
染色	染色较浅	染色较深
复制	正常复制	复制比常染色质晚
形态	折叠松散，呈疏松状	折叠紧密，呈凝缩状
DNA	含单一或重复 DNA 序列	结构异染色质含重复 DNA 序列，功能异染色质含有活性基因
功能	能进行转录	结构异染色质不能转录，功能异染色质有时有转录活性

色质。如雌性哺乳动物的 X 染色质就是兼性异染色质。兼性异染色质总量随不同细胞类型而变化，一般胚胎细胞内含量很少，而高度特化的细胞含量较多，说明随着细胞的分化，较多的基因渐次以凝缩状态关闭。因此染色质凝缩可能是基因活性关闭的一种途径。

五、性染色质与 Lyon 假说

微课 3-1
X 染色质

　　性染色质（sex chromatin）是指高等哺乳动物体细胞间期核内性染色体的异染色质部分用染料染色显示出来的一种特殊结构。人类的性染色体包括 X 染色体和 Y 染色体，相应的性染色质也有 X 染色质（X-chromatin）和 Y 染色质（Y-chromatin）。

（一）X 染色质

　　X 染色质是 1949 年在雌猫神经细胞间期核内发现的一种浓染小体，人类女性体细胞也有这种小体。正常女性体细胞核中存在一个 X 染色质，紧贴核膜内缘，直径约为 1μm 的椭圆形小体（图 3-4）。但正常男性体细胞则不存在 X 染色质，以此可以用来鉴别男性和女性细胞的差异。

　　为何不同性别的正常体细胞存在 X 染色质的这种差别呢？1961 年，Lyon 提出了 X 染色体失活假说，即 Lyon 假说。Lyon 假说认为：①雌性哺乳动物体细胞内的两条 X 染色体只有一条是有活性的，另一条 X 染色体在遗传上是失活的，在间期核内这条失活的 X 染色体凝缩成 X 染色质，即 Lyon 化。②这条失活的 X 染色体发生在胚胎的早期，大约在人妊娠的第 16 天。③X 染色体的失活是随机的，大约一半的细胞是来自父亲的 X 染色体失活，另外一半的细胞是来自母亲的 X 染色体发生失活。④失活的细胞是克隆化的，即一旦特定的 X 染色体失活，那么由此细胞分裂增殖产生的子细胞也总是这一个 X 染色体失活。如父源的 X 染色体失活的细胞，其子细胞也均为父源的 X 染色体失活。这一假说既能解释形态上观察到的男女体细胞中 X 染色质的差异，又能解释男女体细胞中 X 染色体上基因产物剂量上保持相当（这一效应称为剂

课程思政案例 3-2
X 染色体失活假说的
提出是基于自然现象
的科学假说

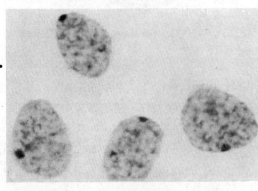

图 3-4　女性间期细胞核的 X 染色质

量补偿）。近年来的表观遗传学研究，证明了 X 染色体失活及其失活的机制（参见第十四章）。

另外，X 染色质的数目与细胞中 X 染色体数目之间存在必然的关系，即 X 染色质的数目比 X 染色体的数目少一个。如在 XX 的正常女性细胞中观察到一个 X 染色质，XXX 者的细胞中观察到两个 X 染色质。

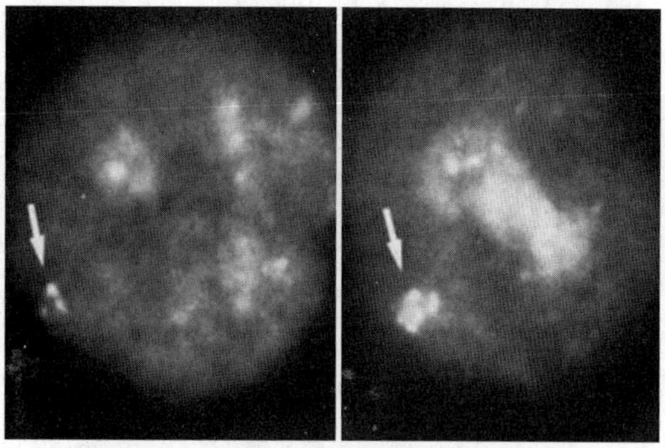

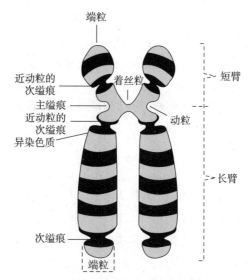

图 3-5　男性间期细胞核的 Y 染色质

（二）Y 染色质

正常男性间期细胞核内用荧光染料染色出现的一个荧光小体，直径约 0.3 μm，称为 Y 染色质。Y 染色质是男性细胞中特有的，只要有 Y 染色体就有 Y 染色质，正常男性体细胞中只有一个 Y 染色质，XYY 个体的细胞中可见两个 Y 染色质（图 3-5）。

第二节　人类正常染色体

一、人类染色体的结构、形态和数目

（一）人类染色体的结构、形态

染色体的形态结构在细胞分裂中期最为典型（图 3-6），中期染色体在光学显微镜下最清晰，每条染色体可见两条染色单体（chromatid），彼此互称姐妹染色单体（sister chromatid），每一条染色单体均含有一条 DNA 链。染色体的主要区域包括：

（1）着丝粒（centromere）　将两条染色单体连在一起，并将染色单体纵轴区分为短臂（p）和长臂（q）两个部分。着丝粒包括外表面的动力结构域、中央结构域和内表面的配对结构域。动力结构和功能相关的两类蛋白质及着丝粒 DNA 组成动力结构域；中央结构域是着丝粒的主体结构，由串联重复的卫星 DNA 组成；配对结构域包含内部着丝粒蛋白和染色单体连接蛋白，与染色单体的连接相关。

（2）主缢痕（primary constriction）　是指两条染色单体在着丝粒处凹陷的部位。有人将着丝粒和主缢痕等同起来，也有人仅仅用它指凹陷的痕迹。

（3）动粒（kinetochore）　是指在主缢痕处，着丝粒两侧蛋白质组成的特化的圆盘状结构，为纺锤丝微管附着位点，在细胞分裂时与染色体移动有关。

（4）次缢痕（secondary constriction）　是指除主缢痕外，染色体臂上的其他凹陷部位。次缢痕是某些染色体特有的形态特征，可作为染色体特异性标记。

图 3-6　染色体形态结构示意图

（5）随体（satellite） 是指人类近端着丝粒染色体短臂末端的球状结构，通过随体柄（属次缢痕）与染色体主体部分相连。核仁形成区或核仁组织区（nucleolus organizing region，NOR）是指随体与短臂相连部位的细丝样结构，该部位是一种次缢痕，是核糖体 RNA（rRNA）基因存在的部位，与核仁的形成有关。

（6）端粒（telomere） 是染色体短臂和长臂末端存在的特化部位，其序列构成主要为富含鸟嘌呤核苷酸的短串联重复序列。端粒也是染色体稳定的必要条件，若端粒缺失，则染色体末端将失去其稳定性，发生染色体间非正常连接，形成畸变染色体。端粒长度与细胞及生物个体的寿命有关。

深入学习 3-2
端粒和端粒酶

（二）人类染色体的数目和分类

人类体细胞染色体数目是 46 条，分为两个染色体组，其中一组来自父亲，一组来自母亲，双亲通过生殖细胞将各自携带的 23 条染色体传递给子代（受精卵）。因此生殖细胞中所携带的全部染色体（人类生殖细胞染色体 23 条）称为染色体组，即单倍体（$n=23$）；体细胞中携带两个染色体组，即二倍体（$2n=46$）。

根据着丝粒在染色体纵轴上的位置对染色体进行分类，人类染色体分为 3 种类型：①中央着丝粒染色体（metacentric chromosome），着丝粒位于染色体中央或靠近中央，即着丝粒位于染色体纵轴的 1/2 ~ 5/8，染色体长、短臂长度相近。②亚中央着丝粒染色体（submetacentric chromosome），着丝粒位于染色体纵轴的 5/8 ~ 7/8，将染色体分为长短明显不同的两个臂。③近端着丝粒染色体（acrocentric chromosome），着丝粒靠近染色体纵轴的一端，位于染色体纵轴的 7/8 至末端（图 3-7）。

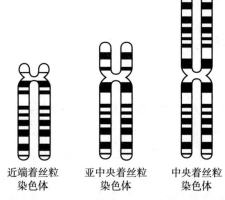

近端着丝粒染色体　　亚中央着丝粒染色体　　中央着丝粒染色体

图 3-7　人类染色体的 3 种类型（引自管敏鑫等，2012）

（三）人类染色体的核型

核型（karyotype）是指一种生物体细胞中的全部染色体组成，按照染色体的大小、形态特征进行排列。核型的描述包括染色体的总数及性染色体的组成两部分，正常男性核型为：46，XY；正常女性核型为：46，XX。人类染色体的核型是 1960 年第一次国际细胞遗传学会议制定的人类染色体的命名体制，即丹佛体制（Denver system）。核型分析（karyotype analysis）是指将待测体细胞的全部染色体按照丹佛体制配对、分组排列后，分析并确定其是否与正常核型完全一致的过程。

丹佛体制是根据人类染色体的形态、相对长度、长臂/短臂比率、着丝粒位置和随体的有无，将人类体细胞的 46 条染色体分为 23 对、7 个组，即 A 组 ~ G 组。1 ~ 22 号染色体男女共有，称为常染色体（autosome）；X 和 Y 染色体与性别决定有关，称为性染色体（sex chromosome）。性染色体男女组成不同，女性为 XX，男性为 XY。人类染色体分组情况及各组染色体形态特征见表 3-2。

二、性染色体与性别决定

性别决定（sex determination）是指细胞内遗传物质对性别的决定作用，这种决定作用始于受

表 3-2　人类染色体分组与形态特征

分组	染色体编号	大小	着丝粒位置	副缢痕	随体
A	1~3	最大	中央（1、3号），亚中央（2号）	1号可见	—
B	4~5	次大	亚中央	—	—
C	6~12；X	中等	亚中央	9号可见	—
D	13~15	中等	近端	—	有
E	16~18	小	中央（16号），亚中央（17、18号）	16号可见	—
F	19~20	次小	中央	—	—
G	21~22；Y	最小	近端	—	有（21、22号），无（Y）

深入学习 3-3
人类染色体的形态特征描述

精卵的遗传物质。在染色体水平上，受精卵的性染色体组成是性别决定的物质基础。

哺乳动物包括人类在内属于 XX/XY 性别决定机制。雄性动物的性染色体组成为 XY，减数分裂可产生两种不同类型配子 X 和 Y；雌性动物的性染色体组成为 XX，产生同型配子 X。

人类的性别决定中，X 染色体和 Y 染色体所起作用是不等的。Y 染色体的短臂上有一个"睾丸决定"基因，有决定男性性别的作用，而 X 染色体几乎不起作用，受精卵中只要有 Y 染色体就发育成男性；受精卵中仅有 X 染色体没有 Y 染色体的个体发育成女性；即使是 XO 的性染色体组成，也发育成女性（异常的女性）。

三、染色体检测

（一）人类染色体标本的制备

在细胞有丝分裂中期，染色体最短、最粗、最典型，在光学显微镜下观察的形态最清晰。因此，通常制备染色体标本需要选择处于分裂中期的细胞。通过一定的方法使有丝分裂停止在中期，再经过一定的技术制备分散良好的染色体标本。从理论上讲，任何处于有丝分裂的细胞均可用于制备染色体标本，如人皮肤成纤维细胞、骨髓细胞、胸腹水细胞、胎儿绒毛细胞、羊水细胞等。但这些细胞取材不易，而人外周血 T 淋巴细胞易取材，并可通过体外培养生长分裂，故一般采用人外周血 T 淋巴细胞制备染色体标本。

制备人外周血 T 淋巴细胞染色体标本的基本步骤是：取外周血，肝素抗凝，加入培养基中于 37℃ 培养箱中培养 72 h，至终止培养前 2~4 h 加入秋水仙素使细胞分裂停止于中期，收集细胞后，经低渗、固定、滴片制成染色体标本，再经常规染色或显带染色，就可在光学显微镜下观察。

（二）染色体显带技术

常规染色方法制成的人类染色体标本，依据丹佛体制分析，只能区分染色体组别，而同一组内染色体个体之间则不易区分，染色体较小结构的变异更难以识别，限制了人们对染色体结构异常的检出和临床诊断。为解决这一问题，科学家积极寻找显示染色体特征的技术方法。1968 年，Caspersson 首创了 Q 显带技术，其后科学家又建立了其他显带方法，如 G 显带、R 显带等。染色体显带是指将染色体标本用一定的程序和方法处理，使人类染色体沿其长轴显示出一条条宽窄、明暗亮度、着色深浅不同的条带，这种技术称为显带技术（banding technique）。通过显带分析，每一条染色体都有自己独特的带型，使人们不仅可以准确识别和鉴定每一条染色体，而且可以诊断和检测出各种染色体结构的异常。

深入学习 3-4
人类染色体显带核型
图（R、C、Q带）

1. 常用的显带技术

（1）Q带　1968年，Caspersson将染色体标本用荧光染料喹吖因（quinacrine mustard，QM）染色后，在荧光显微镜下观察染色体显示出明暗相间、宽窄不同的带，这种显带技术称为Q显带，所显示的带纹称为Q带。Q显带效果稳定、带纹特征明显，但荧光持续时间较短，标本不能长期保存。

（2）G带　1971年，Seabright将染色体标本用胰蛋白酶或NaOH等方法处理后，再用吉姆萨（Giemsa）染料染色，在光学显微镜下观察染色体显示出着色深浅不同、宽窄不同的条带，这种带纹称为G带。G带与Q带基本一致，G带的深带相对应于Q带的亮带，G带的浅带则对应于Q带的暗带（图3-8）。G带的优点是操作简单、带纹清晰、标本可长期保存，用普通光学显微镜就能观察。所以G显带技术和分析方法已成为当今世界普遍采用的技术和方法。

（3）R带　是将染色体标本经盐溶液或加热处理后，再用Giemsa染色，显示出与G带着色相反的带型，故又称为反带（reverse band）。对于G显带或Q显带不理想、难于识别的区域，或者是染色体末端的显示，R带显得特别重要。通常染色体末端G显带或Q显带为浅带，而R显带则为深带，如发生末端缺失等结构异常，G显带或Q显带的染色体标本难以鉴别，R显带则易于识别。

（4）C带　是将染色体标本经强碱[NaOH或Ba（OH）$_2$]热处理后，再用Giemsa染色，着丝粒周围区域和异染色质区被染成深色，而染色体两臂的常染色质部分浅染。这是一种染色体上不显示带纹的特殊显带法，主要显示着丝粒区和异染色质区的变化。故这种技术又被称为着丝粒区异染色质显示法。人类1、9、16号染色体近着丝粒处的副缢痕，Y染色体长臂远端2/3区段均为异染色质区，C显带呈现明显深染。

（5）N带　是将染色体标本经AgNO$_3$处理（银染）后，近端着丝粒染色体短臂副缢痕处的核仁组织区（NOR）被特异性深染成黑色（银染阳性），称为银染核仁组织区（Ag-NOR），简称为N带。研究发现，有转录活性的NOR能被AgNO$_3$染成黑色，而无活性的NOR不被染色，这

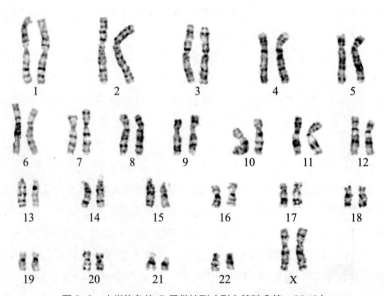

图3-8　人类染色体G显带核型（引自管敏鑫等，2012）

是因为转录时有一种酸性蛋白质与 NOR 相联系，这种酸性蛋白质可被 $AgNO_3$ 还原成黑色。

（6）T 带　是将染色体标本加热处理后，再用 Giemsa 染色，可使染色体末端区段特异性深染，称为 T 带，也称为端带（terminal band）。此技术可识别染色体末端微小畸变。

2. 染色体高分辨显带

染色体高分辨显带（high resolution banding，HRB）是指采用细胞同步化技术，获得大量有丝分裂早中期或晚前期细胞，制备出早中期或晚前期染色体，再用 G 显带技术显示出带纹。一般说来，染色体越长则带纹越多，分辨率越高，而染色体的长短与其所处的细胞分裂时期有关。中期染色体最短，此期一套单倍体的染色体带纹数为 320~450 条；早中期的染色体较长，显带后一套单倍体的染色体带纹数可达 550~850 条，这种染色体就是高分辨显带染色体（图 3-9）。

高分辨染色体带纹越多，光镜下越易识别染色体的细微结构畸变，可确定染色体易位、缺失

深入学习 3-5
人类染色体高分辨显带型图

深入学习 3-6
人类 G 显带染色体核型特征

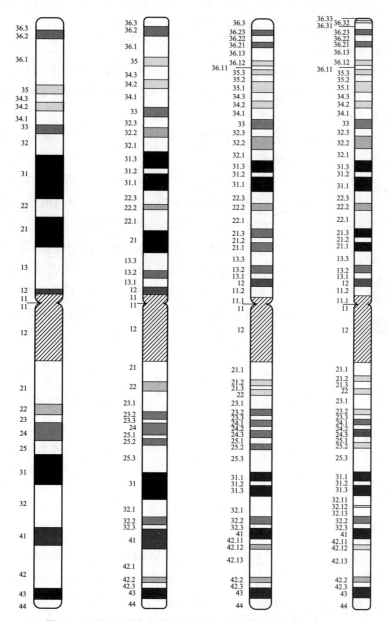

图3-9　人类1号染色体高分辨显带模式图（引自 ISCN，2009）

和重排的精确位置，提高对染色体病的检出率，在临床细胞遗传学和分子细胞遗传学上有广泛的应用价值。

（三）人类染色体命名国际体制

1971年，在巴黎召开的第四届国际人类细胞遗传学会议及1972年召开的爱丁堡会议，对人类显带染色体提出了区分每个染色体区、带的标准系统，即人类细胞遗传学命名的国际体制（international system for human cytogenetics nomenclature，ISCN）。该体制统一了染色体的识别、区带的描述标准，并确定了统一的符号和术语。

1. 染色体的界标、区和带的定义

界标（landmark）是指染色体上有重要意义的、稳定的、有显著形态学特征的指标，包括染色体两臂的末端、着丝粒和某些稳定且显著的带。区（region）是指两个相邻界标之间的区域。带（band）是指沿染色体纵轴排列的宽窄、明暗、深浅不同的条纹。带是连续的，每一条染色体都是由一系列连贯的带组成，没有非带区。

2. 显带核型表示方法

每一条染色体均以着丝粒为界标，分成短臂（p）和长臂（q）。每个短臂或长臂再区分1~4个区，每个区再区分成几条带。区和带的序号均以近着丝粒处为起点，沿每一染色体臂向外依次编号（1区、2区、3区……，1带、2带、3带……）。界标所在的带属于此界标以远区的1号带。被着丝粒一分为二的带分属于长、短臂的两个带，分别标记为长臂的1区1带和短臂的1区1带。

描述一特定带时，需要注明4个内容：染色体序号、臂的符号、区的序号及带的序号。这些内容按顺序书写，无需间隔或加标点。例如，1p31表示第1号染色体短臂3区1带（图3-10）。

应用染色体显带技术可以识别染色体的细微结构异常，例如由于断裂、易位等而发生的染色体重排和形成的衍生染色体。为了描述这些异常的核型，1977年在斯德哥尔摩、1981年在巴黎召开的国际细胞遗传学会议上议定的人类细胞遗传学命名的国际体制（ISCN，1978，1981）中提出了统一的命名符号和术语（表3-3）。

高分辨显带的命名方法是在原带之后加"."，并在"."之后书写亚带的序号。例如，原来的1p36带被分为3个亚带，命名为1p36.1、1p36.2和1p36.3，分别表示1号染色体短臂3区6带第1亚带、第2亚带和第3亚带。若亚带又再细分为次亚带，则可在原亚带编号后再加序号，不必加标点。例如1p36.3再分时，则书写为1p36.31、1p36.32、1p36.33（见图3-9）。

（四）荧光原位杂交技术对染色体的分析

荧光原位杂交（fluorescence *in situ* hybridization，FISH）是20世纪80年代在放射性原位杂交技术基础上发展起来的一种非放射性分子生物学和细胞遗传学结合的新技术。1980年，J.G. Baunlan等应用化学偶联的方法将荧光素结合到探针上用于快速的特异性靶

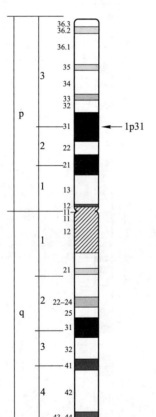

图3-10　人类1号染色体的界标、区、带（引自ISCN，2009）

表 3-3　核型分析中常用的符号和术语

符号术语	意　义	符号术语	意　义
A～G	染色体组的名称	＋或－	在染色体和组号前表示染色体或组内染色体增加或减少；在染色体臂或结构后表示这个臂或结构的增加或减少
→	从……到……	1～22	常染色体序号
/	表示嵌合体	？	染色体分类或情况不明
：	断裂	：：	断裂与重接
（ ）	括号内为结构重排染色体和断裂位点	ace	无着丝粒断片（见 f）
cen	着丝粒	chi	异源嵌合体
chr	染色体	cht	染色单体
cx	复杂的染色单体内互换	del	缺失
der	衍生染色体	dic	双着丝粒
dir	正位	dis	远侧
dmin	双微体	dup	重复
e	交换	end	（核）内复制
f	断片	fem	女性
fra	脆性部位	g	裂隙
h	副缢痕	i	等臂染色体
ins	插入	inv	倒位
mal	男性	mar	标记染色体
mat	母源的	min	微小体
mn	众数	mos	嵌合体
p	短臂	pat	父源的
Ph	费城染色体	pro	近侧
psu	假	q	长臂
qr	四射体	r	环状染色体
rcp	相互易位	rea	重排
rac	重组染色体	rob	罗伯逊易位
s	随体	tan	串联易位
ter	末端	tr	三射体
tri	三着丝粒	var	可变区

序列检测。该技术在细胞遗传学上得到广泛的应用，并促进了细胞遗传学的快速发展。

　　FISH 技术能快速、精确地确定杂交探针在染色体上的位置和探针与染色体带、端粒、着丝粒的相互关系。因此，该技术在染色体自动核型分析、染色体定位、染色体数目或结构异常分析等领域的科学研究或临床诊断中具有重要的应用价值。

第三节　减数分裂与配子发生

一、减数分裂

减数分裂（meiosis，reduction division）是一种特殊的有丝分裂形式，是生殖细胞发生过程中进行的两次连续的分裂，从而形成成熟的生殖细胞。在减数分裂过程中，DNA（染色体）只复制一次，而细胞连续分裂两次，结果所形成的每个子细胞（生殖细胞，又称为配子）中染色体数目减半，形成仅具单倍体遗传物质的配子。两次分裂分别称为减数第一次分裂和减数第二次分裂，在两次分裂之间有一个短暂的间期。两性配子经过受精形成合子，染色体数目恢复到体细胞的染色体数目。

（一）减数分裂前间期

减数分裂前间期（premeiosis interphase）与有丝分裂前间期一样，也划分为 G_1、S、G_2 期。不同的是减数分裂前 S 期持续时间较长，例如小鼠有丝分裂前 S 期为 5～6 h，而减数分裂前 S 期约为 14 h，这是由于每单位长度 DNA 复制单位的启动数量减少所致。减数分裂前 S 期的另一特征是只复制合成 99.7% 的染色体 DNA，其余 0.3% 是否在前 S 期合成对于决定细胞发生有丝分裂还是减数分裂起关键作用。若在前 S 期合成，则细胞发生有丝分裂；若其余的 0.3% DNA 暂不合成，则细胞转向减数分裂，并且在偶线期合成剩余的 0.3% DNA 。这些推迟合成的 DNA 被分割为 5 000～10 000 个小片段，分布于整个基因组中。这些 DNA 小片段认为与减数分裂前期染色体配对和基因重组有关。另外，减数分裂前间期的 G_2 期长短变化也较大。

（二）减数分裂的过程

微课 3-2
减数分裂（上）

减数分裂的过程可分为减数分裂 I（meiosis I）或减数第一次分裂（first meiotic division）、减数分裂 II（meiosis II）或减数第二次分裂（second meiotic division）。在两次分裂之间有一个间期，但并不发生 DNA 和染色体的复制。

1. 减数分裂 I

（1）前期 I　此期持续时间较长，过程较为复杂，减数分裂的许多特有过程都发生在这一期。前期 I 的主要特征是染色质的凝集和同源染色体之间的配对和交换，可依次分为细线期、偶线期、粗线期、双线期和终变期 5 个时期。

① 细线期（leptotene）　又称为凝集期（condensation stage）。此期细胞核中的染色质开始凝集，出现细线状的染色体，同源染色体（homologous chromosome）开始配对。呈细线状的染色体称为染色线，螺旋凝缩的部分染色较深，称为染色粒。细线期时，细胞体积增大，细胞核也增大，核仁明显。

② 偶线期（zygotene）　又称为配对期（pairing stage）。此期的特点是同源染色体之间配对形成联会结构。同源染色体是一对形态和大小相同、遗传结构相似的染色体，其中一条来自父方，一条来自母方。同源染色体的配对是从靠近核膜的某一点开始相互靠拢在一起，在相同位置上的染色粒准确配对。同源染色体配对的过程称为联会（synapsis）。配对以后，两条同源染色体

紧密结合在一起，由各蛋白质组分所形成的复合结构称为联会复合体（synaptonemal complex）。联会复合体是在同源染色体间沿纵轴方向形成的结构，在偶线期开始组装，粗线期趋于成熟并发挥功能。配对的同源染色体称为二价体（bivalent），含有 4 条染色单体，因而又称为四分体（tetrad）。

深入学习 3-7
联会复合体的结构

③ 粗线期（pachytene） 又称为重组期（combination stage）。染色体进一步螺旋化，变粗变短。在光镜下可以看到每个二价体由两条同源染色体组成，每条染色体有两条姐妹染色单体通过着丝粒连接在一起。同源染色体的染色单体之间互称为非姐妹染色单体。此期 DNA 重组活跃，光镜下可见二价体的某些区域上，两条非姐妹染色单体之间存在交叉（chiasma），这代表它们之间已发生了片段的交换，产生新的等位基因组合。

④ 双线期（diplotene） 又称为合成期（synthesis stage）。此期同源染色体的交叉明显，RNA 合成活跃。随着二价体进一步螺旋化、缩短，联会复合体解体，联会的同源染色体开始相互分离，交叉点逐渐向两端移动，称为交叉的端化（terminalization）。同源染色体的四分体结构变得清晰可见。人的生殖细胞每个二价体平均有 2.36 个交叉。人的卵母细胞在 5 个月胎儿中已达双线期，但直到女性排卵时（15～50 岁）都停留在此期。

⑤ 终变期（diakinesis） 又称为再凝集期（recondensation stage）。二价体高度螺旋化，变得很短并移至核周边区，交叉数目减少。到达终变期末，同源染色体之间仅在其端部和着丝粒处相互联结，同源染色体重组完成。此期核仁、核膜消失。在细胞质中，中心粒已复制加倍，并向两极迁移，之间形成纺锤体。

（2）中期 I 核仁、核膜消失后，各二价体排列到赤道面上，构成赤道板。纺锤丝的微管与着丝粒区的动粒相连。每个四分体含有 4 个动粒，一侧纺锤体只与同侧的两个动粒相连。此期二价体仍有交叉联系。

（3）后期 I 二价体中的同源染色体彼此分离，分别被纺锤丝拉向两极，每一极只获得同源染色体中的一条，即二分体（dyad）。其结果是到达每一极的染色体数目为细胞内染色体总数的一半。在移向两极的过程中，非同源染色体之间可发生自由组合，这有利于减数分裂产生的配子中基因组合类型众多。如人有 23 对染色体，父母双方形成的配子种类有 2^{23} 种组合方式，再加上粗线期中同源染色体非姐妹染色单体间发生的交换，几乎不可能得到遗传上相同的后代（除了同卵双生个体之外）。

（4）末期 I 各二分体移至细胞两极后，染色体螺旋化程度变低，恢复成染色质状，核仁、核膜重新出现。胞质分裂，形成两个子细胞。

2. 减数分裂 II

减数分裂 II 前的间期很短，无 DNA 复制，没有 G_1、S、G_2 期之分。

微课 3-3
减数分裂（下）

（1）前期 II 每个二分体凝缩，核膜、核仁消失，纺锤体形成。

（2）中期 II 二分体排列于赤道面上形成赤道板，每条染色体上的动粒分别与两极的纺锤丝相连。

（3）后期 II 着丝粒纵裂，姐妹染色单体分离，在纺锤丝的牵引下移向两极。

（4）末期 II 染色体到达两极后，解旋伸展，恢复成染色质，核膜、核仁重建，分别形成细胞核。细胞膜自中部内陷，细胞质一分为二，形成两个子细胞。结果分裂后所形成的每个子细胞中只含单倍数染色体。

在减数分裂 I 中，有同源染色体的联会和分离，成对的同源染色体分别进入不同的细胞；不成对的非同源染色体随机组合是否进入同一个细胞中，完全是随机的。在有两对染色体的细胞中，经过减数分裂，将形成 2^2 种染色体组成不同的生殖细胞，n 对染色体的细胞将形成 2^n 种染色体组成不同的生殖细胞。

动画 3-1
减数分裂

（三）减数分裂的意义

通过减数分裂可获得单倍体，生殖细胞受精后又恢复二倍体，这一过程保证了物种遗传物质的稳定。减数分裂时，同源染色体彼此分离，分别进入不同的子细胞，这是分离定律的细胞学基础；非同源染色体之间随机组合进入子细胞，这是自由组合定律的细胞学基础，同时形成生物个体的多样性。减数分裂中，同源染色体的联会、配对可使非姐妹染色单体间发生交换，从而产生遗传物质的重新组合，进一步增加了生物个体的多样性。这种交换使染色体上连锁在一起的基因发生重组，这是连锁与互换定律的细胞学基础。

通过减数分裂和两性生殖，既有效地使子代获得父母双方的遗传物质，保持后代的遗传性；又可以增加更多的变异机会，确保生物的多样性，增强生物适应环境变化的能力。

减数分裂是生物有性生殖的基础，也是生物遗传、进化及生物多样性的重要基础保证。

总之：①减数分裂是三大遗传学规律的基础：同源染色体分离——分离定律，非同源染色体自由组合——自由组合定律，同源染色体之间联会重组互换——连锁与互换定律。②减数分裂保持遗传的稳定性。③减数分裂是生物变异和进化的基础。

二、配子发生

有性生殖是高等动、植物普遍存在的生殖方式，在有性生殖过程中，必须有两个亲本参加。两个亲本先各自形成配子（gamete），雄配子也称为精子（sperm），雌配子也称为卵子（ovum，egg）。精子和卵子结合后形成合子（zygote）或称受精卵（fertilized ovum），这一过程称为受精。由受精卵发育成个体。精子和卵子的细胞核中储存有双亲的遗传物质，由于双亲遗传物质中携带不同的遗传信息，所以受精后就会表现出复杂的遗传现象，增加变异性并扩大了适应范围。因此，与无性生殖相比，有性生殖是一种高级生殖方式。

配子发生（gametogenesis）是指精子和卵子的形成过程。其共同特点是：除有丝分裂外，在成熟期中都要进行减数分裂（成熟分裂）。

（一）精子发生

动画 3-2
精子发生

精原细胞（spermatogonium）发育为精子的过程称为精子发生（spermatogenesis），在人类约为 64 天。睾丸的曲精小管（又称为生精小管）是产生精子的场所，生精小管上皮为特殊的复层生精上皮，自生精小管基底部至腔面，依次有精原细胞、初级精母细胞、次级精母细胞、精细胞、精子。精子发生过程可分为增殖期、生长期、成熟期和变形期 4 个时期。

（1）增殖期　是指精原细胞经过有丝分裂的增殖过程。精原细胞位于基膜上，呈圆形，直径约 12 μm，分化较低。青春期后，精原细胞开始不断增殖，可分为 A、B 两型。A 型精原细胞不断增殖，一部分保留下来作为干细胞，稳定精原细胞数量和保持活跃的生精能力；另一部分分化为 B 型精原细胞。精原细胞核中染色体数目为 2 倍体（2n），人精原细胞染色体数目为 46 条（23 对）；核型为 46，XY。

（2）生长期　是指 B 型精原细胞体积增大，形成初级精母细胞（primary spermatocyte）的过程。初级精母细胞的染色体数目仍为 2n，人类为 46 条。

（3）成熟期　是指初级精母细胞经历减数分裂形成精细胞的过程，也称为减数分裂期。初级精母细胞形成后，迅速进行减数分裂 I，形成两个次级精母细胞（secondary spermatocyte）。每个次级精母细胞再经过减数分裂Ⅱ，结果共形成 4 个精细胞（spermatid）。上述两次分裂，只在第一次分裂中染色体复制一次，而细胞却分裂两次，结果形成的 4 个精细胞中，每个精细胞染色体数目减少一半，由 2n 变为 n。人精细胞的染色体数目为 23 条染色体，核型为 23，X 或 23，Y。

深入学习 3-8
精子发生变形期的具体形态变化

（4）变形期　是指从精细胞变形成为精子的过程。精细胞位于近腔面、体积更小，细胞呈圆形，细胞不再分裂，经复杂的形态变化后形成精子。

（二）卵子发生

卵原细胞（oogonium）发育为卵子的过程称为卵子发生（oogenesis），可分为增殖期、生长期、成熟期 3 个时期。

（1）增殖期　是指女性卵巢生殖上皮的卵原细胞经多次有丝分裂形成多数卵原细胞的过程。人卵原细胞是二倍体细胞（2n），有 46 条染色体。人类妊娠 2~7 个月胚胎的卵原细胞就由 1 000 个左右迅速分裂达到约 700 万个，但在第 7 个月以后胚胎卵原细胞的数目急剧下降。在这个阶段，大多数的卵原细胞死亡，存活者则发育成初级卵母细胞。

（2）生长期　是指卵原细胞体积增大成初级卵母细胞（primary oocyte）的过程。这一过程细胞内积累大量卵黄、RNA 和蛋白质等物质，为受精后的发育提供信息、物质和能量准备。初级卵母细胞染色体数仍为二倍体（2n），在减数分裂诱导物质的诱导下，初级卵母细胞进入减数第一次分裂并停止在前期Ⅰ的双线期。女性生殖细胞在卵泡（follicle）中发育，卵泡的发育过程分为原始卵泡、生长卵泡和成熟卵泡 3 个阶段。

深入学习 3-9
卵泡发育的 3 个阶段

（3）成熟期　随着垂体促性腺激素的大量分泌，黄体生成素（luteinizing hormone）渗入卵泡液促使初级卵母细胞恢复减数分裂并完成减数分裂Ⅰ，形成两个细胞，其中一个为次级卵母细胞（secondary oocyte），另一个体积较小的细胞称为第一极体（first polar body）。接着次级卵母细胞进行减数分裂Ⅱ，并停留在分裂中期，必须在卵受精时才能完成减数分裂Ⅱ。减数分裂Ⅱ后形成一个大的卵细胞（ootid）和一个小的细胞，这个小的细胞即为第二极体（second polar body）。第一极体也分裂形成两个第二极体，极体以后不能发育而退化消失。卵细胞又称为卵子，具有单倍数染色体（n），人的卵子有 23 条染色体。这样一个初级卵母细胞经过减数分裂形成一个卵细胞和 3 个极体。

人的卵子发生过程中，成熟期是在青春期后开始的，卵巢中的初级卵母细胞大约只有 400 个能进入成熟期并停止在减数分裂前期Ⅰ的双线期，每月有一个卵细胞成熟并有成熟卵泡的排放。其中的次级卵母细胞停留在减数分裂Ⅱ的中期，受精时，它才能完成减数分裂Ⅱ，形成卵细胞；如未受精，次级卵母细胞不能完成减数分裂而退化消失。

成熟卵泡破裂排出次级卵母细胞，约在月经周期的第 14 天。成熟卵泡不断增大，卵泡进一步突向卵巢表面，该处的表面上皮、白膜和卵泡壁变薄松散，局部缺血，形成透明状的卵泡斑（follicular stigma），接着卵泡斑结缔组织被胶原酶和透明质酸酶解聚，导致卵泡破裂。排卵时次级卵母细胞及其透明带、放射冠和卵泡液一起从卵巢排出，经腹膜腔随后进入输卵管。

（任立成）

复习思考题

1. 简述常染色质和异染色质的比较。

2. 简述染色体的高级结构形式，即四级结构螺旋模型和袢环模型。

3. 简述人类染色体的形态和结构特征 。

4. 简述减数分裂的概念及其生物学意义。

5. 何为二价体和四分体？它们分别出现在减数分裂的哪个时期？

网上更多……

　本章小结　　　开放性讨论　　　自测题　　　教学 PPT

第四章
染色体畸变与染色体病

关键词

染色体畸变	染色体不分离	嵌合体	三体型	单体型
多体型	缺失	重复	易位	倒位
常染色体病	性染色体病	脆性 X 染色体	衍生染色体	
平衡易位携带者		染色体微小畸变综合征		

　　一对夫妇，女 37 岁，两年前女方怀孕，孕期在医生的建议下行 Down 综合征筛查，发现为 Down 综合征高危孕妇。医生建议对女方行羊膜腔穿刺，取羊水做胎儿染色体检查，以排除染色体病。这对夫妇未予采纳，后分娩一男婴，17 个月时因生长发育明显落后于同龄儿童前来就诊。经检查发现患儿肌张力低，有严重的先天性心脏病，染色体检查核型为：47, XY, +21, 诊断为 Down 综合征。医生告诉这对夫妇，Down 综合征是一种染色体畸变引起的染色体病，目前尚无法治愈，且随着孩子年龄的增大，还将表现出明显的智力低下。这对夫妇听后追悔莫及。

　　什么是染色体畸变？其产生的机制如何？常见的染色体畸变和染色体病有哪些？它们的遗传机制和临床特征是什么？这些就是本章要探讨的问题。

思维导图

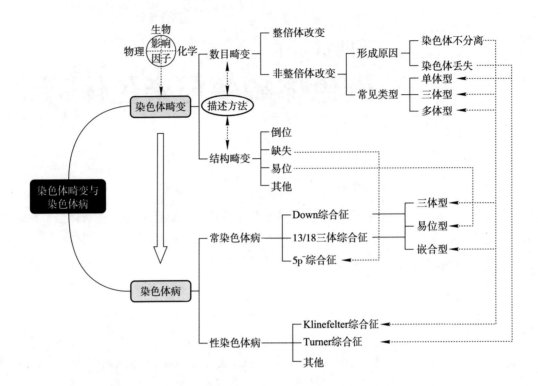

染色体是基因的载体，染色体发生异常改变称为染色体畸变（chromosome aberration）。当染色体畸变破坏了基因间的平衡或影响基因的表达时，就会导致染色体病的发生，可表现为不孕不育、流产、死胎、新生儿死亡、多发畸形和智力低下等。一些染色体畸变还可导致肿瘤的发生。

第一节 染色体畸变

染色体畸变分为数目畸变和结构畸变两大类型。染色体畸变可发生在人体所有的细胞，也可仅见于部分组织细胞。当一个个体体内存在两种或两种以上不同核型的细胞时，这个个体被称为嵌合体（mosaic）。染色体畸变可自发产生，也可由环境因素诱发形成，这些环境因素包括物理因素、化学因素和生物因素等。

一、染色体畸变发生的原因

（一）物理因素

大量的电离辐射可以随机地引起各种 DNA 损伤，这些损伤可进一步地造成染色体的断裂，断裂的染色体片段丢失或变位重接，引发各种染色体结构畸变，如倒位、易位、环状染色体、双着丝粒染色体等。一般认为，在一定的剂量范围内，染色体的畸变率随射线剂量的增加而升高。此外，不同的射线因电离能力和穿透能力有所差异，加上照射方式不同，对机体造成的损伤程度也不一样，如 α 射线的电离能力较强，穿透能力较弱，相对于体外照射，当发射 α 射线的放射性核素进入体内时更容易诱发畸变；与 α 射线相反，γ 射线电离能力较弱，穿透能力较强，体外照射就有可能造成染色体畸变。

临床聚焦 4-1
射线暴露与人类疾病

紫外线照射可造成二聚体核苷酸的交联，这种改变可以被体内的核苷酸切除修复系统所修复。但若这一修复系统出现异常，就会对紫外线特别敏感，表现出染色体高度的不稳定，如出现断裂、频发姐妹染色单体交换等。

（二）化学因素

一些化学物质可能诱发染色体畸变。这些化学物质包括多环芳烃类化合物、苯类化合物、食品工业中常用的亚硝胺类、食品污染中的真菌毒素类、农药中的四氯二苯二噁英（TCDD）、抗肿瘤药中的烷化剂类（如氮芥、环磷酰胺、白消安等）及激素类药物、重金属（如铅、汞、镉）等。

（三）生物因素

对离体培养的细胞和一些病毒感染者的细胞的遗传学研究表明，病毒感染可以诱发宿主细胞发生染色体畸变，主要导致染色体断裂，也可以引起染色体数目的改变。这些病毒包括风疹病毒、麻疹病毒、巨细胞病毒、单纯疱疹病毒和乙型肝炎病毒等。除病毒外，支原体感染亦可诱发体外培养的人体细胞发生染色体畸变。

二、染色体数目畸变

微课 4-1
染色体数目畸变

正常人体细胞为二倍体（2n），含有 46 条染色体，若细胞中染色体数目偏离正常，则称为染色体数目畸变，可分为整倍体改变和非整倍体改变两种形式。

（一）整倍体改变

人类正常的配子细胞（精子和卵子）所含有的全套染色体（22 条常染色体和 1 条性染色体）被称为一个染色体组。若细胞中染色体数目是以染色体组的倍数增加或减少，则称为整倍体（euploid）改变，如三倍体（triploid）含有 3 个染色体组（3n = 69）、四倍体（tetraploid）含有 4 个染色体组（4n = 92），超过二倍体的整倍体统称为多倍体（polyploid）。

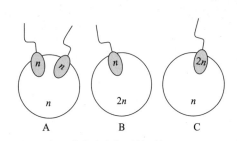

图 4-1　三倍体产生的几种机制
A. 双雄受精　B. 二倍体卵子 + 单倍体精子
C. 二倍体精子 + 单倍体卵子

在人类，全身性的三倍体是致死的，因此活产儿中极为罕见，但在流产的胎儿中较为常见。有调查资料表明，三倍体在因染色体畸变所致的自发流产儿中约占 17%。大部分三倍体产生的原因是双雄受精，即同时有两个精子进入一个卵子而受精；另一些三倍体是由于双亲之一在配子形成过程中发生染色体不分离，产生二倍体的卵子或精子，与正常的单倍体配子结合后形成三倍体的受精卵（图 4-1）。三倍体的核型可以为 69，XXX、69，XYY 或 69，XXY。除引起流产外，三倍体也是部分性葡萄胎产生的重要原因。细胞遗传学研究表明，90% 以上的部分性葡萄胎核型为三倍体，多余的染色体组主要来自父方。

全身性的四倍体比三倍体更为罕见，多为四倍体和二倍体的嵌合体（4n/2n）。在流产的胎儿组织、瘤组织、体外培养的细胞中可见四倍体细胞，核型通常为 92，XXXX 或 92，XXYY。四倍体产生的机制有核内复制和核内有丝分裂。核内复制是指细胞在有丝分裂前 DNA 复制了两次而不是一次，结果形成两个四倍体子细胞。核内有丝分裂是指细胞分裂前 DNA 复制了一次，但在随后的分裂中，核膜未破裂，也无纺锤体形成，细胞最终未能完成分裂，从而形成四倍体。

（二）非整倍体改变

如果细胞中染色体数目的改变不是一个染色体组的倍数，则称为非整倍体（aneuploid）改变，如细胞含有 45、47、48、67 条染色体等。比二倍体染色体数少一条或几条的称为亚二倍体（hypodiploid），比二倍体染色体数多一条或几条的称为超二倍体（hyperdiploid）。非整倍体改变是目前临床上最常见的染色体畸变类型，在所有的妊娠中至少占 5%。非整倍体改变以单体型、三体型和多体型常见。

1. 单体型

细胞中某对同源染色体少了一条，染色体总数为 45，称为单体型（monosomy），属于亚二倍体。缺失整条染色体的单体型，由于严重破坏了基因的平衡，通常是致死的，但 X 单体例外，虽然核型为 45，X 的病例绝大多数（约 99%）在胚胎期流产，但仍有少数可以存活，主要表现为身材矮小和先天性卵巢发育不全。

2. 三体型

细胞中某号染色体呈现 3 条，染色体总数为 47，称为三体型（trisomy），属于超二倍体。三体型是人类染色体数目畸变中最常见、种类最多的一类畸变，几乎涉及每一号染色体。常染色体的三体型通常见于早期流产或死胎，只有少数可以存活。活产儿中最常见的三体为 21 三体，还可见 18 三体、13 三体。患者虽然能够存活至出生，但多数伴有严重畸形。性染色体三体型有 XXX、XXY、XYY 3 种类型，患者一般寿命正常，临床症状较轻，部分患者可能出现生育异常。

临床聚焦 4-2
高龄孕妇与 Down 综合征

3. 多体型

细胞中某类染色体呈 4 条或 4 条以上，染色体总数为 48 或 48 以上，皆称为多体型（polysomy）。多体型常见于性染色体异常，如四体型的 48,XXXX；48,XXXY；48,XXYY 和五体型的 49,XXXXX；49,XXXYY 等。

（三）非整倍体的产生机制

目前发现非整倍体产生的机制主要有两种：染色体不分离（nondisjunction）和染色体后期迟延（anaphase lag）。

1. 染色体不分离

如果在配子发生的减数分裂过程中或在受精卵早期卵裂的有丝分裂过程中发生染色体的不分离，就可能导致非整倍体的产生。

（1）减数分裂过程中染色体的不分离　不分离可能发生在减数分裂Ⅰ，也可能发生在减数分裂Ⅱ中。以三体型或单体型的产生为例，如果在减数分裂Ⅰ中某对同源染色体不能正常分离而进入同一个子细胞，或减数分裂Ⅱ中某条染色体的两条姐妹染色单体不分离，就会导致分裂后产生的配子细胞出现两种情况：一种是增多一条染色体，而另一种则缺少一条染色体（图 4-2）。这两种异常的配子与正常配子结合就会分别产生三体型或单体型的受精卵。

动画 4-1
减数分裂Ⅰ

动画 4-2
减数分裂Ⅱ

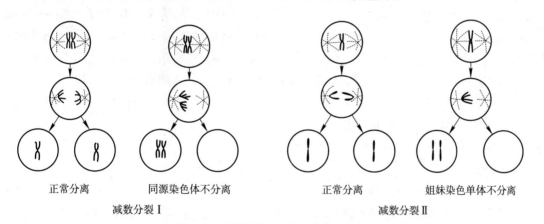

正常分离　　同源染色体不分离　　　　正常分离　　姐妹染色单体不分离

减数分裂Ⅰ　　　　　　　　减数分裂Ⅱ

图 4-2　减数分裂过程中染色体的不分离

（2）早期卵裂中染色体的不分离　在受精卵形成后的卵裂早期，若发生染色单体的不分离也可以导致非整倍体产生，且最终形成的个体可能含有两种或两种以上不同核型的细胞，即为嵌合体。若第一次卵裂时某条染色体的两条姐妹染色单体不分离，则分裂后形成的两个子细胞染色体数目分别为 47 和 45，由这两种细胞继续分裂增殖最终形成的个体为 47/45 的嵌合体；如果第一次卵裂正常，而在第二次卵裂时，其中一个子细胞某条染色体发生染色单体不分离，则形成 46/45/47 的嵌合体（图 4-3）。显然，这种染色体的不分离发生得越晚，体内正常细胞所占的比例就越大，患者的病情也就越轻。

2. 染色体后期迟延

染色体后期迟延是指在有丝分裂后期，某条染色单体因着丝粒未与纺锤丝相连，或由于某种原因在向一极移动时行动迟缓，而未能进入子细胞核，滞留在胞质中，最终被分解而丢失（图4-4）。染色体后期迟延常导致嵌合体的形成，如46，XY/45，X 和 46，XX/45，X。

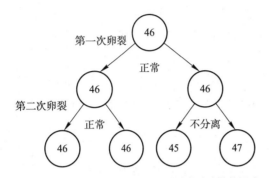

图4-3 第二次卵裂时染色体的不分离与嵌合体的形成　　图4-4 第一次卵裂时染色单体的丢失与嵌合体的形成

人类细胞遗传学命名的国际体制（ISCN）规定了染色体数目畸变的描述方法，即首先书写染色体总数，之后是逗号，接着写出性染色体组成，最后再描述染色体异常。用"+"和"–"表示染色体数目或片段的增减。当"+"和"–"放在某条染色体序号之前，表示该条染色体的整条增加或缺失；若放在相应的符号之后，则表示相应染色体片段的增减。例如，一女性多了一条21号染色体，可描述为47，XX，+21；一男性少了一条22号染色体，描述为45，XY，–22；一女性少了一条X染色体，描述为45，X；而46，XY，5p⁻ 则表示该男性5号染色体短臂部分片段丢失而变短。

三、染色体结构畸变

染色体结构畸变（chromosomal structure aberration）又称为染色体重排（chromosomal rearrangement），是染色体在断裂的基础上所形成的各种结构改变。在一些物理、化学或生物因素的作用下，染色体容易发生断裂（breakage）。染色体断裂后形成的断面具有"黏性"，若断片原位重接，则染色体恢复正常；若丢失或变位重接，就会形成各种不同类型的结构畸变。

（一）染色体结构畸变的描述方法

ISCN规定了染色体结构畸变的描述方法，分为简式和详式两种。

1. 简式

用简式描述染色体结构畸变时，只描述其断裂点。应依次写明：①染色体总数。②性染色体组成。③畸变类型符号。④括号内写明受累染色体序号（当涉及两条染色体结构畸变时，先写小序号，再写大序号，中间用分号隔开）。⑤再一括号注明断裂点的臂区带号。如一男性2号染色体长臂3区1带处发生断裂，断裂点以远的片段缺失，用简式描述为：46，XY，del（2）（q31）。当结构畸变涉及两个断裂点时，应依据断裂点所在的位置，按照先近端后远端、先短臂后长臂、先小序号染色体后大序号染色体的顺序依次描写断裂点，如46，XY，del（1）（q21q23）；46，XY，inv（2）（p21q31）；46，XY，t（2；5）（q21；q31）。

2. 详式

在详式中，前4项内容与简式一致，不同的是最后一项内容，括号内不是描述断裂点，而是详细描述重排染色体带的组成。如上述简式中描述的2号染色体长臂3区1带断裂点以远片段的缺失，用详式应表示为：46，XY，del（2）（pter→q31：）。当结构畸变涉及两条染色体时，应先描述序号小的染色体带的组成，再描述序号大的染色体带的构成，中间用分号隔开，如46，XY，t（2；5）（2pter→2q21∷5q31→5qter；5pter→5q31∷2q21→2qter）。

动画 4-3
染色体结构畸变的类型

动画 4-4
缺失

（二）染色体结构畸变的类型

常见的染色体结构畸变有缺失、重复、倒位、易位、环状染色体、双着丝粒染色体和插入等。

1. 缺失

缺失（deletion，del）是指染色体在某处发生断裂，无着丝粒的断片丢失，染色体变短。根据缺失部位不同分为末端缺失和中间缺失两种类型。

（1）末端缺失（terminal deletion）　染色体的长臂或短臂发生一次断裂，断裂点以远的片段丢失。如图 4-5 所示，1q21 处发生断裂，其远侧段（q21→qter）丢失。残存的染色体由短臂末端（pter）至长臂 2 区 1 带（q21）所构成。这种结构畸变用简式描述为 46，XX（XY），del（1）（q21）；详式描述为 46，XX（XY），del（1）（pter→q21：）。末端缺失由于丢失了端粒，故一般很不稳定，常和其他染色体的断片重接形成双着丝粒染色体或发生易位。

（2）中间缺失（interstitial deletion）　染色体有两处发生断裂，断裂点之间的片段丢失，近侧断端与远侧断端重接，形成中间缺失的衍生染色体。如图 4-6 所示，3 号染色体 q21 和 q25 两处发生断裂，两断点之间的片段丢失，其余两个片段重接。此中间缺失用简式描述为 46，XX（XY），del（3）（q21q25）；详式描述为 46，XX（XY），del（3）（pter→q21∷q25→qter）。发生中间缺失后的衍生染色体较为稳定，故较常见。除了染色体断裂以外，一些缺失是由同源染色体或姐妹染色单体之间的错配和不等交换所造成的。此外，亲代平衡易位或倒位的染色体在减数分裂中异常分离也可能导致子代染色体部分片段缺失。

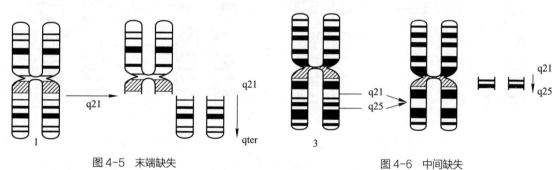

图 4-5　末端缺失　　　　　　　　　　图 4-6　中间缺失

缺失的临床后果（表型）主要取决于缺失片段的大小，以及其上分布的基因的数量和功能。缺失片段较大或缺失片段上所携带的基因较重要时，往往是致死的或引起严重的畸形。细胞遗传学检测结果表明，活产儿中常染色体缺失的发生率约为 1/7 000。

2. 重复

重复（duplication，dup）指一条染色体上某一片段出现两份或两份以上拷贝的现象。根据重复片段带序方向可分为正位重复（重复片段带序与原方向一致）和倒位重复（重复片段带序与原方向相反）（图 4-7）。

重复同缺失一样，可由同源染色体或姐妹染色单体之间的错配和不等交换所造成，或因平衡易位或倒位的染色体异常分离所形成。另外，发生在同源染色体之间的插入易位也可以导致重复的产生。

总的说来，重复的后果比缺失缓和。然而，由于破坏了基因的平衡，通常也会造成某些表型异常，如 12p 整臂或部分片段重复，导致 Pallister-Killian 综合征，患者表现为智力发育迟缓和不同程度的先天缺陷。

3. 倒位

倒位（inversion，inv）是指一条染色体在两处发生断裂，断裂点之间的片段倒转 180° 后重新接上。根据两断点所在的位置不同，分为臂内倒位和臂间倒位两种类型。

（1）臂内倒位 臂内倒位（paracentric inversion）不引起着丝粒位置的改变，即两个断裂点同处于一条臂内。如图 4-8 所示，1 号染色体 p22 和 p34 同时发生断裂，两断点之间的断片倒转 180° 后重接，形成了一条臂内倒位的染色体，用简式描述为：46，XX（XY），inv（1）（p22p34）；详式描述为：46，XX（XY），inv（1）（pter → p34 :: p22 → p34 :: p22 → qter）。

（2）臂间倒位 若一条染色体的两个断裂点分别位于长臂和短臂内，中间带有着丝粒的断片倒转 180° 后重接，则称为臂间倒位（pericentric inversion）。臂间倒位可导致着丝粒位置和染色体形态的改变。如图 4-9 所示，4 号染色体在 p15 和 q21 处发生断裂，两断点之间的片段倒转重接，形成一条臂间倒位的染色体，用简式描述为：46，XX（XY），inv（4）（p15q21）；详式描述为：46，XX（XY），inv（4）（pter → p15 :: q21 → p15 :: q21 → qter）。

动画 4-5
倒位

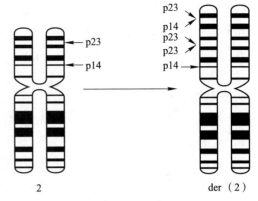

图 4-7 倒位重复

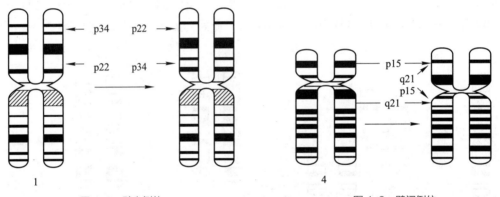

图 4-8 臂内倒位　　　　　　　　　图 4-9 臂间倒位

倒位没有引起遗传物质的增减，但改变了基因在染色体上的排列顺序。如果发生倒位没有破坏某个重要的基因或影响基因的表达，通常没有表型效应，属于平衡重排（balanced rearrangement）。平衡重排的携带者虽自身没有明显的表型效应，却有可能产生不平衡的配子，而导致生育异常或生出染色体病患儿（详见本章第二节）。

4. 易位

两条或多条染色体发生断裂，一条染色体的断片移接到另一条染色体上或相互交换断片重接，这种结构畸变称为易位（translocation，t）。易位同倒位一样，没有染色体片段的增减，通常没有表型效应，称为平衡易位（balanced translocation）。平衡易位的携带者虽表型正常，但也可能因为产生不平衡的配子而出现生育或子代异常。易位经常发生在两条非同源染色体之间。根据易位的方式不同，又分为插入易位、相互易位和罗伯逊易位等。

（1）插入易位 插入（insertion）是一种单方易位，即一条染色体的片段按原方向或倒位插入另一条染色体上，这种易位比较少见。插入易位的携带者其子代可能正常，可能为同样插入的携带者，也可能表现为插入片段的重复或缺失，生育异常子代的平均风险较高，可达50%。

（2）相互易位　两条染色体分别发生断裂，断片相互交换重接，结果形成两条新的衍生染色体，称为相互易位（reciprocal translocation，rcp）。如图4–10所示，2号染色体q21和5号染色体q31同时发生断裂，断裂点以远的片段相互交换后重接，形成两条衍生染色体。这种结构畸变用简式描述为：46，XX（XY），t（2；5）（q21；q31）；详式描述为：46，XX（XY），t（2；5）（2pter→2q21∷5q31→5qter；5pter→5q31∷2q21→2qter）。相互易位相对常见，其在新生儿中的发生率约为1/600。

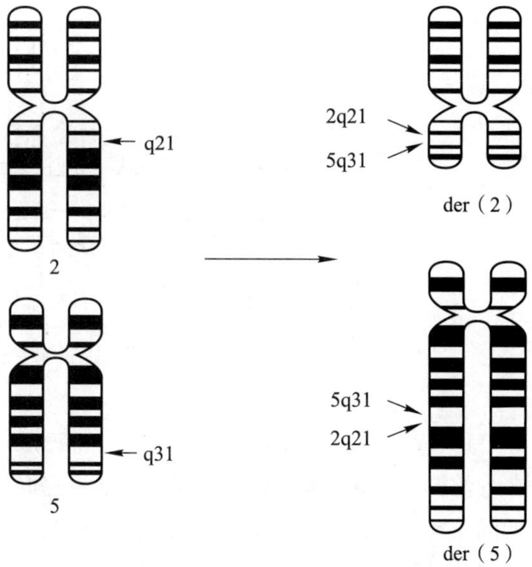

图4-10　相互易位

动画4-6
相互易位

微课4-2
案例分析——相互易位

动画4-7
相互易位——配子类型

相互易位的纯合子，在形成配子的减数分裂过程中配对正常，易位可传递给子代，即子代均为这种易位的携带者，但为杂合子。相互易位的杂合子，在减数分裂前期Ⅰ由于同源部分的联会配对将形成特征性的四射体（图4–11），在后期Ⅰ染色体移向两极时可表现出不同的分离方式，如相间分离、相邻分离–1、相邻分离–2及3∶1分离，加上互换，结果可形成18种配子（表4–1）。其中一种配子正常，一种是平衡易位的，其余16种都是异常的，这些异常配子与正常配子受精后，将形成单体或部分单体、三体或部分三体，导致流产、死胎或分娩出畸形儿。几种分离方式中以相间分离较为常见，相邻分离–2较为罕见。

（3）罗伯逊易位（Robertsonian translocation，rob）　是发生在两条近端着丝粒染色体（13、

表4–1　相互易位的杂合子产生的18种配子

分离类型	分离后配子类型
2∶2分离方式	
相间分离	AB CD；AD CB
相邻分离–1	AB CB；AD CD
相邻分离–2	AB AD；CB CD
	*AB AB；CD CD
	*CB CB；AD AD
3∶1分离方式	
可能性1	AB CB CD；AD
可能性2	CB CD AD；AB
可能性3	CD AD AB；CB
可能性4	AD AB CB；CD

注：1. 表中分号前后是两种不同的配子；2. *代表发生交换后所形成的配子；3. 表中AB和CD分别代表正常的2号和5号染色体，CB和AD分别代表发生相互易位后所产生的两条衍生染色体。

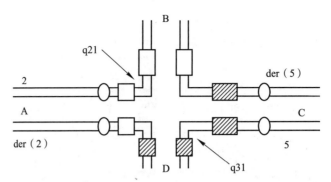

图4-11　相互易位的杂合子在减数分裂Ⅰ中形成的四射体

微课4-3
案例分析——罗伯逊
易位t（21，21）

14、15、21、22号染色体）之间的一种特殊易位，也称为着丝粒融合。两条近端着丝粒染色体在着丝粒处或着丝粒附近发生断裂，然后它们的长臂断端相接，形成一条新的衍生染色体，由两者的长臂构成；两者的短臂相连构成一条小染色体，在以后的细胞分裂过程中丢失（图4-12）。近端着丝粒染色体的短臂上只含有编码rRNA的基因序列，而这一序列是多拷贝的，在5对近端着丝粒染色体的短臂上都有分布，故罗伯逊易位中的小染色体的丢失没有表型效应。目前发现所有的近端着丝粒染色体都可发生罗伯逊易位，但以13号和14号染色体之间、14号和21号染色体之间的罗伯逊易位较为常见。罗伯逊易位的携带者虽表型正常，但有可能产生不平衡的配子，引起流产或生出三体型患儿（详见本章第二节）。

5. 环状染色体

动画4-8
环状染色体

一条染色体的长、短臂各发生一次断裂，断点以远的片段丢失，含有着丝粒的片段两断端相接，形成环状染色体（ring chromosome，r）。如图4-13所示，2号染色体p21和q31处分别发生断裂，含有着丝粒的中间片段（p21→q31）首尾连接形成环状染色体，用简式描述为：46，XX（XY），r（2）（p21q31）；详式描述为：46，XX（XY），r（2）（p21→q31）。环状染色体多见于辐射引起的染色体损伤。

6. 双着丝粒染色体

两条染色体同时发生一次断裂，两个含有着丝粒的断片融合形成一条双着丝粒染色体

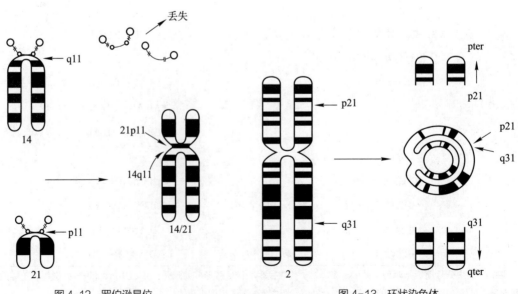

图4-12　罗伯逊易位　　　　　　　　　　　图4-13　环状染色体

（dicentric chromosome，dic），无着丝粒片段丢失。如图 4-14 所示，5 号染色体的 q31 和 9 号染色体的 q21 分别发生断裂，具有着丝粒的两个断片（5pter → 5q31 和 9q21 → 9pter）连接形成一条双着丝粒染色体，用简式描述为：46，XX（XY），dic（5；9）（q31；q21）；详式描述为：46，XX（XY），dic（5；9）（5pter → 5q31 ∷ 9q21 → 9pter）。在因电离辐射而受到损伤的细胞中易检测到双着丝粒染色体。双着丝粒染色体在细胞有丝分裂中可能正常分离，每个子细胞各得到一个双着丝粒染色体，也可能异常分离形成染色体桥而导致细胞死亡或产生新的畸变。

动画 4-9
双着丝粒染色体

7. 等臂染色体

正常情况下，细胞在有丝分裂后期或减数分裂后期 Ⅱ，着丝粒纵裂，姐妹染色单体分离，形成两条具有长、短臂的染色体。若着丝粒发生横裂，则长臂和短臂各形成一条等臂染色体（isochromosome，i），一条由两个长臂构成，另一条由两个短臂构成。如图 4-15 所示，X 染色体着丝粒横裂，形成两条等臂染色体，用简式分别描述为 46，X，i（Xq）和 46，X，i（Xp）；用详式描述为：46，X，i（X）（qter → cen → qter）和 46，X，i（X）（pter → cen → pter）。

动画 4-10
等臂染色体

最常见的等臂染色体是 Xq 等臂染色体，见于某些 Turner 综合征患者。在实体瘤和血液系统的恶性肿瘤中也常见到等臂染色体。

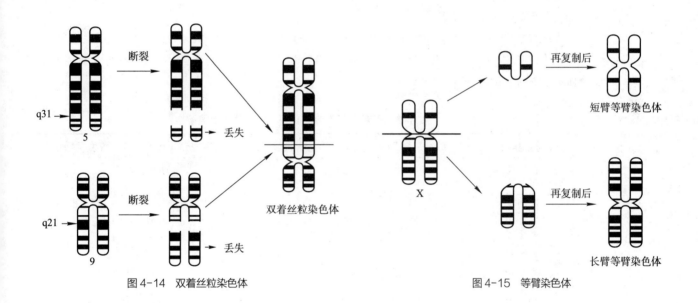

图 4-14　双着丝粒染色体　　　　　　图 4-15　等臂染色体

第二节　染色体病

染色体在结构或数目上发生异常改变导致的疾病称为染色体病（chromosomal disease）。正常人每条染色体上平均携带有 1 000 多个基因，因此染色体的结构或数目异常通常会涉及许多基因，造成机体内基因稳态的失衡，患者表现出严重或明显的临床症状。因此染色体病又被称为染色体异常综合征。染色体病一般具有以下临床特征：①患者一般均有先天性多发畸形，智力发育和生长迟缓，有的还具有特殊的皮肤纹理改变。染色体异常的胚胎，大部分将流产或死产。②性染色体异常的患者，除上述特征外，还会表现出内、外生殖系统的异常或畸形，以及生育功能障

深入学习 4-1
Y 染色体的微小缺失
与男性不育

碍等，如性腺发育不良、副性征不发育等。根据染色体类型的不同，通常将染色体病分为常染色体病和性染色体病两种类型。

一、常染色体病

常染色体病（autosomal disease）是由 1～22 号常染色体发生数目或结构异常而引起的疾病。常染色体病大约占人类染色体病的 2/3，包括三体综合征、单体综合征、部分三体综合征、部分单体综合征及嵌合体等。常染色体病中单体综合征的成活个体极为少见，较为常见的是常染色体三体综合征，这种现象说明细胞更能够承受遗传物质的增多而不能耐受减少。迄今为止，涉及每一条常染色体的结构畸变均有报道，而且新的结构异常报道还在增加。

（一）Down 综合征

Down 综合征（Down syndrome）也称为唐氏综合征或先天愚型，1866 年由英国医生 J. L. Down 首次报道。本病属于发病率较高的常染色体病，具有母亲生育年龄偏大和单卵双生一致性高的两个特点。1959 年，法国细胞遗传学家通过分析 9 例 Down 综合征患儿的成纤维细胞的染色体，证实了本病的致病原因为多了一条 21 号染色体，因此又称为 21 三体综合征（trisomy 21 syndrome）。

1. Down 综合征的发病率

统计数据表明，Down 综合征在新生儿中发病率大约为 1/800，我国目前有 60 万以上的患儿，全国每年新生儿中大约有 27 000 例 Down 综合征患者。母亲生育年龄大于 35 岁时，新生儿中 Down 综合征的发病率明显增高（表 4-2）。

表 4-2　母亲生育年龄与 Down 综合征发病风险

母亲年龄	每次生育 Down 综合征的发病风险率	生过 Down 综合征后复发风险
15～19	1/1 850	增加 50 倍
20～24	1/1 600	增加 50 倍
25～29	1/1 350	增加 5 倍
30～34	1/800	增加 5 倍
35～39	1/260	无明显增加
40～44	1/100	无明显增加
45 以上	1/50	无明显增加

2. Down 综合征的主要临床特征

本病的主要临床表现为生长发育迟缓，不同程度的智力低下和包括头面部特征在内的一系列异常体征。患者最突出的特征是智力低下，智商通常在 25～50。患儿常具有特殊的面容：圆脸且扁平，鼻梁低平，眼裂细，外眼角上倾，内眦赘皮，外耳较小，耳郭常低位或畸形，硬腭窄小，舌大外伸，流涎，因此又被称为伸舌样痴呆。患儿出生时通常肌张力低下，颈背部短而宽，四肢较短，手短宽且肥，通贯掌，第 5 指常向内弯曲，腹肌张力低下且膨胀，常有腹直肌分离或脐疝（图 4-16）。患者患白血病的风险是正常人的 15～20 倍，约 1/2 的患者有先天性心脏病，消化管畸形偶尔可见。患者 IgE 水平较低，易发生呼吸道感染，白内障发病率较高。男性常有隐

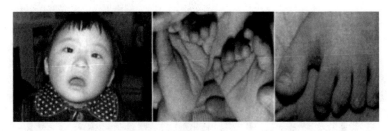

图 4-16 21 三体综合征患者的特殊面容及体征

睾，睾丸有生精过程，但无生育能力；女性患者通常无月经，少数能妊娠或生育，常将本病遗传给子代。

3. Down 综合征的遗传学及其主要核型

（1）21 三体型 也称为游离型或单纯型。患者具有 3 条独立的 21 号染色体，核型为 47，XX（XY），+21（图 4-17），约占全部患者的 92.5%。

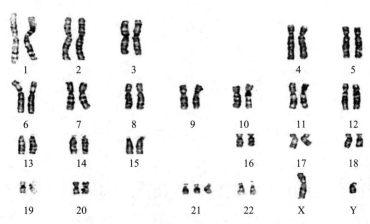

图 4-17 21 三体型 Down 综合征患者的核型

21 三体型的发生几乎全部为新产生的，绝大部分与父母核型无关。产生的主要原因是在生殖细胞发生过程中，减数分裂时 21 号染色体发生了不分离，形成了染色体数目异常的配子。当这样的配子与正常的配子结合后，就会产生 21 三体型的受精卵。研究资料表明，21 号染色体的不分离 95% 发生于母亲卵子形成过程中，主要是减数分裂 I 不分离，且概率随着母亲生育年龄的增高而升高。

（2）易位型 约占全部患者的 5%。易位型患者具有典型的 21 三体综合征的临床特征，但是患者细胞中并没有独立增加的一条 21 号染色体，通常是由 21 号染色体易位到了另一条 D 组或 G 组的染色体上，即罗伯逊易位。细胞中染色体仍然是 46 条，但其中一条为易位染色体。最常见的是 D/G 易位，如 14/21 易位，核型为 46，XX（XY），-14，+t（14q21q）（图 4-18）；其次为 G/G 易位，如 21/21 易位，核型为 46，XX（XY），-21，+t（21q21q）。

易位的染色体如果是由亲代传递而来，那么患者双亲之一通常是表型正常的平衡易位携带者（balanced translocation carrier），核型通常为 45，XX（XY），-14，-21，+t（14q21q）。平衡易位携带者在其生殖细胞发生过程中，理论上可以形成 6 种类型的配子，与正常配子受精后能形成 6 种核型（图 4-19）。因此，染色体平衡易位携带者虽然表型正常，但婚后常有自然流产或死胎史。但如果亲代是 21/21 平衡易位携带者，其核型为 45，XX（XY），-21，-21，

微课 4-4
案例分析——易位 21
三体 t（13；21）

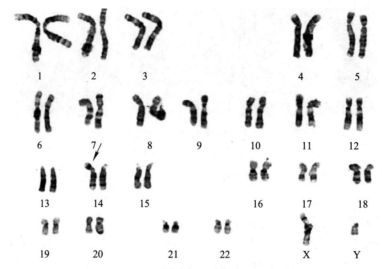

图 4-18 14/21 易位型 Down 综合征患者的核型

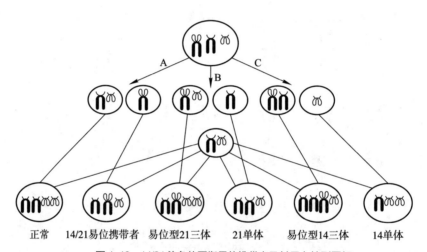

图 4-19 14/21 染色体平衡易位携带者及其子女核型图解

A. 同源部分配对后；B. 三种同源部分相互分离；C. 非同源部分自由组合

+t（21q21q），那么其后代中，1/2 个体将会因为 21 单体而流产，1/2 个体为 46，XX（XY），−21，+t（21q21q）核型的 Down 综合征患儿。值得注意的是，易位型的 21 三体综合征常见于年纪较轻的夫妇所生子女中。由于夫妇双方之一是平衡易位携带者，因此发病常有家族倾向，应告知其生育风险。

（3）嵌合型　这种类型的 21 三体综合征临床上较为少见，大约占 2.5%。患者的主要核型为 46，XX（XY）/47，XX（XY），+21。嵌合型产生的原因主要是受精卵在早期的有丝分裂中，发生了 21 号染色体的不分离，造成 45/46/47 的嵌合体，一般染色体是 45 的细胞不容易存活。染色体不分离发生得越晚，患者体内的正常细胞系所占的比例就越多，患者症状就越轻，不如 21 三体型或易位型 21 三体综合征患者典型。

4. Down 综合征发生的分子遗传机制

2000 年 5 月，21 号染色体的 DNA 测序工作由日本、德国科学家完成，21 号染色体上的基因与 Down 综合征的关系也相应成为了研究热点。

人们发现 21 号染色体是人类染色体中最小的一条，由 5.1×10^7 bp 组成，含有 600～1 000 个基因，占整个人类基因组的 1.7%（图 4-20）。21 号染色体短臂非常短，其上的基因与 Down 综合征表型形成关系较小，因此研究热点一般集中在其长臂上。通过对部分 21 三体的基因与表型

课程思政案例 4-1
世界 Down 综合征日，每一个生命都是无价之宝

之间关系的研究，已将 Down 综合征的 24 种特征定位于 21 号染色体的 6 个小区域，其中 D21S52 和 D21S55–MX1 两个区域最为引人关注。D21S52 是表达 13 种特征的最小区域，这些特征包括智力障碍、身材矮小、肌张力低下、关节松弛、鼻梁扁平、舌外伸、腭弓高、窄腭、耳郭畸形、手掌短宽、第五指短且弯及足第一和二趾间距宽。D21S55–MX1 表达 6 种外貌特征，包括眼裂斜、内眦赘皮、Brushfield 斑 – 虹膜周围小白斑、通贯掌、指纹尺箕和小鱼际肌无侧环。D21S55 在 Down 综合征的发病机制中起重要作用，在 21q22.2 跨 0.4 ~ 3 kb。D21S55 及 21q22.3 远端被称为 Down 综合征关键区（Down syndrome critical region，DCR）。目前的研究结果表明与 Down 综合征相关的基因可能是一些结构基因或调控基因，但具体作用机制尚不太清楚。

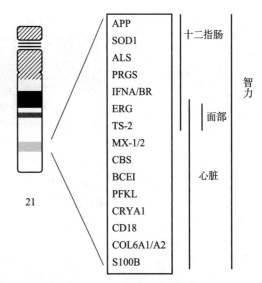

图 4-20　Down 综合征的分子解剖示意图

5. Down 综合征的产前诊断、治疗及预后

Down 综合征的胎儿中，3/4 发生自发流产，多数为早期流产，只有约 1/4 能存活到出生。因此防止 Down 综合征患儿出生的产前诊断显得尤为重要。对 21 三体综合征患儿的诊断，基本上还是通过获取绒毛膜细胞或羊水细胞进行染色体检查，此方法准确可靠，但是操作复杂、耗时长。目前，也有一些快速、准确的分子生物学方法用于 Down 综合征诊断，如利用 PCR–SSLP 的方法对 21 号染色体上短串联重复序列（STR）进行标记检测，已经取得令人满意的效果。

临床聚焦 4-3
Down 综合征

（二）18 三体综合征

18 三体综合征于 1960 年由 Edward 等首次报道，又称为 Edward 综合征（Edward syndrome）。1961 年证实本病的致病原因是患者细胞中多了一条 18 号染色体，因此本病又称为 18 三体综合征（trisomy 18 syndrome）。

1. 18 三体综合征的发病率

18 三体综合征在新生儿中的发病率为 1/8 000 ~ 1/3 500，但在某些地区或季节增高，达到 1/800 ~ 1/450，患者男女性别比例为 1∶4，这种现象可能与男性胚胎不易存活到出生有关。

2. 18 三体综合征的主要临床特征

18 三体综合征主要表现为生命力严重低下，发育迟缓，多发畸形。通常患儿出生时体重较轻，发育如早产儿，吸吮差，反应弱，头面部和手足严重畸形，头长而枕部凸出。其他异常如眼裂小，眼球小，内眦赘皮；耳畸形伴低位，小额，颈短，有多余皮肤；全身骨骼发育异常，胸骨小，骨盆狭窄，脐疝或腹股沟疝，腹直肌分离等。本病患儿出生时有特殊的握拳姿势，第 2 和第 5 指压在第 3 和第 4 指的上面，皮纹异常，1/3 通贯掌，手指弓形纹较多，有 "摇椅样足"（图 4-21）。外生殖器畸形，常有隐睾或大阴唇和阴蒂发育不良等。95% 伴有先天性心脏病，这是造成患儿死亡的主要原因。

18 三体综合征患儿一般因严重畸形，出生后大多在 2 ~ 3 个月死亡，平均存活 70 天，极个别患儿能存活到儿童期。

3. 18 三体综合征的遗传学及核型

18 三体综合征患者 80% 的核型为 47，XX（XY），+18（图 4-22），症状典型。主要是由于卵

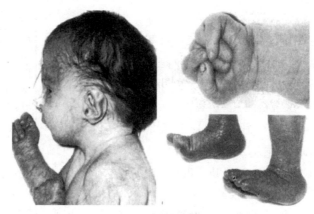

图 4-21　18 三体综合征体征

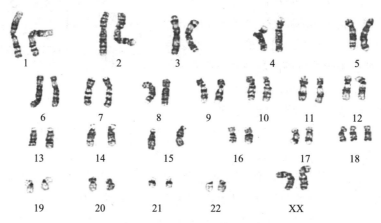

图 4-22　18 三体综合征患者的核型

母细胞减数分裂时发生了 18 号染色体的不分离；10% 患者为嵌合体，其核型为 46，XX（XY）/47，XX（XY），+18；其余 10% 为各种易位，以 18 号染色体与 D 组染色体间的易位居多。

（三）13 三体综合征

13 三体综合征于 1960 年首先由 Patau 描述，又称为 Patau 综合征（Patau syndrome）。后来证明本病患者细胞内存在一条多余的 13 号染色体。新生儿中本病发病率约为 1/25 000，女性居多。

1. 13 三体综合征的主要临床特征

13 三体综合征患者的畸形和临床症状比 21 三体综合征和 18 三体综合征要严重得多。主要表现为：中枢神经系统发育严重缺陷，无嗅脑，前脑发育缺陷；出生体重轻，发育迟缓，严重智力低下，小头，眼球小或无眼球，小颌，多数有唇裂或伴有腭裂，耳位低且畸形，常有耳聋，80% 有先天性心脏病，1/3 有多囊肾，无脾或有副脾，男性有隐睾，女性多有双角子宫及卵巢发育不全，常有多指，有与 18 三体综合征相似的特殊握拳姿势和"摇椅样足"，皮肤纹理异常等。5% 的本病患儿出生后 1 个月死亡，90% 在 6 个月内死亡，存活至 3 岁的少于 5%，平均存活时间为 130 天。

2. 13 三体综合征的遗传学及核型

13 三体综合征患儿的出生，多数是由于双亲之一是平衡易位携带者。目前对本病发生的相关因素所知甚少，母亲高龄生育可能是原因之一。有资料表明，13 三体综合征病例中，79% 妊娠在寒冷季节（9—翌年 2 月）。患者中 80% 的核型为 47，XX（XY），+13（图 4-23），额外的 13 号染色体多是由于卵母细胞减数分裂 Ⅰ 时 13 号染色体不分离。10%～15% 为易位型，多数是

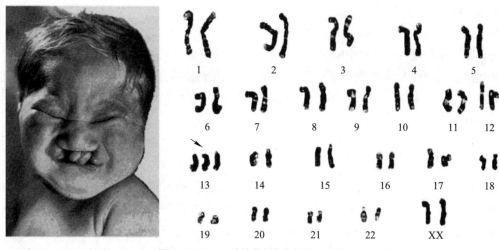

图 4-23　13 三体综合征患者的外观及核型

13/14 之间的罗伯逊易位，此类型多见于生育年龄较低母亲所生的患儿中，且常有流产史。5% 为嵌合型，核型为 46, XX（XY）/47, XX（XY），+13，一般症状比较轻。

以上 3 种类型是较为常见的染色体三体综合征，其他比较重要的染色体三体综合征还有 8 号、22 号三体综合征等，这些类型同样伴有发育畸形和智力低下。此外还有一些由于染色体易位造成的部分染色体三体综合征，其临床症状取决于额外染色体片段的性质和大小。

（四）5p⁻ 综合征

5p⁻ 综合征于 1963 年由 Lejeune 等首先报道，患儿因为有猫叫样的哭声，又被称为猫叫综合征（cri du chat syndrome）。1964 年证实本病是由 5 号染色体短臂缺失所致。

1. 5p⁻ 综合征的发病率及临床特征

5p⁻ 综合征的发病率在新生儿中为 1/50 000。最主要的临床特征是：患儿在婴幼儿期的哭声像小猫的叫声。其他症状有小头、满月脸、眼距宽、外眼角下斜、斜视、内眦赘皮、耳位低、小颌、并指、髋关节脱臼和皮纹异常等。50% 患儿有先天性心脏病。多数患儿可存活至儿童期，少数活至成年，伴有严重智力低下。

课程思政案例 4-2
温暖相伴，携爱同行
——对染色体病患者给予心理支持与关爱

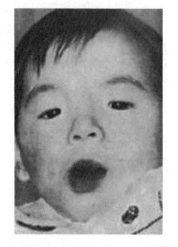
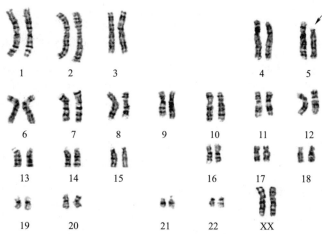

图 4-24　5p⁻ 综合征患者的特殊面容及核型

2. 5p⁻ 综合征的遗传学及核型

5p⁻ 综合征患者核型为 46，XX（XY），5p⁻（图 4-24），也有部分为嵌合型。患者的症状由 5 号染色体短臂单纯缺失（包括中间缺失）引起，缺失片段为 5p15。80% 的患者染色体片段单纯缺失（包括中间缺失），10% 为不平衡易位引起，环状染色体或嵌合体较为少见。多数病例是由患儿双亲生殖细胞中新的染色体结构畸变引起，有 10%~15% 的病例是平衡易位携带者产生的异常配子所致。

（五）染色体微小畸变综合征

染色体微小畸变综合征是由于染色体微小片段缺失或重复使正常基因组剂量发生改变而导致的一组疾病。由于以染色体微小片段缺失多见，故曾一度被称为微小缺失综合征（small deletion syndrome）。这种片段所含 DNA 的大小一般小于 3 Mb，通常包括邻近多个基因，在普通显微镜下难以检测出这些微小畸变，需通过高分辨染色体分析或荧光原位杂交（FISH）检测才能确定。表 4-3 介绍了几种常见的常染色体微小畸变综合征，这类疾病过去被认为是单基因遗传病。

表 4-3　常染色体微小畸变综合征

疾病名称（OMIM）	基因定位	主要临床症状	遗传学
Langer-Giedion 综合征（150230）	8q24.11-q24.13	毛发稀疏、皮肤松弛、多发性骨疣、小头、智力低下	AD（常染色体显性）
Beckwith-Wiedemann 综合征（130650）	11p15	巨人、巨舌、脐疝、低血糖、常发肾上腺肿瘤	不规则显性，所有 11p15 重排都由母方遗传而来
Wilms 瘤（194070）	11p13	肾肿瘤、双侧无虹膜、泌尿道畸形、智力低下	AD
WAGR 综合征（194072）	11q13	肾肿瘤、双侧无虹膜、泌尿道畸形、智力低下	AD
视网膜母细胞瘤（180200）	13q14.2-14.3	儿童期眼部肿瘤，有染色体缺失者多有小头畸形、智力低下	AD
Prader-Willi 综合征（176270）	15q11-q13	智力低下、肌张力低、性腺发育低下、肥胖、手小、足小、身材矮	缺失的染色体都是父源的，两条 15 号染色体均来自父方
Angelman 综合征（234400）	15q11-q13	面孔似"快乐木偶"、智力低下、肌张力低、过度笑容、癫痫	缺失的染色体都是母源的，两条 15 号染色体均来自母方
Miller-Dieker 综合征（247200）	17p13.3	智力及发育低下、无脑回、耳畸形、50% 有先天心脏缺陷	可能有染色体缺失，缺失的染色体主要来自父方
Alagille 综合征（118450）	20p12.2	神经体征、学习困难、主动脉狭窄、肺动脉瓣狭窄、脊椎异常	AD
Di-George Sprintzen 综合征（188400）	22q11.21	胚胎第三、四咽囊和第四腮弓发育缺陷，甲状腺功能减退，免疫缺陷，特殊面容等	AD，母源缺失

二、性染色体病

性染色体病（sex chromosome disease）是指由于 X 染色体或 Y 染色体发生结构或数目的异常而引发的疾病。这类疾病最显著的特征是患者具有明显的性发育异常。人类性染色体只有一对，在核型中所占比例虽然低，但是性染色体病却占染色体病总量的约 1/3。多数患者在婴儿和儿童期无明显临床特征表现，且病情远没有常染色体病严重，这可能与 X 染色体的随机失活和 Y 染色体上基因比较少有关。

（一）Klinefelter 综合征

Klinefelter 综合征于 1942 年首次由 Klinefelter 报道，也称为先天性睾丸发育不全或原发性小睾丸症。1956 年，Bradbury 等证实患者细胞内 X 染色质呈阳性；1959 年，Jacob 和 Strong 证实患者核型为 47，XXY，因此本病也称为 47，XXY 综合征。

1. Klinefelter 综合征的发病率

Klinefelter 综合征的发病率较高，男性新生儿中为 1/2 000 ~ 1/1 000，身高 180 cm 以上的男性中占 1/260，在不育的男性中占 1/10。

2. Klinefelter 综合征的临床特征

睾丸发育障碍和不育是本病的主要特征。患者第二性征发育不良，阴茎发育不良，睾丸小或隐睾，精曲小管萎缩呈玻璃样病变，不能产生精子，因此不育。体态呈女性分布，无胡须、体毛少或无毛、皮下脂肪丰富、皮肤细嫩。约 1/4 的个体发育出女性乳房，性情和体态趋向于女性特点（图 4-25）。患者还可有头围小、指距宽、耳畸形、骨骼异常、先天性心脏病等畸形，约 1/4 患者有轻度至中度的智力障碍，表现为语言能力低下。一些患者有精神分裂倾向。患者实验室检查可见雌激素水平增高、19- 黄体酮增高，激素失调与其女性化倾向有关。

3. Klinefelter 综合征的遗传学及核型

80% 的本病患者核型为 47，XXY（图 4-25）。15% 为嵌合型，包括 46，XY/47，XXY；45，

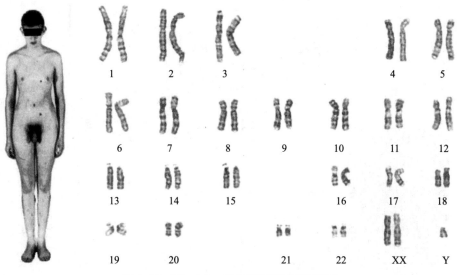

图 4-25 Klinefelter 综合征患者的体态及核型

X/46，XY/47，XXY；46，XY/47，XXY 等。此外，可见其他核型，如 48，XXXY 等。核型中的 X 染色体数目越多，患者病情越严重。嵌合型的症状相对较轻且不典型。本病患者细胞中的额外 X 染色体来源于减数分裂时的 X 染色体不分离，双亲染色体不分离的概率均等。

4. Klinefelter 综合征的治疗

Klinefelter 综合征的患者可在青春期使用睾酮治疗，以维持男性表型，改善其心理状态。男性乳房发育，可用手术切除。

（二）Turner 综合征

Turner 综合征于 1938 年由 Turner 首次描述报道，因患者体内有条索状卵巢、无卵泡发生，因此也称为性腺发育不全或先天性卵巢发育不全。1959 年证实本病患者核型为 45，X。

1. Turner 综合征的发病率

Turner 综合征的发病率在新生女婴中为 1/5 000，但是在自发流产的胎儿中高达 18% ~ 20%。约有 1.4% 的胎儿患本病，其中 99% 流产。

2. Turner 综合征的临床特征

Turner 综合征的患者一般为女性，身材矮小，仅在 120 ~ 140 cm。患者出生时体重低，新生儿时期足背有淋巴样肿，第 4、5 指骨短小或畸形，颈部发际低，可延伸至肩部，50% 个体有颈蹼，有的个体还出现盾状胸、肘外翻、两乳头间距过宽、皮纹异常等（图 4-26）。患者卵巢发育差（索状性腺），无滤泡形成，子宫发育不全，常因原发性闭经来就诊。患者阴毛稀少，无腋毛，外生殖器幼稚。此外，1/2 患者有主动脉狭窄和马蹄肾等畸形。智力一般正常，部分有轻度到中度智力障碍，表现为语言能力低下，少数有精神分裂倾向。

3. Turner 综合征的遗传学及核型

Turner 综合征的核型主要为 45，X（图 4-26），大约占 55%，其余还有各种嵌合型和结构异常的核型，最常见的嵌合型核型为 45，X/46，XX。常见的结构异常为 X 等臂染色体，其核型为 46，X，i（Xq）。通常嵌合体的临床症状较轻，偶有生育能力。研究表明，身材矮小和其他主要症状是由 X 短臂单体型决定的，但卵巢发育不全和不育则更过多地与 X 长臂的单体型有关系。

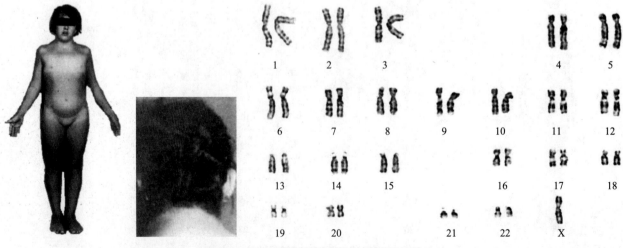

图 4-26　Turner 综合征患者的体态特征及核型

4. Turner 综合征的治疗

Turner 综合征的患者中除少数因严重畸形在新生儿期死亡外，一般均能存活。对性腺发育不全的治疗原则主要是对症治疗。患者青春期可使用雌激素以促进第二性征和生殖器的发育，使月经来潮，增加身高，改善患者的心理状态，但不能解决生育问题。

（三）XYY 综合征

本病于 1961 年由 Sandburg 等首次报道。在男婴中发病率为 1/900。核型为 47，XYY。绝大部分本病患者表型正常，身材高大，常超过 180 cm，偶尔可见尿道下裂、隐睾、睾丸发育不全并有精神障碍和生育能力低下，但是大多数患者可以生育。

XYY 综合征患者核型中额外的 Y 染色体是其父亲的精子发生过程中 Y 染色体不分离造成的。患者 Y 染色质检查会出现相应数量的 Y 荧光小体。一般来讲，核型中 Y 染色体越多的患者，越容易出现智力发育障碍和各种严重的畸形。

（四）X 三体综合征

本病于 1959 年由 Jacob 首先报道。发病率在新生女婴中为 1/1 000。女性精神病患者中发病率约为 4/1 000。多数 X 三体综合征患者在外形、性功能与生育能力上无异常，少数患者有月经减少、卵巢功能低下、原发或继发闭经、过早绝经、乳房发育不良，1/3 伴有先天畸形，如先天性心脏病、髋脱位，并有患精神病倾向。研究表明，X 染色体条数越多，智力发育越迟缓，畸形也越多发。本病核型多为 47，XXX（图 4-27）；还有一些患者为嵌合体，核型为 47，XXX/46，XX；极少数为 48，XXXX 及 49，XXXXX。本病患者细胞内多余的 X 染色体几乎都来自母方减数分裂的不分离，主要在减数分裂 I。

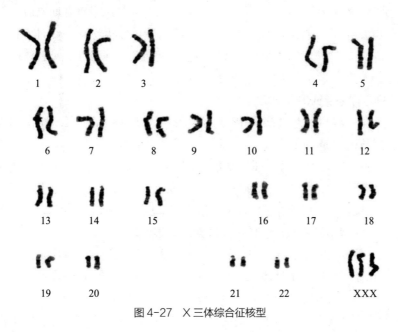

图 4-27　X 三体综合征核型

（五）脆性 X 染色体综合征

1943 年，Martin 和 Bell 在一个家系两代人中发现 11 名男性智力低下患者和两名轻度智力低下的女性，并认为此现象与 X 染色体连锁，因此将 X 连锁的智力低下称为 Martin-Bell 综合征。1969 年，Lubs 首次在逻辑性智力低下患者及其女性亲属中发现了长臂具有"随体和呈细丝状次缝痕"的 X 染色体。后来，Sortherland 证明细丝位于 X 染色体长臂 2 区 7 带（Xq27）。患者外周血淋巴细胞在缺乏叶酸或胸腺嘧啶的培养基中培养，能够观察到 X 染色体上的断裂或裂隙，这些部位被称为脆性部位。这样的染色体被称为脆性 X 染色体（fragile X，frg X）（图 4-28），由此导致的遗传病称为脆性 X 染色体综合征。

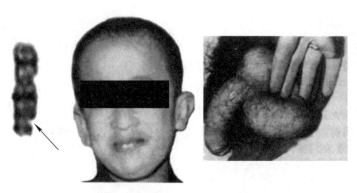

图 4-28　脆性 X 染色体综合征患者的脆性 X 染色体及外观体征（箭头示 X 染色体脆性部位）

1. 脆性 X 染色体综合征的发病率

脆性 X 染色体综合征发病率在男性中约为 1/1 250，在女性中约为 1/1 200，无明显的种族差异。

2. 脆性 X 染色体综合征的临床特征

脆性 X 染色体综合征患者主要表现为中度（IQ 为 35～49）至重度（IQ 为 20～34）的智力低下，语言障碍及算术能力低下，还可表现为多动症、性情孤僻、精神分裂倾向。其他常见特征为大睾丸、大耳、高腭弓、唇厚、下唇突出。其中大睾丸是患者青春期以后出现的典型症状（图 4-28）。睾丸功能正常，有正常的生育力。女性患者临床症状较轻，1/3 的女性杂合子有轻度智力低下，发育障碍，这种现象与女性正常 X 染色体随机失活而脆性 X 染色体却始终保持活性有关。

3. 脆性 X 染色体综合征的分子机制

脆性 X 染色体综合征的致病基因位于 Xq27.3，并被命名为 *FMR-1*（fragile X mental retardation 1）。该基因长 38 kb，共 17 个外显子，高表达于脑、睾丸及卵巢。该基因 5′ 端含有 CGG 三核苷酸重复序列。正常人中，重复次数为 6～50，正常男性传递者和女性携带者体内增加至 150～500，患者重复次数为 230～1 000。CGG 串联重复序列次数的增加及相邻区域的高度甲基化造成了脆性 X 染色体上脆性部位的形成。该序列重复次数达到 52 次以后，染色体这一区域就会在减数分裂中显现不稳定状态，且重复次数可以继续增加。重复次数在 52～200 称为前突变（premutation），前突变携带者无或只有轻微症状。前突变在遗传过程中是不稳定的，携带者在减数分裂中该串联重复序列继续增加至 200 次以上，同时使相邻区域高度甲基化，称为全突变（full mutation）。全突变的男性和约 50% 女性会出现临床症状。前突变向全突变的转化只发生在母亲向后代的传递过程中。CGG 发生前突变后，染色体在有丝分裂中也变得不稳定，受累细胞的体细胞可能继续发生不同次数的扩增，造成不同体细胞 CGG 重复次数不同。遗传学中将这种基因突变称为"动态突变"，这也是造成脆性 X 染色体综合征的遗传不完全遵循孟德尔规律的原因。

根据对染色体脆性部位 DNA 序列的研究，现在使用分子诊断技术，对产前或出生后个体的血液或组织样品提取 DNA，使用 RFLP 分析技术和 DNA 甲基化的研究方法就能够检测出致病基因的存在。

（六）性发育异常（两性畸形与遗传）

人类性别取决于遗传、生理、心理和社会等诸多复杂因素，性别包括染色体性别、基因性别、性腺性别、生殖器性别、激素性别、心理性别和社会性别。两性畸形是指性分化异常导致的不同程度的性别畸形，表现为表型性别不能确定的间性状态，或表型性别与性腺性别相矛盾，或表型性别与遗传性别相矛盾的现象。个体在性腺或内外生殖器、第二性征具有不同程度的两性特征称为两性畸形（hermaphroditism）。两性畸形形成的原因非常复杂，染色体特别是性染色体的畸变尤其能引起两性畸形，但并非所有的两性畸形都是由染色体畸变造成的。一些单基因的突变或环境因素也能引起性激素的分泌或代谢发生紊乱，导致两性畸形。

根据患者体内性腺的组成情况，两性畸形一般可以分为真两性畸形和假两性畸形。

1. 真两性畸形

真两性畸形患者体内既有睾丸，又有卵巢，可分两侧存在，也可结合在一起形成卵巢睾。外生殖器介于两性间，可偏重于某一种性别，其社会性别可以是男性，也可以是女性。

真两性畸形的核型中，57% 为 46，XX；12% 为 46，XY；5% 为 46，XX/47，XY；还有其他各种染色体异常。

真两性畸形患者一般可采用外科矫形手术进行矫治。术后性别根据生殖器、生殖腺的实际情况，考虑患者心理状况及其现有社会性别而定。如果向女性矫正，可切除阴茎和睾丸，外阴整形，必要时做人工阴道；如果主要表现为男性，可切除卵巢及其他女性器官，并使用雄性激素辅助治疗；应特别注意患者的隐睾，因其容易恶变，应及时摘除。

2. 假两性畸形

假两性畸形患者的核型和性腺是相符合的，但是外生殖器及第二性征兼有两性特征，或倾向于相反性别。患者核型中染色体一般正常，常表现出单基因遗传的特征。根据性腺为卵巢或睾丸，可分为女性假两性畸形和男性假两性畸形。

（1）女性假两性畸形　本病发病率为 1/25 000，患者核型为 46，XX，性腺为卵巢，阴蒂肥大，阴唇有不同程度的吻合，尿道下裂，有阴囊者多为中空，原发性闭经，第二性征倾向于男性化。常患先天性肾上腺皮质增生症（congenital adrenal hyperplasia，CAH），为 AR（常染色体隐性）遗传。本病分为 5 种类型：Ⅰ 型为 20,22- 裂链酶缺陷，Ⅱ 型为 3-β- 羟类固醇脱氢酶缺陷，Ⅲ 型为 21- 羟化酶缺陷，Ⅳ 型为 11-β- 羟化酶缺陷，Ⅴ 型为 17-α- 羟化酶缺陷。其中，Ⅲ 型最为多见，占所有患者的 95%。发病机制均涉及肾上腺皮质激素合成过程中特定步骤的阻断，导致促肾上腺皮质激素（ACTH）分泌增加和肾上腺皮质增生，造成雄性激素产生过多。有时母亲在怀孕期间不适当地使用孕激素或雄性激素，或者母亲肾上腺皮质功能异常活跃，都可使女胎男性化，造成女性假两性畸形。

临床聚焦 4-4
性嵌合体

（2）男性假两性畸形　患者核型为 46，XY，性腺为睾丸。造成男性假两性畸形的原因可有激素合成障碍、雄激素的靶细胞受体异常或促性腺激素异常等。常见的有 3 种：①雄性激素不敏感综合征（androgen insensitivity syndrome，AIS），也称为睾丸女性化综合征，呈 X 连锁隐性遗传。患者一般因为雄性激素受体突变导致雄性激素不敏感而产生了外表完全女性化或呈间性，有女性外阴，但无女性内生殖器，睾丸位于腹腔或腹股沟内，后者常被认为是疝气。血中睾酮水平正常，常因无月经或不孕而就诊。②雄性激素合成障碍，又称为特发性男性假两性畸形，属于先天性肾上腺皮质增生，为 AR 遗传。患者因体内雄性激素合成不足而造成性发育异常。③ Smith-Lemili-Opitz 综合征，为胆固醇合成酶缺陷，为 AR 遗传。男性患者有隐睾、鼻短、鼻孔朝前、腭裂、多指、骨骼异常和幽门狭窄表现等。

三、染色体异常携带者

染色体异常携带者是指染色体结构发生了重排，而遗传物质无明显的增减，且表型正常的个体，主要包括易位携带者和倒位携带者。这些携带者虽表型正常，但可能产生不平衡的配子而出现生育异常，如不育、反复流产、死胎或生育畸形儿等。已发现的染色体异常携带者有 1 600 多种，几乎涉及人类所有染色体的所有区带，我国的携带者发生率为 0.47%，即 106 对夫妇中就有一方为携带者。在我国不孕不育和流产的夫妇中，染色体异常携带者占 3%~6%。因此，检出携带者、遗传咨询、产前诊断，可有效降低染色体病患儿的出生率。

（一）易位携带者

易位携带者主要有相互易位携带者与罗伯逊易位携带者两类。

绝大部分相互易位发生在非同源染色体之间，这些易位携带者与正常人婚配后可能出现的生育情况见本章第一节所述。

罗伯逊易位携带者又可分为同源罗伯逊易位携带者与非同源罗伯逊易位携带者两类。如果夫妇中一方为同源罗伯逊易位携带者，如 t（13q；13q）、t（14q；14q）、t（15q；15q）、t（21q；21q）、t（22q；22q），其在配子发生中仅能产生两种类型的配子，其与正常配子相结合，则形成三体型和单体型的合子。若夫妇一方为非同源罗伯逊易位携带者，则如前所述，能产生 6 种不同的配子，受精后形成的 6 种合子，只有 1 种染色体完全正常，1 种为平衡易位的携带者，其余 4 种染色体均严重异常而可能导致不育、流产、死胎或生育染色体病患儿等。

（二）倒位携带者

同平衡易位一样，平衡倒位的携带者一般表型正常，却有可能产生异常的配子。若倒位片段很小，在减数分裂前期 I 同源染色体联会时，倒位片段可不发生配对，其余区段配对正常，经过减数分裂形成两种配子，一种正常，另一种含有倒位的染色体，后者与正常配子结合所形成的子代亦为倒位携带者（inversion carrier）。若倒位片段很长，在联会时因为同源染色体同源节段相互配对的规律，将形成倒位环（inversion loop）（图 4-29），环内两条非姐妹染色单体间发生互换，理论上将形成 4 种配子，其中两种为不平衡的配子。

臂间倒位和臂内倒位对于生育的影响不完全一致。臂间倒位携带者理论上可形成 4 种配子，一种染色体完全正常，一种含有倒位染色体，其余两种均含有部分重复和部分缺失的染色体（图 4-29）。一般来说，倒位片段越短，重复和缺失的部分越长，配子和合子正常发育的可能性就越小，临床上表现的婚后不育、月经期延长、早期流产及死胎的比例越高，能够生出畸形儿的可能性越低。

臂内倒位的携带者所形成的 4 种配子，除两种亦分别含有正常染色体和倒位染色体外，其余两种配子分别含有部分重复和缺失的无着丝粒片段和双着丝粒染色体（图 4-30）。无着丝粒片段将被丢失而造成单体型胚胎，常在妊娠的头 3 个月内发生流产。双着丝粒染色体不稳定，在合子早期分裂中易形成染色体桥，进而导致细胞死亡。由于流产发生的过早，临床上往往仅可观察到

动画 4-11
倒位 - 倒位环 - 配子类型

临床聚焦 4-5
不孕不育与染色体异常携带者

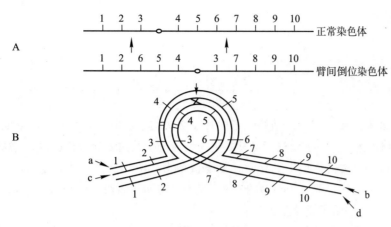

图 4-29　臂间倒位在减数分裂中的遗传效应

A. 正常染色体与倒位染色体　B. 臂间倒位的携带者在减数分裂 I 时期形成倒位环，图中 a，c 为正常染色体的两条姐妹染色单体，b，d 为倒位染色体的两条姐妹染色单体　C. 臂间倒位的携带者可能产生的配子及与正常人婚配后所形成的合子类型

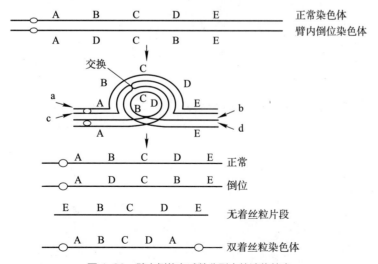

图 4-30　臂内倒位在减数分裂中的遗传效应

a，c 为正常染色体的两条姐妹染色单体　b，d 为倒位染色体的两条姐妹染色单体

月经期延长、多年不孕。

（宫 磊 霍 静）

复习思考题

1. 患者，女，28 岁，智力正常。结婚 3 年内怀孕 2 次均于 3 个月左右流产。孕期无患病及不良药物、毒物接触史，妇科检查无异常。丈夫精液分析及内分泌检查正常。对夫妻双方行外周血染色体检查，丈夫核型未见异常，妻子核型为：46，XX，inv（1）（pter → p31∷q42 → p31∷q42 → qter）。①试述妻子核型的含义。②分析导致患者流产的原因。③这对夫妇能否生育出健康的孩子？请给予指导性建议。

2. 患儿，女，10 天，出生后喂养困难。体检：哭声低微；头围小，发际低，眼距宽，眼裂小，耳位低；双手呈特殊握拳姿势（第 3、4 指紧贴掌心，第 1、2 和第 5 指压其上），双手通贯掌，双足呈"摇椅状"。心尖区可闻及舒张期隆隆样杂音，心脏彩超提示先天性心脏病。抽取股静脉血行染色体检查，其核型为 47，XX，+18。患儿系第一胎，父 38 岁，母 36 岁，均体健，母妊娠期无感染和服药史，否认家族中类似疾病史。①试述患儿核型的含义及所属的畸变类型。②分析导致患者核型异常的遗传机制。

3. Down 综合征的核型有哪些？主要临床症状是什么？

4. 一对外表正常的夫妇，因习惯性流产前来就诊，染色体检查结果为：男方核型为 46，XY，t（4；6）（4pter → 4q35∷6q21 → 6qter；6pter → 6q21∷4q35 → 4qter）。试问：①该男性核型有何异常？②分析这对夫妇发生习惯性流产的原因。

网上更多……

▤ 本章小结　　👥 开放性讨论　　📝 自测题　　⤓ 教学 PPT

第五章
孟德尔遗传与单基因病

关键词

单基因病	系谱	先证者	外显率
表现度	不完全显性	不规则显性	共显性
延迟显性	携带者	亲缘系数	交叉遗传
遗传异质性	基因多效性	遗传早现	从性遗传
遗传印记	性连锁遗传	X 连锁显性遗传	X 连锁隐性遗传
限性遗传	拟表型（表型模拟）		嵌合遗传

　　一对双胞胎兄弟在两岁半时，被其母亲发现有手足多动并逐渐加重。因这对双胞胎的一个叔叔有严重的手足舞蹈样动作，他们带着这对双胞胎和他的患病叔叔到医院就诊。经检查，确认这对双胞胎和其叔叔皆患一种单基因遗传的 Huntington 舞蹈症。由于慢性进行性加剧的舞蹈样动作，这 3 位患者继而发展为痴呆，双胞胎分别在 10 多岁时夭亡。对于大多数的先天性疾病患者来说，厄运不会来得这么快，但对某些遗传病患者而言，他们的结局就是这样的悲惨。

　　单基因病是如何传递的？其发病的分子机制如何？各种单基因病的传递方式、系谱特点和复发风险估算是怎样的？为什么一般的 Huntington 舞蹈症的发症年龄多在成年以后，而这对双胞胎这么小的年龄就发病？影响单基因病分析的因素有哪些？这是本章要探讨的内容。

思维导图

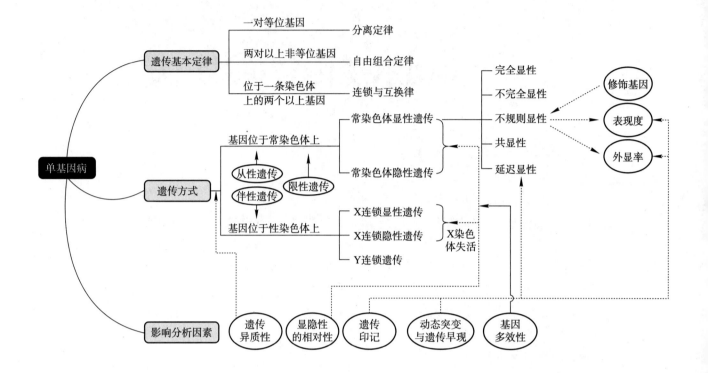

孟德尔（G. J. Mendel）从 1856 年起坚持 8 年豌豆杂交试验，于 1865 年发表了《植物杂交试验》的论文，提出遗传因子（genetic factor）在亲代和子代间传递的遗传学定律，包括分离定律和自由组合定律。遗憾的是，他的这一伟大贡献，直到过了 35 年后的 1900 年才被 3 位科学家分别再发现，并被总结成孟德尔第一定律（Mendel's first law）和孟德尔第二定律（Mendel's second law）。继孟德尔后，1910 年摩尔根（T. H. Morgan）利用黑腹果蝇杂交试验发现了连锁与互换律。1901 年，杰出的内科医生 Garrod 描述了 4 个黑尿症家系，认为这些疾病的性状属于孟德尔遗传的隐性遗传性状。1903 年 Farabee 发现和证明短指症为显性遗传性状。随后的一系列研究揭示，人类有 7 000 多种性状和疾病遵循单基因遗传方式。

深入学习 5-1
孟德尔的豌豆杂交试验

第一节　单基因遗传的基本定律及概念

单基因遗传是指某种性状或疾病的遗传受一对等位基因控制，这种遗传方式符合孟德尔定律，故又称为孟德尔遗传（Mendelian inheritance）。1905 年，Farabee 首次报道了短指畸形的遗传方式符合孟德尔遗传定律。

生物都具有稳定的、易于区分的性状。性状（character）是指生物体（或细胞）具有的任何可以鉴定的形态、功能和生化的特征。同一性状在不同个体间的明显差异表现称为相对性状。

深入学习 5-2
单基因遗传的一些概念和术语

一、分离定律

分离定律（law of segregation）又称为孟德尔第一定律，是指每一性状的形成受同源染色体上相同基因座的一对等位基因控制，在生殖细胞形成时，等位基因或同对基因彼此分离，分别进入不同的生殖细胞中。一对基因在杂合状态各自保持其独立性，在配子形成时，彼此分离到不同的配子中去。在一般情况下，子一代配子分离比是 1 : 1，子二代表型分离比是 3 : 1，子二代基因型分离比是 1 : 2 : 1。

动画 5-1
孟德尔第一定律

二、自由组合定律

自由组合定律（law of independent assortment）又称为独立分配定律或孟德尔第二定律，是指生物在形成生殖细胞时，位于非同源染色体上的两对或两对以上的非等位基因，同一对基因各自独立地分离，分别进入不同的配子，不同对的基因可自由组合。

动画 5-2
自由组合定律

三、连锁与互换律

连锁与互换律（law of linkage and crossing over）又称为遗传学第三定律或连锁定律（law of linkage），认为位于同一染色体上的两个或两个以上基因遗传时，联合在一起的频率大于重新组合的定律。重组类型的产生是由于配子形成过程中，同源染色体的非姐妹染色单体间发生了局部交换的结果。位于同一条染色体上的基因一般不会因重组而分开，彼此间互相连锁构成一个连锁群，完整进入子细胞的现象称为完全连锁（complete linkage）；但位于同一染色体上的基因并非

动画 5-3
连锁与互换律

永远连锁在一起，在形成配子时任何一对非姐妹染色单体之间在一定位点可发生互换，引起基因重组，导致位于同一染色体上的基因因重组而分开，一些基因不能总与另一些基因连锁在一起向后代传递的现象称为不完全连锁（incomplete linkage）。

第二节　单基因病的基本遗传方式

微课 5-1
单基因病相关概念及研究方法

基因按一定的遗传方式从亲代向子代传递，在一定条件下，经过表达，即形成一定的性状。一般来说基因相对稳定，但按一定的频率发生突变，由于基因突变导致人体结构或功能的异常所引起的疾病称为基因病（genopathy）。按控制疾病的基因遗传特点可分为单基因病、多基因病（见第六章）和获得性基因病。

单基因病（monogenic disease）是指主要因一对等位基因突变而引起的遗传病，它的遗传符合孟德尔定律，因此也称为孟德尔遗传病。在线人类孟德尔遗传（Online Medelian Inheritance in Man，OMIM）将人类单基因遗传分为常染色体遗传、X 连锁遗传、Y 连锁遗传和线粒体遗传 4 类。习惯上仍根据致病基因所在染色体不同（常染色体或性染色体），以及该基因性质的不同（显性或隐性），将单基因病分为常染色体显性、常染色体隐性、X 连锁显性、X 连锁隐性和 Y 连锁遗传病 5 种类型。某些由线粒体基因组的单基因突变所引起的单基因病见本书第七章。目前，已发现单基因遗传的疾病或性状有 7 000 多种。

深入学习 5-3
在线人类孟德尔遗传（OMIM）

一、系谱与系谱分析

课程思政案例 5-1
贺 - 赵缺陷，首个以我国科学家名字命名的遗传病

人类性状和疾病的研究不能像动、植物那样通过杂交实验研究其遗传规律，必须采取特别的研究方法，最常用的是系谱分析法。系谱（pedigree）又称为家谱，是指一个家族各世代成员数目、亲缘关系、特定基因和遗传标记在该家族内的传递、表达和分布的记载。在家系调查的基础上，把某种疾病患者与家族各成员之间的相互关系用国际上通用的格式和符号进行描述（图 5-1），绘制而成的用来描述系谱的示意图称为系谱图（pedigree diagram）。系谱分析（pedigree analysis）又称为家谱分析，即分析家系中各成员的表型来推断某一性状或某一疾病在该家系中的遗传方式。

绘制系谱时应从先证者入手，首先调查其直系、旁系各世代成员的数目及患该病情况，绘制成系谱图。先证者（propositus，proband）指在家族中最先发现具有某一特定性状或疾病的个体。系谱分析时应注意以下几点：①调查的人数和代数越多越好，完整的系谱最少应有 3 代以上有关患者及家庭的情况。②主诉的完整性和可靠性。对家族中各成员的发病情况，不能只凭患者或亲属的口述，应进行相应的检查，以求准确无误。③注意患者的发病年龄、病情程度的差异、死亡（包括婴儿死亡）原因和近亲婚配情况等。

二、常染色体显性遗传

微课 5-2
常染色体显性遗传（上）

常染色体（1~22 号）上的显性基因控制的疾病（或性状），其遗传方式为常染色体显性（autosomal dominant，AD）遗传，由显性基因控制的疾病（或性状）称为常染色体显性遗传病（或性状）。人类有很多性状符合 AD 遗传方式，例如有耳垂对无耳垂为显性，V 型前额发际对正

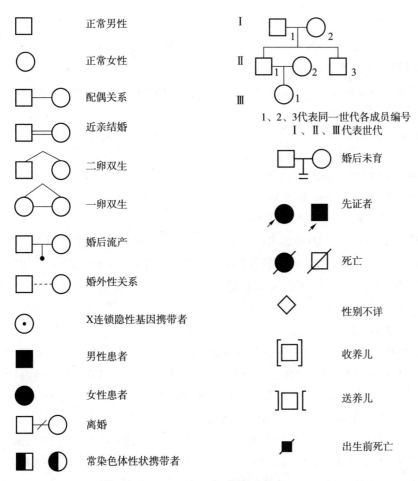

图 5-1 系谱中的常用符号

常发际为显性，卷发对直发为显性。人类疾病中也有很多是按 AD 遗传方式遗传的，简称为 AD 遗传病，如短指症、多指症、家族性高胆固醇血症 I a 型和 Huntington 舞蹈症等（表 5-1）。

表 5-1 一些常见且重要的常染色体显性遗传病（性状）

疾　　病	致病基因	基因定位	OMIM	表现形式
家族性高胆固醇血症（familial hypercholesterolemia，FH）	*LDLR*	19p13.2	*606945	不完全显性
Marfan 综合征（Marfan syndrome，MS）	*FBN1*	15q21.1	#154700	不规则显性
齿质形成不全 1（dentinogenesis imperfecta 1，DGI1）	*DSPP*	4q22.1	#125490	完全显性
视网膜母细胞瘤（retinoblastoma）	*RB1*	13q14.2	#180200	延迟显性
家族性腺瘤性息肉 1 型（familial adenomatous polyposis 1, FAP1）	*APC*	5q22.2	#175100	延迟显性
多发性神经纤维瘤 1 型（neurofibromatosis type 1）	*NF1*	17q11.2	#162200	延迟显性
Huntington 病 / 舞蹈症（Huntington disease / chorea）	*HTT*	4p16.3	#143100	延迟显性
软骨发育不全（achondroplasia）	*FGFR3*	4p16.3	#100800	不完全显性
成骨不全 1 型（osteogenesis imperfecta type 1）	*COL1A1*	17q21.33	#166200	不规则显性
多指（趾）（轴后 A1 型）（polydactyly, postaxial, type A1）	*PAPA1*	7p14.1	#174200	不规则显性
并指 1 型（syndactyly type 1）		2q34–q36	#185900	完全显性
多囊肾 1 型（polycystic kidney 1）	*PKD1*	16p13.3	#173900	不规则显性

续表

疾　　病	致病基因	基因定位	OMIM	表现形式
脊髓小脑性共济失调 1 型（spinocerebellar ataxia 1）	*ATXN1*	6p22.3	#164400	延迟显性
急性间歇性卟啉症（porphyria, acute intermittent）	*HMBS*	11q23.3	#176000	延迟显性
雄激素性秃发 1 型（alopecia, androgenetic 1）		3q26	%109200	从性显性
MN 血型（blood group–MN locus）	*MN*	4q31.21	+111300	共显性

人类的致病基因最早是由野生（正常）基因突变而来，所以显性致病基因在群体中的频率很低，大多介于 1/1 000～1/100，因此对于 AD 遗传病来说，患者大都是杂合的，显性纯合子患者在人群中出现的概率更低，为 1/1 000 000～1/10 000。

根据显隐性规律，对于 AD 遗传来说，杂合子（*Aa*）表现出来的性状应该为显性，但由于内外环境因素的复杂影响，杂合子可有多种不同的表现。根据杂合子表型的不同，AD 遗传又可分为完全显性、不完全显性、共显性、不规则显性和延迟显性 5 种类型（表 5-1）。

微课 5-3
常染色体显性遗传
（下）

临床聚焦 5-1
短指（趾）症的类型
及遗传

（一）完全显性

在 AD 遗传中，如杂合子（*Aa*）的表型与显性纯合子（*AA*）的表型完全相同，称为完全显性（complete dominance）。即在杂合子（*Aa*）中，显性基因 *A* 完全掩盖了隐性基因 *a* 的作用，从而使杂合子表现出与显性纯合子完全相同的疾病或性状。短指（趾）症 A1 型（brachydactyly type A1）（#112500）、齿质形成不全 1 和并指 1 型等属于完全显性遗传病。

如果用 *A* 代表决定短指（趾）的显性基因，*a* 代表正常的隐性等位基因，则带有显性短指（趾）基因的基因型有 *AA* 或 *Aa* 两种，但其在表型上无差别，为完全显性。由于群体中致病基因的频率很低，大多介于 0.01～0.001，因此对 AD 遗传病来说，在临床上见到的患者大多是杂合基因型（*Aa*），很少见到纯合基因型的患者。显性纯合子患者在人群中出现的概率很小，而杂合子患者出现的频率却是致病基因频率的 2 倍，因此在系谱分析中，常染色体显性遗传病患者一般作为杂合子来看待。

图 5-2 是一例短指（趾）症 A1 型患者的系谱，在这个家系中，先证者（Ⅲ₆）的母亲（Ⅱ₇）和外祖母（Ⅰ₂）为短指患者。先证者同胞 5 个人中有 3 个人患病；Ⅰ₂ 的 8 个子女中有 5 个为患者；Ⅱ₇ 和 Ⅱ₁₀ 的 7 个子女中 4 个患病，患者比例接近 1/2。此外，本家系中还可看到连续 3 代的发病情况，有男性患者，也有女性患者。

图 5-2 是一个 AD 遗传病的典型系谱图，从中可看出 AD 遗传病的系谱具有如下特点：①连续传递。系谱中可看到每代均有患者出现，呈现出一种垂直传递的方式。患者双亲中必有一方是患者，但绝大多数为杂合子（*Aa*）。②系谱中男女患病机会均等，无性别差异。③患者子女中，

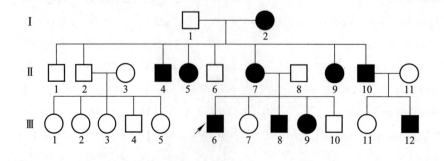
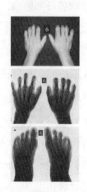

图 5-2　一例短指（趾）症患者的系谱（照片由贺林院士馈赠）

约有 1/2 发病。④除新发基因突变外，双亲无病时，子女一般不会发病。

根据常染色体完全显性遗传的特点，在临床上可以对此类遗传病的再发风险进行估计，如杂合子（*Aa*）患者与正常人（*aa*）婚配，婚后子代中将有 1/2 的个体是该病患者，1/2 是正常人。也就是说，每对夫妇每生育一次，都有 1/2 的风险生出该病患儿（图 5–3）；如夫妻双方皆为杂合子（*Aa*）患者时，其子女患该病的风险为 75%，患者中 1/3 为纯合子患者；如夫妻一方为纯合子（*AA*）患者时，他们的子女患该病的风险为 100%。

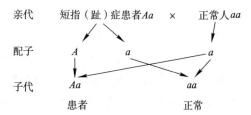

图 5-3　短指（趾）症患者与正常人婚配时致病基因传递图解

（二）不完全显性

在 AD 遗传中，杂合子的隐性基因也有一定程度的表达，使杂合子的表型介于显性纯合子与隐性纯合子的表型之间，称为不完全显性（incomplete dominance）或半显性（semidominance）。以这种方式遗传的性状和疾病有软骨发育不全和家族性高胆固醇血症等。

软骨发育不全是由于软骨母细胞的生长及成熟发生异常，导致软骨内成骨障碍而引起的一种常见的侏儒畸形，患者多为杂合子，致病基因（*FGFR3*）定位于 4p16.3，约 80% 为新发突变所致。显性纯合子患者病情严重，骨骼严重畸形，胸廓小而呼吸窘迫及脑积水，多于胎儿或新生儿期死亡。杂合子患者表现为：躯体矮小、四肢较短、躯干相对较长、下肢弯曲、垂手不过髋关节、手指粗短并呈车轮状张开、腰椎前突致腹部隆起、臀部后突；有特征面容：头大、前额和下颌突出、面中部发育不良（图 5–4A）。OMIM 记载的 *FGFR3* 基因变异体有 35 种，其中引起软骨发育不全的变异体有 5 种；该基因突变还可以引起软骨发育不良（#146000）、Muenke 综合征（#602849）和 CATSHL 综合征（#610474）等 10 多种疾病。

不完全显性遗传病的杂合子（*Aa*）患者之间婚配时，子代中 1/4 为显性纯合子（*AA*）患者，1/2 为杂合子（*Aa*）患者，1/4 为正常人（*aa*）（图 5–4）。后代中纯合子患者、杂合子患者和正常人的表型比为 1∶2∶1；而完全显性遗传在这种婚配情况下，子代中患者与正常个体的表型比为 3∶1。

动画 5-4
不完全显性遗传——软骨发育不全

临床聚焦 5-2
软骨发育不全的遗传与临床

案例讨论 5-1
家族性高胆固醇血症发病的细胞分子遗传机制及防治

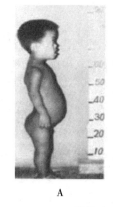
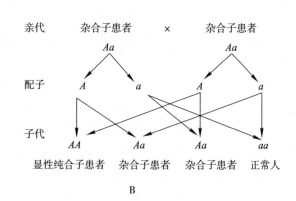

图 5-4　软骨发育不全患者（A）及患者之间婚配图解（B）

（三）共显性

位于常染色体上的等位基因，有些彼此之间没有显性和隐性的区别，在杂合状态时两种基因的作用都能完全表达出来，各自独立地产生基因产物，这种遗传方式称为共显性遗传（codominant inheritance）。ABO 血型系统、MN 血型系统和人类白细胞抗原系统的遗传方式都是典型的共显性遗传。

动画 5-5
ABO 血型鉴定

ABO 血型（ABO blood group）的遗传由一组复等位基因所决定。在一个群体中，当一个基因座上的等位基因数目有 3 个或 3 个以上时称为复等位基因（multiple allele），但对于每个个体而言，只有一对同源基因座，故只能拥有一组复等位基因中的两个相同或不同的等位基因。ABO 血型的基因（+110300）定位于 9q34.2 上，由 A、B 和 O 3 种复等位基因组成，其中 A、B 对 O 为显性，A、B 之间表现为共显性。由于 A 基因编码的 α-N- 乙酰半乳糖胺转移酶决定了红细胞表面的 A 抗原，B 基因编码的 α-D- 半乳糖转移酶决定了红细胞表面的 B 抗原，所以基因型 AA 和 AO 的个体红细胞膜上都有 A 抗原，表现为 A 型；基因型 BB 和 BO 的个体红细胞膜上都有 B 抗原，表现为 B 型；基因型 AB 的个体由于 A 和 B 基因之间为共显性，结果这两种基因都完全得到了表达，红细胞膜上同时具有 A 和 B 两种抗原，表现为 AB 型；基因型 OO 的个体不产生抗原，表现为 O 型。ABO 血型系统共有 6 种基因型和 4 种血型，根据分离定律，已知双亲血型，就可以推出子女中可能出现的血型和一般不可能出现的血型（表 5-2）。

表 5-2 双亲和子女之间 ABO 血型遗传的关系

双亲血型	可能基因型组合类型	子女可能出现的血型	子女一般不可能出现的血型
A × A	AA × AA, AO × AO, AA × AO	A, O	B, AB
A × O	AA × OO, AO × OO	A, O	B, AB
A × B	AA × BB, AO × BB, AA × BO, AO × BO	A, B, AB, O	—
A × AB	AA × AB, AO × AB	A, B, AB	O
B × B	BB × BB, BB × BO, BO × BO	B, O	A, AB
B × O	BB × OO, BO × OO	B, O	A, AB
B × AB	BB × AB, BO × AB	A, B, AB	O
AB × O	AB × OO	A, B	AB, O
AB × AB	AB × AB	A, B, AB	O
O × O	OO × OO	O	A, B, AB

案例讨论 5-2
O 型血者与 AB 型血者结婚，子代为 AB 型和 O 型，试解释这种现象。

（四）不规则显性

在一些 AD 遗传的疾病中，杂合子的显性基因由于某种原因不表现出相应的显性性状，或即使表现显性性状，但表现（病情）程度不同，使显性性状的传递不规则，称为不规则显性（irregular dominance）遗传。

在不规则显性遗传中，用外显率和表现度来衡量显性基因在杂合状态下是否表达及表达的程度。所谓外显率（penetrance）是指在具有某一显性基因（在杂合状态下）或纯合隐性基因的群体中，这些基因能够表达相应表型的个体数占群体总人数的百分率。例如在调查某一成年多囊肾群体后，推测该群体中携带有多囊肾致病基因的个体数为 60 人，而实际有多囊肾的人为 58 人，因此，该群体中多囊肾的外显率为 58/60 × 100% = 96.67%。外显率如果为 100% 时，称为完全外显，低于 100% 时称为不完全外显（incomplete penetrance）或外显不全。不完全外显的同胞或子女的再发风险为 1/2 × 外显率。

图 5-5 是一个不规则显性遗传的多指症系谱，先证者 III$_2$ 是多指患者，他的长子 IV$_1$ 也是多指患者，其余两个子女（IV$_2$、IV$_3$）表型正常，由此表明先证者 III$_2$ 是杂合子患者，其致病基因可能来自其父母或是由于基因突变造成。系谱中容易引起错误判断的是 III$_2$ 的父亲（II$_3$）和母亲

（Ⅱ₄）均表现正常，好像致病基因并非是遗传下来的，但因Ⅱ₃的哥哥（Ⅱ₂）和父亲（Ⅰ₁）也是多指。由此判断，Ⅲ₂的致病基因是由Ⅱ₃传递而来，即Ⅱ₃属于显性遗传病未外显的携带者类型。虽然Ⅱ₃由于内外环境因素的影响，显性的多指基因未得到表达，但是仍可以将该致病基因

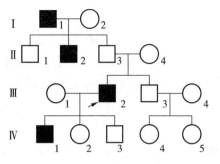
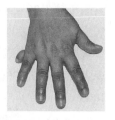

图 5-5　一例多指症者的系谱

传给后代，这样使该系谱中出现了多指症状隔代传递的不规则遗传现象。

　　显性致病基因在杂合状态下除了外显率的差异外，还有表现度的不同。外显率和表现度是两个不同的概念。外显率是一定基因型形成一定表型的百分率，说明致病基因表达或不表达、有多少致病基因表达出来的问题。表现度（expressivity）则是指一种致病基因的表达或外显的程度。在不同家系之间，甚至在同一家系的不同患者之间，都存在较大的表型差异。临床可用轻度、中度和重度来描述。Marfan 综合征（Marfan syndrome）（#154700）是另一种最常见的不规则显性遗传病，它是一种遗传性结缔组织疾病，以骨骼、眼及心血管三大系统的缺陷为主要特征，因累及骨骼使手指（趾）细长，又称为蜘蛛指（趾）（arachnodactyly）综合征。图 5-6 为一例 Marfan 综合征家系，该家系中最严重的患者是先证者的大舅（Ⅱ₁），既有严重的先天性心脏病，又有骨骼畸形和晶状体移位，26 岁时突然病逝。其二舅（Ⅱ₂）表现为骨骼畸形、晶状体移位、心脏病症状。先证者Ⅲ₁和其母亲Ⅱ₃临床表现只有骨骼畸形和晶状体移位。

临床聚焦 5-3
Marfan 综合征的遗传与临床

动画 5-6
Marfan 综合征的心脏和血管病变

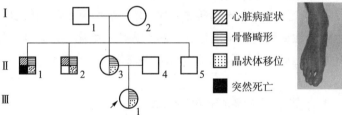
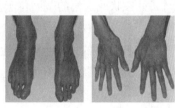

心脏病症状
骨骼畸形
晶状体移位
突然死亡

图 5-6　一例 Marfan 综合征患者的系谱

　　不同个体所具有的不同的遗传背景和生物体的内外环境对基因表达所产生的影响，被认为是引起不规则显性的重要原因。遗传背景的影响主要是指细胞内存在的其他基因对主基因的修饰影响，这些基因称为修饰基因（modifier gene），修饰基因可增强或削弱主基因的作用，使主基因所决定的性状不能表达完全，或使致病基因失去显性特点而不外显，结果使显性遗传的规律表现为不规则。此外，各种影响性状发育的环境因素也是一种修饰因子，可给主基因的表达带来不同的影响，起到一定的修饰作用。

　　人类遗传病中有很多表现为不规则显性，如成骨不全、颅缝早闭综合征中的 Crouzon 综合征和 Jackson-Weiss 综合征等。

课程思政案例 5-2
罕见病患者讲述"不罕见的爱"

（五）延迟显性

　　在 AD 遗传中，携带有显性致病基因的杂合子，有的在出生后并不立即表现出来相应的症状，而是个体发育到一定年龄后，致病基因控制的症状才表现出来，这种显性遗传方式称为延迟显性（delayed dominance）。

　　Huntington 病（HD）（#143100）又称为慢性进行性舞蹈症（chronic progressive chorea），是一

视频 5-1
Huntington 病

种典型的延迟显性遗传病，在该病杂合子的发育早期，致病基因并不表达，多在中年发病，平均发病年龄在 30 ~ 50 岁。早至 2 岁、晚至 80 岁均可发病，不过 10 岁前和 70 岁后发病者少见。该病主要的临床表现为随年龄的增大而加剧的慢性进行性舞蹈样动作。对于该病的发生，年龄是一个重要的修饰因素，此病的外显率随着年龄的升高而呈上升趋势，表现为典型的延迟显性遗传。患者在 1、20、30、40、50、60 和 80 岁时其外显率分别为 0、10%、27%、40%、75%、94% 和 100%。

Huntington 舞蹈症外显率很高，多数患者起病缓慢隐匿，待症状明显后才来就诊。患者的临床特征为进行性加重的舞蹈样不自主运动、精神异常和痴呆"三联征"，首发症状为舞蹈样动作。Huntington 舞蹈症的致病基因位于 4p16.3，基因长 210 kb，编码约 3 144 个氨基酸残基组成的多肽，命名为亨廷顿（Huntington, HTT）。HTT 基因外显子 1 的起始密码子下游 17 个密码子处有一段不间断的（CAG）$_n$ 三核苷酸重复突变，CAG 编码谷氨酰胺，因此 HTT N 端有一个多聚谷氨酰胺。在正常人群中其拷贝数为 9 ~ 36，而 Huntington 舞蹈症患者的此拷贝大于 37，最多可达 100 以上拷贝。（CAG）$_n$ 突变由男性传递给后代时明显增多，而致病的现象与动态突变和遗传印迹有关。

视频 5-2
震颤麻痹

除 Huntington 舞蹈症以外，许多疾病的遗传也都有延迟显性的现象，如遗传性痉挛性共济失调症、脊髓小脑性共济失调、震颤麻痹、家族性结肠息肉综合征、成年型多囊肾、视网膜母细胞瘤、腓骨肌萎缩症、视网膜色素变性 AD 型和遗传性出血性毛细血管扩张症等。

微课 5-4
常染色体隐性遗传

三、常染色体隐性遗传

控制某种性状或疾病的基因位于常染色体上，该基因表现为隐性，这种遗传方式称为常染色体隐性（autosomal recessive，AR）遗传，以这种遗传方式遗传的疾病称为常染色体隐性（AR）遗传病。常见且重要的常染色体隐性遗传病有高度近视、胰腺囊性纤维化、先天性聋哑（AR型）、苯丙酮尿症、镰状细胞贫血、先天性青光眼、胱氨酸尿症和白化病等（表 5-3）。

动画 5-7
镰状细胞贫血

表 5-3　一些常见且重要的常染色体隐性遗传病

疾　病	致病基因	基因定位	基因产物或功能	OMIM
经典型苯丙酮尿症	PAH	12q23.2	苯丙氨酸羟化酶	#261600/*612349
非经典型苯丙酮尿症	QDPR	4p15.32	二氢生物蝶呤还原酶	#261630/*612676
	PTS	11q23.1	生物蝶呤合成	#261640/*612719
经典型半乳糖血症	GALT	9p13.3	半乳糖 -1- 磷酸尿苷酰转移酶	#230400/*606999
Ⅱ 型半乳糖血症	GALK1	17q25.1	半乳糖激酶	#230200/*604313
	GALE	1p36.11	UDP Gal-4- 差向异构酶	#230350/*606953
先天性聋哑（AR）：				
DFNB1A/ADDFA1	GJB2	13q12.11	缝隙连接蛋白	#220290/*121011
DFNB2	MYO7A	11q13.5	移动肌动蛋白肌丝	#600060/*276903
DFNB3	MYO15A	17p11.2	毛细胞肌动蛋白	#600316/*602666
DFNB4	SLC26A4	7q22.3	氯离子转运蛋白	#600791/*605646
黏多糖贮积症 Ⅰ–H 型	IDUA	4p16.3	α-L- 艾杜糖苷酸酶	#607014/*252800
同型胱氨酸尿症	CBS	21q22.3	胱硫醚 β 合成酶	#236200/*613381

续表

疾　　病	致病基因	基因定位	基因产物或功能	OMIM
糖原贮积症 I a	G6PC	17q21.31	葡萄糖 –6– 磷酸酶	#232200/*613742
眼皮肤白化病 1A 型	TYR	11q14.3	酪氨酸酶	#203100/*606933
Wilson 病（肝豆状核变性）	ATP7B	13q14.3	P 型铜转运 ATP 酶	#277900/*606882
视网膜色素变性 20	RPE65	1q31.3	参与视黄醛代谢	#204100/*180069
视网膜色素变性 26	CERKL	2q31.3	参与神经酰胺代谢	#608380/*608381
视网膜色素变性 39	USH2A	1q41	参与视网膜发育	#613809/*608400

（一）常染色体隐性遗传病的特征

所有的 AR 遗传病，当个体处于杂合状态时，由于有显性基因（A）的存在，致病基因（a）的作用不能表现，所以杂合子不发病。这种表型正常但带有致病基因的杂合子被称为携带者（carrier）。AR 遗传病只有在基因处于隐性纯合状态（aa）时才能表现出来，因此临床上所见到的 AR 遗传病患者，往往其父母都是携带者。

耳聋具有高度的遗传异质性，引起耳聋的突变基因估计有几百个，这些基因编码的蛋白质包括离子通道蛋白、膜蛋白、转录因子和结构蛋白等。AR 遗传的非综合征性耳聋为最常见的先天性聋哑。现以 a 表示该病的致病基因、A 为正常基因，当一对夫妇均为携带者时，他们子女中基因型有 AA、Aa 和 aa 3 种，分离比为 1∶2∶1。由于基因型 Aa 与 AA 的表型均为正常，所以子代中有 3/4 的个体表现正常，1/4 表现为耳聋（先天性聋哑），表型正常的个体与患者呈 3∶1 的分离比。也可以说，他们每生育一次，都有 1/4 的机会生出该病患儿（图 5-7）。他们表型正常的子女中基因型是 Aa 的可能性为 2/3，即在患者双亲表型正常的情况下，患者表型正常的同胞是携带者的概率为 2/3。

图 5-8 是一例眼皮肤白化病患者的系谱，先证者Ⅳ₁的父母Ⅲ₂和Ⅲ₃的表型都正常，但都是肯定携带者，基因型为 Aa；同理因Ⅱ₄是患者，Ⅰ₁和Ⅰ₂也都是肯定携带者，Ⅱ₁和Ⅱ₃也都是肯定携带者；Ⅲ₂表型正常，但她的基因型可能是 AA 或 Aa，而是 Aa 的可能性为 2/3。

临床聚焦 5-4
白化病的遗传与临床

从图 5-8 中可总结出 AR 遗传的系谱特征：①患者的双亲表型正常，但都是携带者。②患者同胞中约有 1/4 发病，男女发病机会均等，患者的正常同胞中有 2/3 为携带者。③患者常常是散发的，系谱中往往见不到连续传递，有时系谱中只有先证者一个患者。④近亲婚配时，子代中发病风险增高。

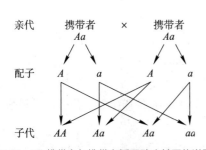

图 5-7　AR 携带者与携带者婚配致病基因传递图解

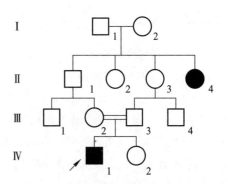

图 5-8　常染色体隐性遗传病的典型系谱

（二）AR 遗传病分析中的两个问题

1. 选择偏倚与校正

在实际观察中，AR 遗传病患者同胞中的发病比例往往高于 1/4，造成此现象的原因是观察样本时发生了选择偏倚（selection deviation）。选择偏倚是样本量过低造成的，另外，漏检是造成发病比例偏高的重要原因之一。漏检经常发生在两隐性致病基因携带者婚配的小家系中无患儿出生的情况下，当两个隐性致病基因携带者婚配只生有一个孩子时，若孩子正常，就不会被检出，造成漏检，该部分统计数据的流失将造成患者发病率的增高；若孩子患病，且又被检测到，则该夫妇的子女发病率会被计为 100%。

漏检带来的影响的大小可以应用简单的概率运算求得。根据概率运算规律：两个独立的事件同时发生的概率等于各自概率的乘积。如两隐性致病基因携带者夫妇生有 2 个孩子，已知孩子发病与不发病属于 2 个独立的事件，2 个孩子都正常的概率将为（3/4）^{2}=9/16（56%）的数据漏检；若该夫妇生有 3 个孩子，3 个孩子都正常的概率将为（3/4）^{3}=27/64（42%）的数据漏检。因此临床观察到的家系中患病儿童的比率就会增高，不符合 1/4 的预期比例。

因此在计算 AR 遗传病患者同胞的发病比例时，必须进行较正。常用的方法是 Weinberg 先证者法，其校正公式为：

$$C=\frac{\sum a(r-1)}{\sum a(s-1)}$$

式中，C 为校正比例，a 为先证者人数，r 为同胞中的受累人数，s 为同胞人数。

表 5-4 为 11 个苯丙酮尿症（PKU）患者同胞中的发病比例，在总共 23 名同胞中有患者 14 人，发病比例为 14/23=0.6087，大大高于期望值 1/4（0.25）。如按校正公式进行校正，先列表 5-4 如下，然后将表中的数值代入公式，得 C=3/12=0.25。校正后的数据表明，观察到的 PKU 患者同胞中的发病比例完全符合 AR 遗传病的发病比例，即 1/4。

表 5-4 苯丙酮尿症 Weinberg 先证者法校正表

s	r	a	$a(r-1)$	$a(s-1)$	s	r	a	$a(r-1)$	$a(s-1)$
1	1	1	0	0	2	2	1	1	1
1	1	1	0	0	3	1	1	0	2
1	1	1	0	0	3	1	1	0	2
1	1	1	0	0	3	2	1	1	2
2	1	1	0	1	4	2	1	1	3
2	1	1	0	1	Σ 23	14	11	3	12

2. 近亲结婚和亲缘系数

事实上，一些发病率极低的遗传病仅见于近亲结婚所生的子女中。通常将 3~4 代内有共同祖先的个体称为近亲（consanguinity）。近亲婚配（consanguineous marriage）是指在前几代（3~4 代）中有共同祖先的两个个体之间的婚配。近亲结婚后代发病风险较高的原因在于婚配双方容易从共同的祖先继承到相同的隐性致病基因，这些相同基因在传递给下一代时，得到基因纯合的概率比随机婚配高，故表现为发病风险增高。

对于具有共同祖先的个体之间的亲缘关系用亲缘系数来衡量。亲缘系数（coefficient of

relationship）是指具有共同祖先的两个个体在同一个基因座上具有相同等位基因的概率。近亲婚配时，夫妇双方有一定的血缘关系，即在一定程度上有相同的遗传基础。如父亲的基因型为 Aa，他将 A 或 a 传递给子女的可能性各为 1/2。同理可知，母亲的任何一对基因的其中一个传给子女的可能性也是 1/2。另外，父亲将自身任何一对基因中的某一个同时传给儿子和女儿的可能性是 $1/2 \times 1/2 = 1/4$，母亲将自身任何一对基因中的某一个同时传给儿子和女儿的可能性也是 $1/2 \times 1/2 = 1/4$，这样可推知：兄妹两人从同一个亲本那里得到相同基因的总概率为 $1/4 + 1/4 = 1/2$，即为兄妹间的亲缘系数。

按照亲缘系数的远近，一个家系中的亲属可分为一级亲属、二级亲属和三级亲属等。一级亲属指双亲和子女之间、同胞之间，其亲缘系数为 1/2；一个人与其双亲的父母及与父母的兄弟姐妹之间为二级亲属，其亲缘系数为 1/4，如一个人和他的叔、伯、姑、姨、舅、祖父母和外祖父母之间为二级亲属；表亲、曾祖（外曾祖）与曾孙（外曾孙）之间为三级亲属，亲缘系数为 1/8。

亲缘系数可用于近亲结婚中 AR 遗传病发病风险的计算。

（1）家族无患者时发病风险的估计 如一种 AR 遗传病的携带者频率为 1/50，一个人若随机婚配时，其子女的发病风险为 $1/50 \times 1/50 \times 1/4 = 1/10\ 000$，如某人与表兄弟姐妹（三级亲属）婚配，其子女发病风险为 $1/50 \times 1/8 \times 1/4 = 1/1\ 600$，比随机婚配子女的发病风险高约 6.25 倍。一种 AR 遗传病在群体中的患病率越低，近亲婚配后代的发病相对风险就越高。

（2）家族有患者时发病风险的估计 图 5-9 为一例苯丙酮尿症系谱，已知苯丙酮尿症人群中的携带者概率是 1/65，问 III_2 和 III_3（近亲婚配）及 III_4 和 III_5（随机婚配）两对夫妇生下患儿的可能性各是多少？在进行单基因病的发病风险估算时，首先要根据系谱中已有的患者，推算有关的其他个体的相关基因型的可能性。苯丙酮尿症是一种 AR 遗传病，父母双方必须同为携带者（杂合子）才可能生出该 AR 遗传病的患儿。因此计算 III_2 和 III_3 及 III_4 和 III_5 后代的苯丙酮尿症发病风险时，首先要考虑每对夫妇同时是携带者的可能性各有多大。

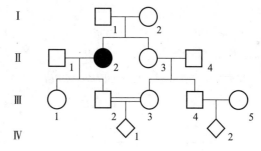

图 5-9 一例苯丙酮尿症患者的系谱

以 a 代表隐性致病基因，在 III_2 和 III_3 婚配情况下，由于 II_2 是患者，II_2 的基因型应是 aa。III_2 的表型正常，II_2 与 III_2 之间是母子关系，II_2 的两个隐性基因必有一个传递给 III_2，故可以推断出 III_2 的基因型是 Aa，是肯定的携带者（是携带者的概率为 1）。II_2 的双亲表型正常，II_3 与 II_2 是同胞且 II_3 的表型正常，在这种情况下 II_3 是携带者的概率为 2/3。II_3 与 III_3 的亲缘系数是 1/2，故 III_3 是携带者（Aa）的可能性为 $2/3 \times 1/2 = 1/3$。III_2 和 III_3 同是携带者的总概率为 $1/3 \times 1 = 1/3$，当 III_2 和 III_3 同是携带者时其子女患病风险为 1/4，所以 III_2 和 III_3 这对表兄妹近亲结婚后下一代苯丙酮尿症的再发风险为 $1/3 \times 1/4 = 1/12$。

III_4 和 III_5 这对夫妇属于非近婚的婚配方式，由于 III_4 的家系中已有患者的出现，很多情况下这样的夫妇会到医院进行遗传咨询。III_4 和 II_3 是一级亲属，II_3 是携带者的概率为 2/3，估 III_4 是携带者的概率为 $2/3 \times 1/2 = 1/3$。III_5 与 III_4 无血缘关系，她是携带者的概率就是人群中携带者的概率（1/65），那么 III_4 和 III_5 这两对夫妇同是携带者的总概率即为 $1/3 \times 1/65 = 1/195$，III_4 和 III_5 的下一代苯丙酮尿症的再发风险为 $1/4 \times 1/195 = 1/780$。这个风险比 III_3 与其表哥 III_2 近亲结婚后代的再发风险（1/12）低 65 倍，由此可以看出近亲结婚的危害是巨大的。

深入学习 5-4
AR 遗传病的再发风险估计

四、X连锁显性遗传

微课 5-5
X连锁显性遗传

控制一种性状或疾病的基因位于性染色体上，那么该基因的传递就与性别相关，其遗传方式称为性连锁遗传（sex-linked inheritance）。性连锁遗传按照传递基因所在性染色体的不同可分为X连锁遗传（X-linked inheritance，XL）和Y连锁遗传（Y-linked inheritance，YL）。在X连锁遗传中，男性的致病基因只能从母亲传来，将来传给女儿，不存在从男性向男性的传递，称为交叉遗传（criss-cross inheritance）。X连锁遗传是X染色体与Y染色体非同源区段上的基因所表现出的遗传方式。X连锁遗传又根据基因显隐性的不同分为X连锁显性遗传和X连锁隐性遗传两种。

控制一种性状或疾病的基因位于X染色体上，其性质又是显性的，这种遗传方式称为X连锁显性（X-linked dominant，XD）遗传，又称为伴性显性遗传（sex-linked dominant inheritance），符合此种遗传方式的疾病称为X连锁显性（XD）遗传病。目前所知的XD遗传病有几十种，如抗维生素D佝偻病、Alport综合征（遗传性肾炎）、色素失调症和口面指综合征I型等（表5-5）。

表5-5 一些常见且重要的X连锁显性遗传病

疾病	致病基因	基因定位	基因产物或功能	OMIM
高氨血症I型	OTC	Xp11.4	鸟氨酸氨甲酰基转移酶	#311250/*300461
Alport综合征	COL4A5	Xq22.3	基底膜Ⅳ型胶原α5链	#3010250/*303630
（遗传性肾炎）	COL4A6	Xq22.3	基底膜Ⅳ型胶原α6链	*303631
口面指综合征I型	OFDI/CXORF5	Xp22.2	X染色体开放阅读框	#311200/*300170
色素失调症	IKBKG	Xq28	NF-κ-B必需调节子	#308300/*300248
视网膜色素变性3（5）	RPGR	Xp11.4		#300029/*312610

在XD遗传中，由于致病基因的性质是显性，只要在任何一条X染色体上携带有一个致病基因都将产生相应的疾病。由于女性有两条X染色体，因此在XD遗传中，女性的发病率等于男性发病率的2倍。但在临床表现上，男性患者病情往往较女性患者为重，其原因是女性患者往往是杂合子，有一正常基因的存在，而男性患者仅仅具有一个致病基因。

1. 抗维生素D佝偻病

抗维生素D佝偻病（vitamin D-resistant rickets）又称为X连锁显性低磷酸盐佝偻病（X-linked dominant hypophosphatemic rickets）（#307800），是一种以低磷酸盐血症导致骨发育障碍为特征的遗传性骨病（图5-10）。患者由于定位于Xp22.11的PHEX基因（*300550）突变，导致调节磷代谢的膜蛋白异常，肾小管对磷酸盐再吸收障碍，钙的吸收不良而影响骨质钙化，形成佝偻病。患儿多于1岁左右下肢开始负重后发病，最先出现的症状为O形或X形腿，严重的有进行性骨骼发育畸形和身材矮小。女性患者的病情较男性患者轻，少数只有低磷酸盐血症，而无佝偻病的骨骼变化，这可能是女性患者多为杂合子，其中正常X染色体的基因还发挥一定的作用。患者服用常规剂量的维生素D无效，只有大剂量维生素D和磷的补充才能见效，因此称为抗维生素D佝偻病。

如以X^A表示抗维生素D佝偻病基因，X^a表示相应的正常基因，男性半合子患者（X^AY）与

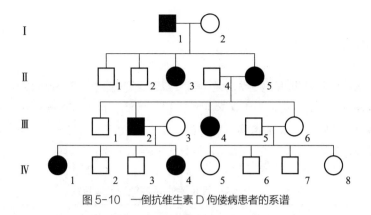

图 5-10　一倒抗维生素 D 佝偻病患者的系谱

正常女性（X^aX^a）间婚配致病基因的传递规律见图 5-11，由于交叉遗传，男性患者的致病基因一定传给女儿，而不会传给儿子。男性患者的女儿都将是患者，儿子全部正常。所以从图 5-10 系谱中也可见 I_1 和 III_2 两个男性患者的女儿都是患者，儿子全部正常；故临床上针对 XD 遗传中这种婚配形式进行遗传咨询时，选择生男孩是正确的决策。

女性杂合子患者（X^AX^a）与正常男性（X^aY）之间婚配时致病基因的传递规律见图 5-12，类似于 AD 遗传，子女中各有 1/2 的患病风险。

图 5-10 的抗维生素 D 佝偻病的系谱反映了 XD 遗传病系谱的特点：①系谱中女性患者多于男性患者（约是男性的 2 倍），前者病情往往较后者轻。②患者双亲中，必有一方是本病患者；系谱中常可见连续几代都有患者。③男性患者后代中，女儿都发病，儿子都正常；女性患者（杂合子）后代中，子女将各有 1/2 可能发病。

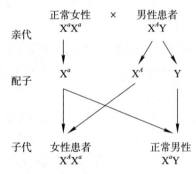

图 5-11　XD 遗传病男性患者与正常女性婚配致病基因传递图解

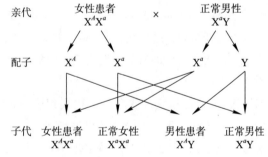

图 5-12　XD 遗传病女性患者与正常男性婚配致病基因传递图解

2. X 连锁遗传性肾炎

X 连锁遗传性肾炎（hereditary nephritis）又称为 X 连锁 Alport 综合征（#301050）或遗传性肾炎伴神经性聋，是一种遗传性肾小球基底膜疾病，血尿、感音神经性聋和进行性肾功能减退、青少年或中年前肾衰竭是其临床特点。X 连锁显性遗传的遗传性肾炎（XDAS）约占总遗传性肾炎人数的 85%，是由于编码基底膜 IV 型胶原 $\alpha5/\alpha6$ 链的基因 *COL4A5/COL4A6* 突变所致。*COL4A5* 和 *COL4A6* 基因定位于 Xq22.3，目前发现的 *COL4A5* 基因的突变已达 400 多种。大约 15% 的基因突变属于大片段基因重排，其中包括缺失、插入、倒位和重复。约 85% 的病例属于小片段突变，其中大部分属单个碱基的改变。

五、X 连锁隐性遗传

微课 5-6
X 连锁隐性遗传

控制一种性状或疾病的基因位于 X 染色体上，其性质为隐性，这种遗传方式称为 X 连锁隐性（X-linked recessive，XR）遗传，由 X 染色体上隐性致病基因引起的疾病称为 XR 遗传病。大部分的 X 连锁遗传病都属于 XR 遗传病，如红绿色盲、血友病 A、假肥大型进行性肌营养不良、肾性尿崩症和自毁容貌综合征（Lesch-Nyhan 综合征）等（表 5-6）。

表 5-6　一些常见且重要的 X 连锁隐性遗传病

疾　　病	致病基因	基因定位	基因产物或功能	OMIM
视网膜色素变性 2 型	RP2	Xp11.3	蛋白折叠	#312600/*300757
视网膜色素变性 3 型	RPGR	Xp11.4	蛋白转运	#300029/*312610
血友病 A	F8	Xq28	凝血因子Ⅷ	#306700/*300841
血友病 B	F9	Xq27.1	凝血因子Ⅸ	#306900/*300746
眼白化病	GPR143	Xp22.2	黑色素体跨膜蛋白	#300500/*300808
糖原贮积症Ⅸ a1/ Ⅷ	PHKA2	Xp22.13	磷酸化酶 b 激酶	#306000/*300798
睾丸女性化	AR	Xq12	雄激素受体	#300068/*313700
X 连锁鱼鳞癣	STS	Xp22.31	类固醇硫酸酯酶	#308100/*300747
自毁容貌综合征	HPRT1	Xq26.2-q26.3	次黄嘌呤 - 鸟嘌呤磷酸核糖转移酶	#300322/*308000

1. 红绿色盲

动画 5-8
红绿色盲的鉴别

红绿色盲（protanope/deuteranope，red/green color blindness）（#303900，#303800）是一种 XR 遗传病，由位于 Xq28 上紧密连锁的两个基因，即红色盲基因（OPN1LM）（*300822）和绿色盲基因（OPN1MW）（*300821）突变引起，它们紧密连锁在一起传递，一般将它们总称为红绿色盲基因。

如用 X^a 代表红绿色盲基因，X^A 代表相应的正常等位基因。在 XR 遗传中，患者的基因型有两种：X^aX^a（女性患者）、X^aY（男性患者）。女性杂合子（X^AX^a）携带有隐性致病基因，但表型正常。由于在 XR 遗传中，男性具有一个隐性致病基因即可致病，所以男性的患病率即为致病基因的频率。而女性必须在两条 X 染色体上都有隐性致病基因时才会患病，即女性的患病率为致病基因频率的平方，即男性患病率的平方。所以在 XR 遗传病中男性患者远多于女性患者。群体中男性发病率为 7%，致病基因（X^a）的频率 $q=0.07$，女性红绿色盲（X^aX^a）的发病率 $q^2=0.07^2=0.49\%$。女性红绿色盲发病率实际调查值为 0.5%，但女性中携带者的频率高达 13%。

图 5-13 为一红绿色盲患者的系谱。由系谱可以看出患者都是男性，患者Ⅲ$_1$、Ⅳ$_1$ 的母亲表现均正常，但均为隐性致病基因的肯定携带者。

若红绿色盲女性携带者与正常男性婚配，其后代中女儿将全都正常，但有 1/2 为携带者；儿子中将有 1/2 为正常，1/2 为患者（图 5-14）。

当正常女性与红绿色盲男性患者婚配时，其后代中女儿都表现正常，但由于父亲 X 染色体上的致病基因一定会传递给女儿，因此她们全是致病基因的携带者，并且可能再将致病基因传递给下一代；同时由于交叉遗传现象，XR 中不存在致病基因从男性向男性的传递，所以儿子不会

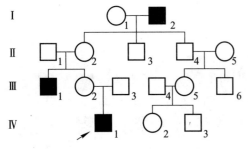

图 5-13 一例红绿色盲患者的系谱

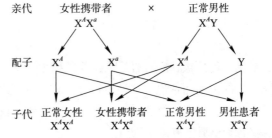

图 5-14 XR遗传病女性携带者与正常男性婚配致病基因传递图解

带有致病基因，表现全部正常（图 5-15）。

当红绿色盲女性携带者与红绿色盲男性患者婚配时，其后代中女儿将有 1/2 为携带者，1/2 为患者；儿子中将有 1/2 正常，1/2 为患者（图 5-16）。如红绿色盲女性患者与正常男性婚配时，其后代儿子全部是患者，女儿全部是携带者。

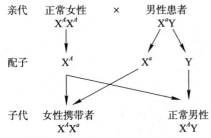

图 5-15 XR遗传病正常女性与男性患者婚配致病基因传递图解

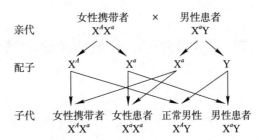

图 5-16 XR遗传病女性携带者与男性患者婚配致病基因传递图解

综上可看出，X 连锁隐性遗传系谱的特点如下：①系谱中男性患者远多于女性患者，特别是在一些发病率低的疾病中往往仅有男性患者。②双亲无病时，儿子可能发病，女儿则不会发病；儿子如果发病，其母亲肯定是携带者，女儿也有 1/2 的可能性是携带者，男性患者同胞再发风险为 1/2。③由于交叉遗传，男性患者的兄弟、姨表兄弟、外甥、舅父、外孙等均有患病的可能，即与男性患者的母亲有血缘关系的男性都有可能患病（有时表现为患者的外祖父发病，在这种情况下患者的舅舅表型一般正常）。④如果女性是患者，其父亲一定是患者，母亲肯定是携带者或患者。⑤系谱中看不到连续传递，常为散发，出现隔代遗传的现象。

2. 假肥大型进行性肌营养不良

假肥大型进行性肌营养不良包括 Duchenne 型肌营养不良（DMD）（#310200）和 Becker 型肌营养不良（BMD）（#300376）两种类型，是由于定位于 Xp21.2-p21.1 的编码肌养蛋白（dystrophin）的 DMD 基因（*300377）突变导致肌细胞膜上肌养蛋白（也称为抗肌萎缩蛋白）结构和功能改变所致的一种 XR 遗传的半致死性疾病，DMD 型完全缺乏肌养蛋白，BMD 型部分缺乏肌养蛋白。DMD 主要表现为：骨盆与肩带肌萎缩无力，腓肠肌呈假型肥大，发病年龄为 4 ~ 5 岁；患儿步态不稳，呈典型鸭行步态；仰卧位站立时，须先翻身俯卧，以手、膝支地，在上肢帮助下使下肢直立，然后用掌在腿上撑起躯干，方能起立（Gower 征）；12 岁左右不能行走，20 岁左右死亡。BMD 临床特征与 DMD 相似，但发病年龄为 5 ~ 25 岁，病情较轻。DMD 基因是目前发现的最大的人类基因，已发现 600 多种 DMD 基因突变。

六、Y 连锁遗传

控制一种性状或疾病的基因位于 Y 染色体上，该基因随 Y 染色体的传递而传递，这种遗传方式称为 Y 连锁遗传。Y 连锁遗传方式表现为男性向男性的传递，系谱中仅有男性患者，又称为全男性遗传。

图 5-17 是一例外耳道多毛症患者的系谱，系谱中全部男性均有此症状，患者外耳道中长有一丛 2 ~ 3 cm、伸出耳孔之外的黑色硬毛，系谱中见不到女性患者，出现典型的全男性遗传现象。

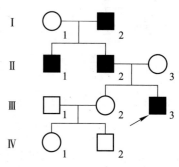

图 5-17 一例外耳道多毛症患者的系谱

深入学习 5-5
一个家族中 4 种遗传病的再发风险估算

目前在 Y 染色体上定位的 Y 连锁遗传基因只有 59 个，主要有编码睾丸决定因子（SRY）的基因（#480000）、无精子因子基因（AZF）、Y 连锁耳聋基因（DFNY1）、Y 连锁视网膜色素变性基因（RPY）和外耳道多毛症基因（HEY）等。

第三节　两种及两种以上单基因病的伴随传递

第四节　影响单基因病分析的因素

微课 5-7
影响单基因病分析的因素

在分析单基因病的遗传方式的过程中，人们发现由于遗传背景或环境等因素的影响，某些突变基因的传递存在不符合孟德尔遗传的例外情况。非孟德尔遗传是指与经典遗传学说相悖的遗传现象，主要包括遗传印记（见第五章）、线粒体遗传（见第七章）、嵌合遗传现象、动态突变疾病及表观遗传疾病（见第十四章）等。非孟德尔遗传方式在人类疾病的遗传中所占比例不大，是对孟德尔遗传学的补充，丰富和深化了遗传学理论，提供了理解疾病遗传与调控的新途径。了解这些例外情况，将有助于辩证地认识和解决临床上遇到的单基因病问题。

一、基因多效性

基因的多效性（pleiotropy）是指一个基因可以决定或影响多个性状。基因的作用是在个体发育时，通过控制一系列生理生化反应，从而影响多种性状的形成。如半乳糖血症（#230400）患者既有智力低下等神经系统异常，还具有黄疸、腹水、肝硬化等消化系统症状，甚至还可出现白内障。造成这种多效性的原因，并不是基因真正地具有多重效应，而是基因产物在机体内复杂代谢的结果。一方面是基因产物（蛋白质或酶）直接或间接控制和影响了不同组织和器官的代谢功能，即所谓的初级效应，上述的半乳糖血症即属此例；另一方面是在基因初级效应的基础上通过连锁反应引起的一系列次级效应。再如镰状细胞贫血（#603903）是由于存在异常血红蛋白（HbS）引起红细胞镰变，进而使血液黏滞度增加、局部血流停滞、各组织器官的血管梗死、组织坏死等，导致各种临床表现，如溶血、腹痛、脾大、头颅骨骼异常等，这些临床表现都是初级效应（镰变）后的次级效应。

二、变异性

变异性是临床遗传学的三原则之一，主要表现为以下几方面：

（1）新突变　基因变异（突变）是导致遗传病的根本原因，大部分的遗传病新患者都源自新的基因突变，如约 1/3 的 DMD 患者源自新发突变，80% ~ 90% 的软骨发育不全患者为新发突变引起，100% 的 Ⅱ 型成骨不全（#166210，#610854，由 *COL1A2* 或 *COL1A1* 基因突变引起）和 100% 的早老症（#176670）患者也源自新发突变。

（2）同一基因中不同位点的突变可导致一种以上的疾病　如 *PAX3* 基因（*606597）突变主要是导致各型 Waardenburg 综合征（#193500，#148820），但该基因的天冬酰胺 47 赖突变则引起颅面 – 耳聋 – 手综合征（#122880）；*RET* 基因（+164761）的不同突变可分别导致甲状腺髓质瘤（#155240）、Hirschsprung 病（#142623）、多发性内分泌瘤 2A 型（#171400）和多发性内分泌瘤 2B 型（#162300）等 7 种疾病。

（3）同一基因的独特变异可导致临床表型上的差别　即表现度，指一种致病基因的表达或外显的程度，如前述的 Marfan 综合征的每个家系都有自己独特的基因变异（突变），同一变异在临床表型上表现为高度表型异质性。

三、遗传异质性

遗传异质性（genetic heterogeneity）是指表型相同的个体，具有不同基因型或不同的遗传基础。一种性状可以由多个不同的基因控制，由于遗传基础不同，其遗传方式、发病年龄、病情严重程度及复发风险等可能不同。如智能发育不全这种异常性状，可由半乳糖血症的基因控制，也可由苯丙酮尿症的基因、黑蒙性痴呆基因所导致。视网膜色素变性的遗传方式具有遗传异质性，即可以有 AD、AR、XR 遗传，可能还有 Y 连锁遗传。先天性聋哑存在明显的遗传异质性，大部分的非综合征性耳聋（non-syndromic hearing loss，NSHL）（#124900 等）占遗传性聋的 70%，为单基因病，按遗传方式分为 AD、AR、XL 和线粒体遗传，分别占 DFN 的 20%、80%、1% 和 < 1%。目前已定位的非 DFN 基因位点有 110 多个，其中 30 多个已被克隆，包括 16 个 AD 遗传基因、18 个 AR 遗传基因、2 个 XR 遗传基因、5 个既表现为 AD 遗传又表现为 AR 遗传的基因。因此，常可见两个都有家族史的先天性聋哑患者婚配后生出不聋哑的孩子，就是由于父母的聋哑基因不在同一基因座，如 *aaBB* × *AAbb* → *AaBb*。

引起遗传异质性的原因主要有以下几种：

（1）等位基因异质性　同一基因座上相同基因的不同突变可引起不同疾病的现象称为等位基因异质性（allelic heterogeneity）。如同是 β 珠蛋白基因（+141900）突变，有的突变导致镰状细胞贫血，有的可导致 β 地中海贫血。

（2）基因座异质性　不同基因座上的突变引起同一种遗传病的现象称为基因座异质性（locus heterogeneity）。如位于 16 号染色体上的 *PDK1* 基因和位于 4 号染色体上的 *PDK2* 基因的突变均可导致成年型多囊肾的发生。*PDK1* 和 *PDK2* 基因编码的跨膜蛋白参与细胞间的信号转导，突变均可造成信号通路受阻，引发疾病。基因型不同而表型相同称为基因型模拟（genocopy）。如上述的非综合征性耳聋，另外如糖原贮积症目前至少已区分出 11 种类型，分别由糖原降解过程中

11 种不同的酶或激酶的缺乏而引起。

（3）表型模拟　在个体发育过程中，由于环境因素的作用，使个体所产生的表型与某一特定基因所产生的表型相似或相同的现象，称为表型模拟（phenocopy），也称为拟表型。如妊娠前 3 个月中，母亲感染风疹病毒可造成先天性聋哑。在这种情况下，风疹病毒对发育中的胚胎细胞的影响类似于致病基因的作用，使其表型发生了改变。

四、遗传印记

同一基因的改变，由于亲代的性别不同传递给子女时其表达可能不相同，引起不同的效应，产生不同的表型，这种不同于孟德尔定律的现象称为遗传印记（genetic imprinting）。临床上，有很多遗传印记的例子，如 Huntington 舞蹈症（#143100）的致病基因如是从母亲传来，则子女的发病年龄与母亲的发病年龄相同且病情较轻；如致病基因是从父亲传来，则子女的发病年龄要比父亲的发病年龄提前且病情较重。其他疾病如脊髓小脑性共济失调、强直性肌萎缩和多发性神经纤维瘤等也存在相似的印记效应。遗传印记可能是由于在精子和卵子的形成过程中一些基因受到了不同修饰的结果。如低甲基化或没有被甲基化的基因表达程度高，高甲基化的基因不表达或表达的程度低。

五、嵌合遗传现象

嵌合（mosaicism）　指同一个体中包含不同表型细胞的现象，通常含有正常和带有突变的异常细胞，可分为体细胞嵌合和生殖细胞嵌合两类。

（1）体细胞嵌合（somatic mosaicism）　源于体细胞中的基因突变或染色体畸变，突变只能传递给由此分裂形成的子细胞（daughter cell）。这种类型的突变不是从父母遗传而来的，也不传递给子女，但只要有细胞分裂，体细胞嵌合任何时候都可以发生。因此大部分组织中的许多不同基因可以是嵌合的，但只有突变引起了缺陷表现，嵌合才被发现。相关疾病包括：表皮疣状痣、原发闭经、肿瘤（如良性的神经纤维瘤和恶性的肉瘤）、嵌合基因异常（如脆性 X–*FMR* 基因）等。

（2）生殖细胞嵌合（germline mosaicism）　一个个体存在正常和带有突变的生殖细胞的现象称为生殖细胞嵌合。这样的个体虽然表型正常，但由于能产生带有致病基因的配子，往往导致一个家庭中不止一个孩子表现同一严重程度的新突变引起的疾病。如某一疾病总是发生在某一对夫妇的子代家族成员，而不能在其长辈各代里的家族成员中发现，在这种情况下，这一对夫妇中的一方很可能是生殖细胞嵌合体。

六、遗传早现与动态突变

遗传早现（genetic anticipation）是指一些遗传病（通常为显性遗传病）在连续几代的遗传中，发病年龄提前而且病情严重程度增加的现象。如遗传性小脑共济失调是一种延迟显性遗传病，发病年龄一般在 35～40 岁，临床表现早期为行走困难、站立时摇摆不定、语言不清；晚期下肢瘫痪。图 5–18 可见，遗传性小脑共济失调 I_1 发病年龄为 39 岁，II_3 在 38 岁发病，III_3 在 30 岁发病，而 IV_1 在 23 岁就已瘫痪，表现出明显的遗传早现现象。

近 10 多年来发现遗传早现是由于动态突变或遗传印记引起的。动态突变伴随着世代的传递

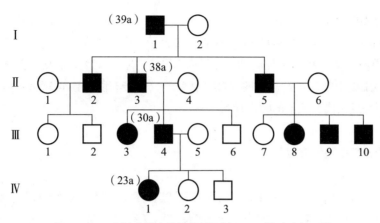

图 5-18　一例遗传性小脑共济失调（Marie 型）患者的系谱

使短串联重复序列的拷贝数不断扩增，在达到一定的倍数后就导致疾病的发生，病情的严重程度和发病年龄也逐代加重和提前。重复拷贝数越多，病情越严重，发病年龄越早。迄今为止，发现与动态突变有关的遗传病有 20 多种，主要是神经肌肉系统遗传病，在一些与发育有关的基因中同样有此现象（见第二章）。

七、从性遗传和限性遗传

从性遗传（sex-influenced inheritance）是指位于常染色体上的基因由于个体性别差异而造成的表达比例不同或表达程度不同的现象，此现象不是由性染色体上基因控制的，而是由于不同性别的体质差异或体内修饰基因差异所带来的不同影响。如雄激素性秃发 1 型（%109200）表现为从额角部向上或头顶中心向周围进行性对称性地脱发。该病与患者体内的雄激素含量水平有关，男性杂合子患者一般在 35 岁出现秃顶，而女性由于体内雄激素含量水平较男性低，故女性杂合子不出现脱发，只有纯合子才出现较轻的脱发症状，但也仅为头顶部少量脱发或毛发稀疏、细软等。再如遗传性血色病（hereditary hemochromatosis）（#235200）是一种 AD 遗传病，患者由于含铁血黄素在组织中大量沉积，引起皮肤色素沉着、肝硬化、糖尿病三联综合征。群体中男性发病较女性高 10 ~ 20 倍，究其原因，可能是由于女性月经、流产或妊娠等生理或病理性失血导致铁质丢失，减轻了铁质的沉积，故不易表现出症状。

一些控制遗传性状的基因不在性染色体上，而是在常染色体上，由于基因表达的性别限制，只在一种性别表现，不在另一种性别表现，称为限性遗传（sex-limited inheritance）。如子宫阴道积水（uterine vaginal hydrocephalus）（#188400，#193300 等）是由常染色体隐性基因决定的，只在女性纯合子才表现；又如男性的前列腺癌，这些主要是由于解剖学结构上的性别差异造成的。

八、X 染色体失活

Lyon 假说认为，女性两条 X 染色体在胚胎发育早期就随机失活了其中的一条，即为 X 染色体失活（X inactivation），也称为 Lyon 化（Lyonization），因此女性的两条 X 染色体存在嵌合现象。平均说来，女性一半细胞表现父源 X 染色体，另一半细胞表现母源 X 染色体。如有一妇女为 X 连锁杂合子，预期半数细胞中带有突变基因的那条 X 染色体失活，细胞是正常的；另外半数细胞中带有正常基因的那条 X 染色体失活，细胞将为突变型。但曾有报道，偶见 X 连锁隐性遗传的血友病或 Duchenne 型肌营养不良的男性患者的杂合子母亲也可受累，这种 X 连锁隐性遗传的女性杂合子表现出临床症状是一种所谓"显示杂合子"。这是因为女性 X 染色体有随机失活现象，使她大部分细胞中带有正常基因的 X 染色体失活，而带有隐性致病基因的那条 X 染色体恰好有活性，从而表现出或轻或重的临床症状。

九、同一基因的显性或隐性突变

现已发现同一基因的不同突变可引起显性或隐性遗传病。如非综合征性耳聋基因位点有 100 多个，其中有 5 个基因（*GJB2*、*GJB3*、*MYO7A*、*TMC1* 和 *TECTA*）既表现为 AD 遗传，又表现为 AR 遗传。先天性肌强直是由于骨骼肌氯离子通道 -1 基因（*CLCN1*；定位于 7q35）突变引起，甘 230 谷突变引起 Thomsen 型先天性肌强直，表现为常染色体显性遗传，而苯丙 413 半胱突变引起 Becker 型先天性肌强直，表现为常染色体隐性遗传。此外，下列基因的不同突变皆可产生显性或隐性突变：甲状腺素受体 -1 基因（*THR1*；3p24.3）、胶原蛋白Ⅶ型基因（*COL7A1*；3p21.3）、垂体特异性转录因子基因（*PIT1*；3p11）、β 珠蛋白基因（*HBB*；11p15.5）、von Willebrand 因子基因（*VWF*；12p13.3）、生长激素 -1 基因（*GH-1*；17q22–q24）和胰岛素受体基因（*INSR*；19p13.2）等。

了解上述经典遗传规律的例外情况，有助于辩证地认识问题、解决问题，最终揭示人类遗传病的奥秘。

十、基因的上位效应

案例讨论 5-3
基因上位效应——孟买血型

基因的上位效应（epistatic effect）指影响同一性状的两对非等位基因，其中一对基因（显性或隐性的）抑制或掩盖另一对显性基因的作用时所表现的遗传效应。起遮盖作用的基因如果是显性基因，称为上位显性基因，这种效应互称为显性上位（dominance epistasis）。在两对互作基因中，其中一对的隐性基因对另一对基因起上位作用，称为隐性上位（recessive epistasis）。ABO 血型抗原的 A、B、O 的上位基因是 *H*、*h*。*H* 为显性基因，*h* 为无编码产物的无效基因。如个体缺乏 *H* 基因（*hh* 基因型），红细胞及组织细胞上不能形成 H 物质，即使有 *A*、*B* 基因也不能形成 A 或 B 抗原，表现为一种特殊的 O 血型（参见第十二章）。*ADCYAP1R1* 基因通过上位效应影响创伤后应激障碍的严重程度。

（杨保胜　杨宇杰）

复习思考题

1. 如何根据系谱区分 AD、AR、XD、XR 遗传病？
2. 一对夫妇均为先天性非综合征性耳聋（AR 遗传病）患者，有 2 个听力正常的儿女，试从遗传学角度解释此现象。他们再次生育时，生出聋哑患儿的风险如何？已知先天性聋哑的群体发病率为 1/2 500，试问：①他们的儿子如随机结婚，子代发病风险是多少？②他们的女儿与其姨表兄结婚，子代发病风险是多少？③写出患者及其儿女的基因型，并对患者子女的婚姻和生育方面进行遗传咨询和指导。

3. 假肥大型肌营养不良（DMD）是一种 XR 遗传病，一个女性的弟弟和舅舅都是 DMD 患者，试问这个家庭中的 *DMD* 基因是否由突变而来，谁是肯定携带者？谁是可能携带者？这位女性婚后所生子女中，患 DMD 的风险如何？

4. 在一个妇产医院中，有夫妇 A、B 同时分娩，各生出一个女孩。出生后不久一次停电事故后，夫妇 A 认为夫妇 B 的女孩更像自己，因而怀疑因停电事故而被医院弄错了，向医院提出交涉，医院否认这种错误。夫妇 A 上告法院，经法医鉴定，夫妇 A 分别是 AB 型和 O 型血，孩子为 A 型血；夫妇 B 分别为 B 型和 A 型血，孩子为 O 型血。试问这两对夫妇的孩子是否弄错了？

5. 有一对夫妇，男为 O 型血，女为 AB 型血。他们的长子在一次住院需要输血时检查发现是 AB 型血，而另两个孩子一为 O 型血、一为 AB 型血，通过 HLA、MN 和 Rh 等血型检查和 DNA 水平的亲子鉴定检查，均确认这 3 个孩子都是这对夫妇的子女。你能否根据你所学的遗传学知识来解释这种罕见的现象？

网上更多……

👤☰ 本章小结　　👥 开放性讨论　　📝 自测题　　📥 教学 PPT

第六章
多基因遗传与多基因病

关键词

多基因遗传	多基因病	多基因遗传假说	微效基因
质量性状	数量性状	易感性	易患性
阈值	易感基因	遗传率	发病率

一个男婴刚出生，发现有唇裂，经调查发现，他的母亲在小时候也有唇裂，后做了修复手术，效果较好，只有仔细观察才能看得出。生活中人们常可见到唇裂的孩子，这些小孩智力正常，如果及时做修复手术（出生后3个月），预后较好，不影响其正常的学习和生活。现已经证实，唇裂是由多基因遗传的。

多基因遗传的特点和多基因遗传病的患病风险如何呢？这是本章要介绍的内容。

思维导图

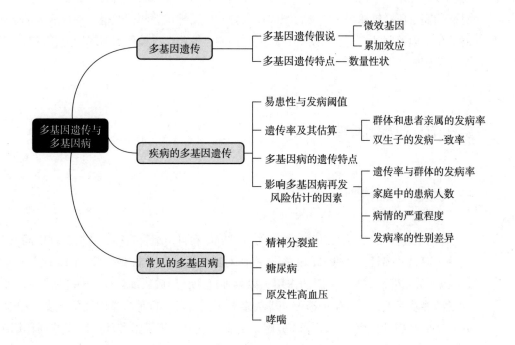

人类的许多遗传性状，如耳垂的有或无，一些遗传病，如短指症、白化病和红绿色盲等，都是由一对基因决定的。虽然一些性状或疾病在某些情况下会受到修饰基因或环境因素的影响，但总体而言还是由一对基因（即主基因）控制。而另一些性状如身高、肤色、智力等，以及一些常见病如高血压、糖尿病、哮喘、肥胖症、肿瘤、精神疾病和神经退行性疾病等的遗传则不是由一对等位基因控制的，是受多对等位基因的控制，这些性状被称为多基因遗传性状，这些疾病被称为多基因病。

第一节　多基因遗传

一、多基因遗传的假说

多基因遗传的基因也遵循孟德尔的分离定律和自由组合定律，每对基因之间没有显性和隐性之分，而是共显性，这些基因的每个成员对遗传性状的贡献都是微小的，称为微效基因（minor gene）。许多对相关微效基因的作用可以累加起来，形成累加效应（additive effect），表现出来的性状即多基因性状，产生的遗传病即为多基因遗传病。这种多基因性状或多基因遗传病的形成，除受微效基因的作用外，还受环境因素的影响，由遗传因素和环境因素共同作用决定性状形成的遗传方式称为多基因遗传（polygenic inheritance），由这种遗传方式传递的疾病称为多基因病（polygenic disease）。

二、多基因遗传的特点

微课 6-1
多基因遗传的特点

单基因遗传的性状或疾病由一对等位基因所控制，相对性状之间的差异显著，在一个群体中性状的分布是不连续的，可以明显地将变异个体分为 2～3 群，每群的差异显著，称为质量性状（qualitative character）。例如 Huntington 舞蹈症是一种 AD 病，基因型 DD 或 Dd 的个体为患者，纯合隐性 dd 为正常人，明显地表现为患病和正常两种群体，这两种群体的变异分布是不连续的，可以区分为明显的两个峰。又如苯丙酮尿症是一种 AR 病，隐性纯合子 aa 个体是患者，他们体内的苯丙氨酸羟化酶（PAH）活性最低（0～5%），显性纯合子 AA 个体酶活性最高（100%），而杂合子 Aa 个体的酶活性介于两者之间（45%～50%），因而从酶活性来看，有 3 种变异性状，在群体测量中，可以看到变异分布有 3 个峰（图 6-1）。质量性状的变异，主要决定于遗传因素，环境因素的作用较小。

多基因遗传的性状称为数量性状（quantitative character），这与单基因遗传的性状有所不同。多基因遗传的性状变异在一个群体中的分布是连续的，不同个体之间只有量上的差异，没有质的不同。例如，人的身高在一个随机采样的群体中是由矮到高逐渐过渡的，极矮（低于 140 cm）和极高（高于 190 cm）的人很少，大多数人具有中等身高（160～170 cm），接近平均值（165 cm），因此，

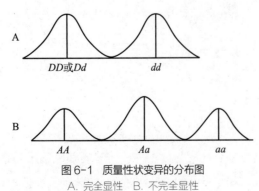

图 6-1　质量性状变异的分布图
A. 完全显性　B. 不完全显性

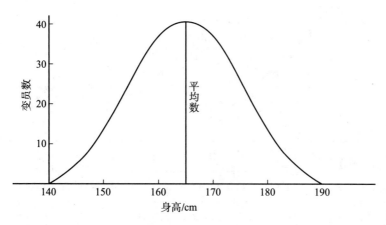

图 6-2　数量性状（人身高）变异的分布图

很难将他们分为"高"和"矮"两组，如果把这种身高变异分布绘制成曲线，可以看到变异呈单峰正态分布，峰值即代表群体的平均值（图 6-2）。除身高外，人的体重、肤色、血压、智商等均属于连续变异的数量性状，数量性状的变异既受多基因遗传基础的控制，也受到环境因素的影响，与质量性状的遗传相比，要复杂得多。

数量性状的遗传基础是由两对或两对以上的基因决定的。现以人类的身高为例来说明多基因遗传的特点。人的身高是由许多对作用微小的共显性基因所决定的，假设控制人类身高的基因有 3 对（A_1A_2、B_1B_2、C_1C_2），A_1、B_1、C_1 3 个基因能使人的身高在平均身高的基础上各增加 5 cm，而 A_2、B_2、C_2 使人的身高在平均身高的基础上各降低 5 cm。假如一个纯合子身高极高的个体（$A_1A_1B_1B_1C_1C_1$）与一个纯合子身高极矮的个体（$A_2A_2B_2B_2C_2C_2$）结婚，子一代都将具有杂合基因型（$A_1A_2B_1B_2C_1C_2$），理论上说都是中等身高。如果子一代个体间的身高出现差异，则这种差异完全是由环境因素影响的。若两个相同的子一代基因型的人结婚，子二代中大部分个体仍将是中等身高，但是变异范围更广泛，并会出现与亲代相同的极高和极矮的个体。这种变异首先是基因决定的，根据孟德尔的分离定律和自由组合定律，他们可以产生 8 种类型的精子和卵子，精卵随机结合，其子代有 64 种组合、27 种基因型，各基因型按高矮不同基因数可以归成 7 组，其比例是 1：6：15：20：15：6：1，即具有 6 个身高增强基因者为 1/64，5 个身高增强基因者为 6/64，4 个身高增强基因者为 15/64，3 个身高增强基因者为 20/64，2 个身高增强基因者为 15/64，1 个身高增强基因者为 6/64，0 个身高增强基因者为 1/64（图 6-3）。极高和极矮类型的很少，中等身高的较多。其次，环境因素对变异的产生也有一定的影响。

如果将图 6-3 中的子二代变异分布绘成柱形图或曲线图，可以看到近似于正态分布（图 6-4）。

多基因遗传的特点可归纳为：①两个极端变异的个体（纯合子）婚配，子一代都是中间类型，但也有一定的变异范围，这是环境因素影响的结果。②两个中间类型的子一代个体婚配后，子二代大部分也是中间类型，但是变异范围比子一代广泛，有时会出现一些极端变异的个体，这种变异除受环境影响外，还受基因的分离和自由组合的作用。③在一个随机婚配的群体中，变异范围广泛，但大多数个体接近中间类型，有时会产生极端变异的个体。这些变异的产生，是多基因的遗传基础和环境因素共同作用的结果。

数量性状的表型取决于多对微效基因的随机组合，这种性状的遗传会出现回归现象（regression），这是英国著名科学家 Galton 首先提出的，例如高身高的父母所生子女的身高的平均值虽然仍会偏高，但将比其父母的平均值略为降低，更接近人群的平均值；同理，身高很矮的父母所生子女的身材的平均值比一般人群的平均值低，但比其父母的平均值要高。即数量性状在

动画 6-1
多基因遗传机制

亲代　　　　　$A_1A_1B_1B_1C_1C_1$　×　$A_2A_2B_2B_2C_2C_2$
　　　　　　　极高的个体　　　　　极矮的个体

子一代　　　　　　　　$A_1A_2B_1B_2C_1C_2$　×　$A_1A_2B_1B_2C_1C_2$
　　　　　　　　　　　　中等身高　　　　　　中等身高

子二代

	$A_1B_1C_1$	$A_1B_1C_2$	$A_1B_2C_1$	$A_1B_2C_2$	$A_2B_1C_1$	$A_2B_1C_2$	$A_2B_2C_1$	$A_2B_2C_2$
$A_1B_1C_1$	$A_1A_1B_1B_1C_1C_1$	$A_1A_1B_1B_1C_1C_2$	$A_1A_1B_1B_2C_1C_1$	$A_1A_1B_1B_2C_1C_2$	$A_1A_2B_1B_1C_1C_1$	$A_1A_2B_1B_1C_1C_2$	$A_1A_2B_1B_2C_1C_1$	$A_1A_2B_1B_2C_1C_2$
$A_1B_1C_2$	$A_1A_1B_1B_1C_1C_2$	$A_1A_1B_1B_1C_2C_2$	$A_1A_1B_1B_2C_1C_2$	$A_1A_1B_1B_2C_2C_2$	$A_1A_2B_1B_1C_1C_2$	$A_1A_2B_1B_1C_2C_2$	$A_1A_2B_1B_2C_1C_2$	$A_1A_2B_1B_2C_2C_2$
$A_1B_2C_1$	$A_1A_1B_1B_2C_1C_1$	$A_1A_1B_1B_2C_1C_2$	$A_1A_1B_2B_2C_1C_1$	$A_1A_1B_2B_2C_1C_2$	$A_1A_2B_1B_2C_1C_1$	$A_1A_2B_1B_2C_1C_2$	$A_1A_2B_2B_2C_1C_1$	$A_1A_2B_2B_2C_1C_2$
$A_1B_2C_2$	$A_1A_1B_1B_2C_1C_2$	$A_1A_1B_1B_2C_2C_2$	$A_1A_1B_2B_2C_1C_2$	$A_1A_1B_2B_2C_2C_2$	$A_1A_2B_1B_2C_1C_2$	$A_1A_2B_1B_2C_2C_2$	$A_1A_2B_2B_2C_1C_2$	$A_1A_2B_2B_2C_2C_2$
$A_2B_1C_1$	$A_1A_2B_1B_1C_1C_1$	$A_1A_2B_1B_1C_1C_2$	$A_1A_2B_1B_2C_1C_1$	$A_1A_2B_1B_2C_1C_2$	$A_2A_2B_1B_1C_1C_1$	$A_2A_2B_1B_1C_1C_2$	$A_2A_2B_1B_2C_1C_1$	$A_2A_2B_1B_2C_1C_2$
$A_2B_1C_2$	$A_1A_2B_1B_1C_1C_2$	$A_1A_2B_1B_1C_2C_2$	$A_1A_2B_1B_2C_1C_2$	$A_1A_2B_1B_2C_2C_2$	$A_2A_2B_1B_1C_1C_2$	$A_2A_2B_1B_1C_2C_2$	$A_2A_2B_1B_2C_1C_2$	$A_2A_2B_1B_2C_2C_2$
$A_2B_2C_1$	$A_1A_2B_1B_2C_1C_1$	$A_1A_2B_1B_2C_1C_2$	$A_1A_2B_2B_2C_1C_1$	$A_1A_2B_2B_2C_1C_2$	$A_2A_2B_1B_2C_1C_1$	$A_2A_2B_1B_2C_1C_2$	$A_2A_2B_2B_2C_1C_1$	$A_2A_2B_2B_2C_1C_2$
$A_2B_2C_2$	$A_1A_2B_1B_2C_1C_2$	$A_1A_2B_1B_2C_2C_2$	$A_1A_2B_2B_2C_1C_2$	$A_1A_2B_2B_2C_2C_2$	$A_2A_2B_1B_2C_1C_2$	$A_2A_2B_1B_2C_2C_2$	$A_2A_2B_2B_2C_1C_2$	$A_2A_2B_2B_2C_2C_2$

图6-3　人类身高的遗传图解

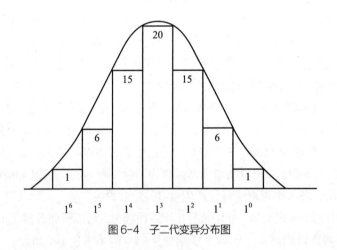

图6-4　子二代变异分布图

遗传过程中，子代将向人群的平均值靠拢，这就是回归现象。如果进一步观察他们的二级亲属（祖父母、孙子女等）和三级亲属（表兄妹等），将会发现随着亲属级别的降低，身高等数量性状会逐渐趋向于人群的平均值。

第二节　疾病的多基因遗传

人类的一些常见病（如高血压、糖尿病、哮喘、精神分裂症等）和一些先天畸形（如唇裂、腭裂、脊柱裂等）已被证明具有遗传基础，但环境因素也起着重要作用，这些疾病和畸形的群体发病率大多超过 1/1 000。系谱调查表明，这些疾病具有家族倾向，但系谱分析又不符合一般的单基因遗传方式，低于常染色体显性遗传病的同胞发病率（1/2）或常染色体隐性遗传病的同胞发病率（1/4），只有 1%～10%。近亲婚配时，子女患病风险也会增高，但不如 AR 遗传显著。研究证明，这些疾病的遗传基础不是受一对基因的影响，而是受多对基因的影响，故称为多基因病。多基因病是一类在群体中发病率较高、病因较复杂的疾病，由于环境因素对多基因遗传病的影响，因此在研究这类疾病的病因、致病机制和再发风险时既要考虑遗传（多基因）因素，也要考虑环境因素，才能对这类疾病做出正确的评价。

一、易患性与阈值

微课 6-2
易患性和阈值

　　在多基因病中，多对作用微小但有累加效应的致病基因是个体患病的遗传基础。这种由遗传基础决定一个个体患某种多基因病的风险，称为易感性（susceptibility），其基因称为易感基因（susceptibility gene），易感性只是强调遗传基础对发病风险的作用。

　　而在多基因病中，由遗传基础和环境因素共同作用，决定一个个体患病可能性的大小，称为易患性（liability）。易患性低，患病的可能性就小；易患性高，患病的可能性就大。在一定的环境条件下，易患性代表个体所积累致病基因数量的多少。

　　易患性的变异像一般多基因遗传性状那样，在群体中也呈正态分布。一个群体中，易患性高低不同，但大部分个体的易患性都接近于平均水平，易患性很低和很高的个体数量都很少，只有易患性较高的个体才会患病。当一个个体的易患性达到一定的限度后这个个体就会患病，这个易患性的限度就称为阈值（threshold）。阈值将易患性呈正态分布的群体分为两部分，大部分是健康个体，小部分是患病个体，阈值是易患性变异的某一点，凡易患性超过此点的个体都将患病（图 6-5）。在一定的环境条件下，阈值代表患病所需要的、最低限度的易感基因的数量。

　　一个个体对某种多基因病的易患性是无法预知的，一般只能根据他们婚后所生子女的发病情况作一粗略估计。但是，一个群体的易患性平均值的高低，是可以从该群体某种病的发病率作出估计的。根据多基因病的群体易患性呈正态分布的特性，利用正态分布表，从其发病率就

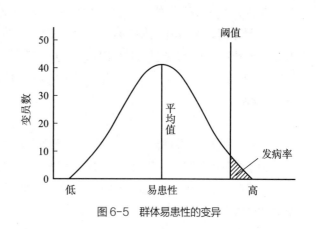

图 6-5　群体易患性的变异

可查出群体的阈值与易患性平均值之间的距离，以正态分布的标准差（σ）作为衡量单位。已知正态分布曲线下的总面积为 1（100%），正态分布中以平均值（μ）为零，在 $\mu \pm 1\sigma$ 范围内的面积占曲线内总面积的 68.28%，此范围以外的面积占 31.72%，左侧和右侧各占约 15.86%；在 $\mu \pm 2\sigma$ 范围内的面积占曲线内总面积的 95.46%，此范围以外的面积占 4.54%，两侧各占约 2.27%；在 $\mu \pm 3\sigma$ 范围内的面积占曲线内总面积的 99.74%，此范围以外的面积占 0.26%，两侧各占约 0.13%（图 6-6）。

　　多基因病易患性的正态分布曲线下的面积代表人群总数（100%），其易患性变异超过阈值的

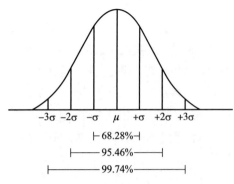

图6-6　正态分布曲线下面积的分布规律

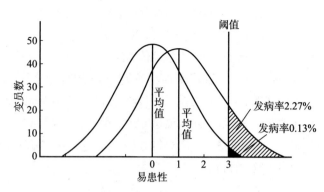

图6-7　群体发病率、阈值与易患性平均值的关系

那部分面积代表患者所占的百分数，即发病率。因此，从一个群体的发病率就可以推知发病阈值与易患性平均值间的距离。例如，某群体冠心病的发病率约为2.27%，那么该群体易患性阈值与平均值相距2σ。又如某群体先天性畸形足发病率是0.13%，则该群体易患性阈值与平均值相距3σ。由此可见，一种多基因病群体发病率越高，易患性阈值距平均值就越近，其群体易患性平均值也就越高；反之，群体发病率越低，易患性阈值距平均值就越远，其群体易患性平均值也就越低（图6-7）。

二、遗传率及其估算

微课6-3
遗传率的计算

在多基因病中，遗传基础和环境因素都起着重要的作用，其中遗传基础即致病基因在多基因病中所起作用的大小，称为遗传率（heritability），一般用百分率（%）来表示。如果某种多基因病的遗传率是100%，则表示这种多基因病的易患性完全由遗传基础决定，环境因素不起作用，这种情况几乎是不存在的。一般遗传率在70%~80%，表明遗传基础在决定患病或易患性变异上起主要作用，而环境因素的影响较小。相反，遗传率在30%~40%就表明遗传基础的作用不显著，而环境因素在决定易患性变异或患病上起重要的作用。

遗传率的表示符号为h^2。计算多基因病遗传率的高低，在临床实践中有重要意义，计算方法有两种。

（一）从群体和患者亲属的发病率计算遗传率

由于多基因病的遗传率与患者亲属发病率、群体发病率相关，Falconer在1965年提出：通过调查患者一级亲属的发病率和一般人群的发病率，算出遗传率。一级亲属发病率越高，遗传率越大。根据数量性状遗传的回归现象，患者易患性和患者亲属易患性呈线性相关，遗传率的计算公式为：

$$h^2 = \frac{b}{r} \tag{1}$$

$$b = \frac{X_g - X_r}{a_g} \tag{2}$$

式中，b为亲属对患者的回归系数，r为亲缘系数（一级亲属1/2，二级亲属1/4，三级亲属1/8），X_g为一般群体易患性平均值与阈值之间的差，X_r为患者亲属易患性平均值与阈值之间的差，a_g表示一般群体易患性平均值与一般群体中患者易患性平均值之间的差，只要调查得到一般群体发病率q_g、患者亲属发病率q_r，查正态分布的X和a值表（表6-1），就可用上述公式计算遗传率。

表 6-1 正态分布的 X 和 a 值表

q/%	X	a	q/%	X	a	q/%	X	a	q/%	X	a	q/%	X	a
0.01	3.719	3.960	0.39	2.661	2.969	0.77	2.423	2.753	1.15	2.273	2.618	1.53	2.162	2.518
0.02	3.540	3.790	0.40	2.652	2.962	0.78	2.418	2.748	1.16	2.270	2.616	1.54	2.160	2.515
0.03	3.432	3.687	0.41	2.664	2.954	0.79	2.414	2.744	1.17	2.267	2.612	1.55	2.157	2.513
0.04	3.353	3.613	0.42	2.636	2.947	0.80	2.409	2.740	1.18	2.264	2.609	1.56	2.155	2.511
0.05	3.291	3.554	0.43	2.628	2.939	0.81	2.404	2.736	1.19	2.260	2.606	1.57	2.152	2.508
0.06	3.239	3.507	0.44	2.620	2.932	0.82	2.400	2.732	1.20	2.257	2.603	1.58	2.149	2.506
0.07	3.195	3.464	0.45	2.612	2.925	0.83	2.395	2.728	1.21	2.254	2.600	1.59	2.147	2.504
0.08	3.156	3.429	0.46	2.605	2.918	0.84	2.391	2.724	1.22	2.251	2.597	1.60	2.144	2.502
0.09	3.121	3.397	0.47	2.597	2.911	0.85	2.387	2.720	1.23	2.248	2.594	1.61	2.142	2.499
0.10	3.090	3.367	0.48	2.590	2.905	0.86	2.382	2.716	1.24	2.244	2.591	1.62	2.139	2.497
0.11	3.062	3.341	0.49	2.583	2.898	0.87	2.378	2.712	1.25	2.241	2.589	1.63	2.137	2.495
0.12	3.036	3.317	0.50	2.576	2.892	0.88	2.374	2.708	1.26	2.238	2.586	1.64	2.135	2.493
0.13	3.012	3.294	0.51	2.569	2.886	0.89	2.370	2.704	1.27	2.235	2.583	1.65	2.132	2.491
0.14	2.989	3.273	0.52	2.562	2.880	0.90	2.366	2.701	1.28	2.232	2.580	1.66	2.130	2.489
0.15	2.968	3.258	0.53	2.556	2.873	0.91	2.361	2.697	1.29	2.229	2.578	1.67	2.127	2.486
0.16	2.948	3.234	0.54	2.549	2.868	0.92	2.357	2.693	1.30	2.226	2.575	1.68	2.125	2.484
0.17	2.929	3.217	0.55	2.543	2.862	0.93	2.353	2.690	1.31	2.223	2.572	1.69	2.122	2.482
0.18	2.911	3.201	0.56	2.536	2.856	0.94	2.349	2.686	1.32	2.220	2.570	1.70	2.120	2.480
0.19	2.894	3.185	0.57	2.530	2.850	0.95	2.346	2.683	1.33	2.217	2.567	1.71	2.118	2.478
0.20	2.878	3.170	0.58	2.524	2.845	0.96	2.342	2.679	1.34	2.214	2.564	1.72	2.115	2.476
0.21	2.863	3.156	0.59	2.518	2.839	0.97	2.338	2.676	1.35	2.211	2.562	1.73	2.113	2.474
0.22	2.848	3.142	0.60	2.512	2.834	0.98	2.334	2.672	1.36	2.209	2.559	1.74	2.111	2.472
0.23	2.843	3.129	0.61	2.506	2.829	0.99	2.330	2.669	1.37	2.206	2.557	1.75	2.108	2.470
0.24	2.820	3.117	0.62	2.501	2.823	1.00	2.326	2.665	1.38	2.203	2.554	1.76	2.106	2.467
0.25	2.807	3.104	0.63	2.495	2.818	1.01	2.323	2.662	1.39	2.200	2.552	1.77	2.104	2.465
0.26	2.794	3.093	0.64	2.489	2.813	1.02	2.319	2.658	1.40	2.197	2.549	1.78	2.101	2.463
0.27	2.782	3.081	0.65	2.484	2.808	1.03	2.315	2.655	1.41	2.194	2.547	1.79	2.099	2.461
0.28	2.770	3.070	0.66	2.478	2.803	10.4	2.312	2.652	1.42	2.192	2.544	1.80	2.097	2.459
0.29	2.759	3.060	0.67	2.473	2.798	1.05	2.308	2.649	1.43	2.189	2.542	1.81	2.095	2.457
0.30	2.748	3.050	0.68	2.468	2.793	1.06	2.304	2.645	1.44	2.186	2.539	1.82	2.092	2.455
0.31	2.737	3.040	0.69	2.462	2.798	1.07	2.301	2.642	1.45	2.183	2.537	1.83	2.090	2.453
0.32	2.727	3.030	0.70	2.457	2.784	1.08	2.297	2.639	1.46	2.181	2.534	1.84	2.088	2.451
0.33	2.716	3.021	0.71	2.452	2.779	1.09	2.294	2.636	1.47	2.178	2.532	1.85	2.086	2.449
0.34	2.706	3.012	0.72	2.447	2.775	1.10	2.290	2.633	1.48	2.175	2.529	1.86	2.084	2.447
0.35	2.697	3.003	0.73	2.442	2.770	1.11	2.287	2.630	1.49	2.173	2.527	1.87	2.081	2.445
0.36	2.687	2.994	0.74	2.437	2.766	1.12	2.283	2.627	1.50	2.170	2.525	1.88	2.079	2.444
0.37	2.678	2.986	0.75	2.432	2.761	1.13	2.280	2.624	1.51	2.167	2.522	1.89	2.077	2.442
0.38	2.669	2.978	0.76	2.428	2.757	1.14	2.277	2.621	1.52	2.165	2.520	1.90	2.075	2.440

续表

q/%	X	a	q/%	X	a	q/%	X	a	q/%	X	a	q/%	X	a
1.91	2.073	2.438	4.9	1.655	2.071	8.7	1.359	1.820	12.5	1.150	1.647	16.3	0.982	1.511
1.92	2.071	2.436	5.0	1.645	2.063	8.8	1.353	1.815	12.6	1.146	1.643	16.4	0.978	1.508
1.93	2.068	2.434	5.1	1.635	2.054	8.9	1.347	1.810	12.7	1.141	1.639	16.5	0.974	1.504
1.94	2.066	2.432	5.2	1.626	2.046	9.0	1.341	1.804	12.8	1.136	1.635	16.6	0.970	1.501
1.95	2.064	2.430	5.3	1.616	2.038	9.1	1.335	1.799	12.9	1.131	1.631	16.7	0.966	1.498
1.96	2.062	2.428	5.4	1.607	2.030	9.2	1.329	1.794	13.0	1.126	1.627	16.8	0.962	1.495
1.97	2.060	2.426	5.5	1.598	2.023	9.3	1.323	1.789	13.1	1.122	1.623	16.9	0.958	1.492
1.98	2.058	2.425	5.6	1.589	2.015	9.4	1.317	1.784	13.2	1.117	1.620	17.0	0.954	1.489
1.99	2.056	2.423	5.7	1.580	2.007	9.5	1.311	1.779	13.3	1.112	1.616	17.1	0.950	1.485
2.0	2.054	2.421	5.8	1.572	2.000	9.6	1.305	1.774	13.4	1.108	1.612	17.2	0.946	1.482
2.1	2.034	2.403	5.9	1.565	1.993	9.7	1.299	1.769	13.5	1.103	1.608	17.3	0.942	1.479
2.2	2.014	2.386	6.0	1.555	1.985	9.8	1.239	1.765	13.6	1.098	1.606	17.4	0.938	1.476
2.3	1.995	2.369	6.1	1.546	1.978	9.9	1.287	1.760	13.7	1.094	1.601	17.5	0.935	1.473
2.4	1.977	2.353	6.2	1.538	1.971	10.0	1.282	1.755	13.8	1.089	1.597	17.6	0.931	1.470
2.5	1.960	2.338	6.3	1.530	1.964	10.1	1.276	1.750	13.9	1.085	1.593	17.7	0.927	1.467
2.6	1.943	2.323	6.4	1.522	1.957	10.2	1.270	1.746	14.0	1.080	1.590	17.8	0.923	1.464
2.7	1.927	2.309	6.5	1.514	1.951	10.3	1.265	1.741	14.1	1.076	1.586	17.9	0.919	1.461
2.8	1.911	2.295	6.6	1.506	1.944	10.4	1.259	1.736	14.2	1.071	1.583	18.0	0.915	1.458
2.9	1.896	2.281	6.7	1.499	1.937	10.5	1.254	1.732	14.3	1.067	1.579	18.1	0.912	1.455
3.0	1.881	2.268	6.8	1.491	1.931	10.6	1.248	1.727	14.4	1.063	1.575	18.2	0.908	1.452
3.1	1.866	2.255	6.9	1.483	1.924	10.7	1.243	1.723	14.5	1.058	1.572	18.3	0.904	1.449
3.2	1.852	2.243	7.0	1.476	1.918	10.8	1.237	1.718	14.6	1.054	1.568	18.4	0.900	1.446
3.3	1.838	2.231	7.1	1.468	1.912	10.9	1.232	1.714	14.7	1.049	1.565	18.5	0.896	1.443
3.4	1.825	2.219	7.2	1.461	1.906	11.0	1.227	1.709	14.8	1.045	1.561	18.6	0.893	1.440
3.5	1.812	2.208	7.3	1.454	1.899	11.1	1.221	1.705	14.9	1.041	1.558	18.7	0.889	1.437
3.6	1.799	2.197	7.4	1.447	1.893	11.2	1.216	1.701	15.0	1.036	1.554	18.8	0.885	1.434
3.7	1.787	2.186	7.5	1.440	1.887	11.3	1.211	1.696	15.1	1.032	1.551	18.9	0.882	1.431
3.8	1.774	2.175	7.6	1.433	1.881	11.4	1.206	1.692	15.2	1.028	1.548	19.0	0.878	1.428
3.9	1.762	2.165	7.7	1.426	1.876	11.5	1.200	1.688	15.3	1.024	1.544	19.1	0.874	1.425
4.0	1.751	2.154	7.8	1.419	1.870	11.6	1.195	1.684	15.4	1.019	1.541	19.2	0.871	1.422
4.1	1.739	2.144	7.9	1.412	1.864	11.7	1.190	1.679	15.5	1.015	1.537	19.3	0.867	1.420
4.2	1.728	2.135	8.0	1.405	1.858	11.8	1.185	1.675	15.6	1.011	1.534	19.4	0.863	1.417
4.3	1.717	2.125	8.1	1.398	1.853	11.9	1.180	1.671	15.7	1.007	1.531	19.5	0.860	1.414
4.4	1.706	2.116	8.2	1.392	1.847	12.0	1.175	1.667	15.8	1.003	1.527	19.6	0.856	1.411
4.5	1.695	2.106	8.3	1.385	1.842	12.1	1.170	1.663	15.9	0.999	1.524	19.7	0.852	1.408
4.6	1.685	2.097	8.4	1.379	1.836	12.2	1.165	1.659	16.0	0.994	1.521	19.8	0.849	1.405
4.7	1.675	2.088	8.5	1.372	1.831	12.3	1.160	1.655	16.1	0.990	1.517	19.9	0.845	1.403
4.8	1.665	2.080	8.6	1.366	1.825	12.4	1.155	1.651	16.2	0.986	1.514	20.0	0.842	1.400

q/%	X	a	q/%	X	a	q/%	X	a	q/%	X	a	q/%	X	a
20.1	0.838	1.397	20.9	0.810	1.375	28.0	0.583	1.202	36.0	0.358	1.039	44.0	0.151	0.896
20.2	0.834	1.394	21.0	0.806	1.372	29.0	0.553	1.180	37.0	0.332	1.020	45.0	0.126	0.880
20.3	0.831	1.391	22.0	0.772	1.346	30.0	0.524	1.159	38.0	0.305	1.002	46.0	0.100	0.863
20.4	0.827	1.389	23.0	0.739	1.320	31.0	0.496	1.138	39.0	0.279	0.984	47.0	0.075	0.846
20.5	0.827	1.386	24.0	0.706	1.295	32.0	0.468	1.118	40.0	0.253	0.966	48.0	0.050	0.830
20.6	0.820	1.383	25.0	0.674	1.271	33.0	0.440	1.097	41.0	0.228	0.948	49.0	0.025	0.814
20.7	0.817	1.381	26.0	0.643	1.248	34.0	0.412	1.075	42.0	0.202	0.931	50.0	0.000	0.798
20.8	0.813	1.378	27.0	0.613	1.225	35.0	0.385	1.058	43.0	0.176	0.913			

例1 先天性房间隔缺损在一般群体中的发病率为 1/1 000。有人调查 100 个患者家系发现，患者的一级亲属共有 669 人（双亲 200 人、同胞 279 人、子女 190 人），其中 22 人发病。求先天性房间隔缺损的遗传率。

解：一般群体发病率：$q_g=1/1\ 000 \times 100\%=0.1\%$

一级亲属发病率：$q_r=22/669 \times 100\% =3.3\%$

由表 6-1 查得 X 和 a 的值：$X_g=3.090$，$a_g=3.367$，$X_r=1.838$，代入公式（2）

$$b=\frac{X_g-X_r}{a_g}=\frac{3.090-1.838}{3.367}=0.372$$

已知一级亲属的亲缘系数 $r=0.5$，代入公式（1）

$$h^2=b/r=0.372/0.5=0.744=74.4\%$$

因此，先天性房间隔缺损的遗传率为 74.4%，说明该病是一种主要由遗传基础决定的多基因病。

如果未知一般人群的发病率，可设立与病例组匹配的对照组，调查对照组亲属的发病率，用下列公式计算回归系数 b：

$$b=\frac{p_c(X_c-X_r)}{a_c} \tag{3}$$

式中，$p_c=1-q_c$，q_c 为对照组亲属发病率，X_c 为对照组亲属中的易患性平均值与阈值之间的差，a_c 为对照组亲属易患性平均值与对照组亲属中患者易患性平均值之间差。只要调查得到对照组亲属发病率和患者亲属的发病率，就可用公式（3）计算遗传率。

例2 有人调查肾结石患者的一级亲属 1 437 人，其中发病 36 人；另外又调查了年龄和性别与患者相对应的对照组的一级亲属 1 473 人，其中发病 6 人。计算该病的遗传率。

解：患者一级亲属发病率：$q_r=36/1\ 437 \times 100\%=2.5\%$

对照组一级亲属发病率：$q_c=6/1\ 473 \times 100\%=0.4\%$

$$p_c=1-q_c=1-0.004=0.996$$

由表 6-1 查得 X 和 a 的值：$X_r=1.960$，$X_c=2.652$，$a_c=2.962$，代入公式（3）

$$b=\frac{p_c(X_c-X_r)}{a_c}=\frac{0.996 \times (2.652-1.960)}{2.962}=0.23$$

已知一级亲属的亲缘系数 $r=0.5$，代入公式（1）

$$h^2=b/r=0.23/0.5=0.460=46.0\%$$

肾结石的遗传率为 46.0%，这说明遗传基础在决定该病发病上所起的作用较小，受环境影响较大。

（二）从双生子的患病一致率计算遗传率

此方法由 Holgiger 在 1929 年根据"遗传率越高的疾病，单卵双生的患病一致率与双卵双生患病一致率相差越大的原理"而提出。由于单卵双生两人具有完全相同的遗传结构，某种疾病的遗传因素越重要，单卵双生发病的一致率就越高。所谓患病一致率，是指双生子中一个患某种疾病，另一个也患同样疾病的频率。其遗传率的计算公式为：

$$h^2 = \frac{C_{MZ} - C_{DZ}}{100 - C_{DZ}}$$

式中，C_{MZ} 为单卵双生子的患病一致率（%），C_{DZ} 为双卵双生子的患病一致率（%）。

例 3 临床上对精神分裂症的调查表明，在 25 对单卵双生子中，共同患病的有 20 对；在 20 对双卵双生子中，共同患病的有 2 对，计算该病的遗传率。

解： 单卵双生子的患病一致率：$C_{MZ} = 20/25 \times 100\% = 80\%$

双卵双生子的患病一致率：$C_{DZ} = 2/20 \times 100\% = 10\%$

$$h^2 = \frac{C_{MZ} - C_{DZ}}{100 - C_{DZ}} = \frac{80 - 10}{100 - 10} = 0.78 = 78\%$$

结果表明，在精神分裂症中，遗传基础所起的作用大于环境因素。

表 6-2 是一些常见的多基因病和先天畸形的群体发病率和遗传率。应当注意的是，遗传率是估计值，是由特定的环境和特定的人群发病率估算得到的，不适宜用到其他人群和其他环境。另外，遗传率是群体统计量，对一个个体毫无意义。如果某种多基因病的遗传率是 50%，并不是说某个患者的发病一半由遗传基础决定，一半由环境因素决定，而是说在这种疾病的总变异中，一半与遗传变异有关，一半与环境因素有关。此外，遗传率估计值会有取样误差，因此，一般只能说某种疾病的遗传率是高的，另一种疾病的遗传率是低的。

表 6-2　常见多基因病和先天畸形的群体发病率和遗传率

研究进展 6-1
我国科学家发现麻风病易感基因

疾病与畸形	群体发病率 /%	患者一级亲属发病率 /%	遗传率 /%
哮喘	4.0	20	80
精神分裂症	1.0	10	80
先天性巨结肠	0.02	先证者：男性 2，女性 8	80
唇裂 ± 腭裂	0.17	4	76
腭裂	0.04	2	76
先天性幽门狭窄	0.3	先证者：男性 2，女性 10	75
1 型糖尿病	0.2	2 ~ 5	75
2 型糖尿病	2 ~ 3		35
先天性髋关节脱位	0.2	先证者：男性 4，女性 1	70
强直性脊柱炎	0.2	先证者：男性 7，女性 2	70
冠心病	2.5	7	65
原发性高血压	4 ~ 8	12 ~ 30	60
无脑畸形	0.2	2	60
脊柱裂	0.3	4	60
消化性溃疡	4.0	8	37

三、多基因病的遗传特点

多基因病与单基因病相比，有明显不同的遗传特点，除具有数量性状遗传的特点外，还具有如下特点。

（1）每种多基因病的群体发病率均高于 0.1%。

（2）多基因病有家族聚集倾向，患者亲属的发病率高于群体发病率，同胞中的发病率低于1/2 或 1/4，不符合任何一种单基因遗传方式。

（3）近亲婚配时，子女的发病风险增高，但不如 AR 遗传显著，这与多对基因的累加效应有关。

（4）亲属级别降低时，患者亲属的发病风险也随之迅速下降，并向群体发病率靠拢。在群体发病率低的病种中，这种特征更为显著（表 6-3）。这与单基因病中亲属级别每降低一级，发病风险降低 1/2 的情况不同。

表 6-3　亲属级别和发病率之间的关系

亲属级别	马蹄内翻足	唇裂 ± 腭裂	先天性髋关节脱位（女）	先天性幽门狭窄（男）
群体发病率	0.001	0.001	0.002	0.005
单卵双生	0.3（×300）	0.4（×400）	0.4（×200）	0.15（×30）
一级亲属	0.025（×25）	0.04（×40）	0.05（×25）	0.05（×10）
二级亲属	0.005（×5）	0.007（×7）	0.006（×3）	0.025（×5）
三级亲属	0.002（×2）	0.003（×3）	0.004（×2）	0.007 5（×1.5）

注：括号内数字表示一般群体发病率的倍数。

（5）发病率有明显的种族或民族差异（表 6-4），这说明不同种族或民族的基因库是不一样的。

表 6-4　一些多基因病群体发病率的种族差异

疾病名称	中国汉族	美国白种人
脊柱裂	0.003	0.002
无脑儿	0.006	0.005
唇裂 ± 腭裂	0.001 7	0.001
先天性畸形足	0.014	0.055
先天性髋关节脱位	0.01	0.007

四、影响多基因病再发风险估计的因素

多基因病由于涉及多种遗传基础和环境因素，发病机制比较复杂，在估计多基因病的再发风险时，不能像单基因病那样按其遗传方式推算其发病风险，但可以从以下几方面考虑。

（一）一般群体发病率和遗传率的关系

在多基因病中，群体易患性和患者一级亲属的易患性都是正态分布的，但在数量上不同，患者一级亲属的发病率要比群体发病率高（图 6-8）。在许多多基因病中，群体发病率为 0.1%～1%，遗传率为 70%～80%，患者一级亲属的发病率（f）可用 Edwards（1960）公式计算，即 $f=\sqrt{P}$（P 为群体发病率），利用此公式可以估计多基因病的再发风险。例如，唇裂在我国人群中的发病率为 0.17%，其遗传率为 76%，那么患者一级亲属的发病率 $f=\sqrt{0.0017}\approx4.1\%$。又如先天性髋关节脱位，在一般人群的发病率为 0.2%，遗传率为 70%，患者一级亲属发病率 $f=\sqrt{0.002}\approx4.5\%$。因此，知道了群体的发病率和遗传率，即可对患者一级亲属发病率作出适当估计。

但是，如果一种病的遗传率高于 80% 或群体发病率高于 1%，则患者一级亲属发病率将大于群体发病率的开方值（$\sqrt{P}$）；如果一种病的遗传率低于 70% 或群体发病率低于 0.1%，则患者一级亲属发病率小于群体发病率的开方值（$\sqrt{P}$），Edwards 公式就不适用，此时可用一般群体的发病率、遗传率和患者一级亲属发病率相互关系的图解（图 6-9）来推算，根据已知的群体发病率和遗传率，从图解中查出患者一级亲属的发病风险。例如，原发性高血压的群体发病率约为 6%，遗传率为 60%，查图 6-9 中患者的一级亲属发病风险约为 14%，如果采用公式计算，$f=\sqrt{P}=\sqrt{0.06}=24.5\%$，就比实际发病风险偏高。

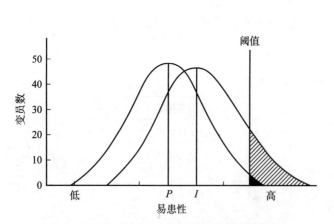

图 6-8　群体发病率与患者一级亲属发病率的比较
P：群体易患性平均值　　I：一级亲属易患性平均值

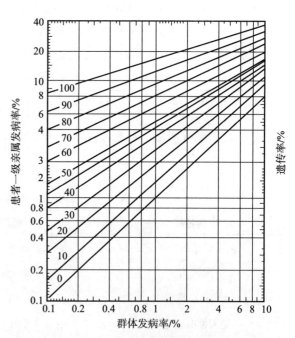

图 6-9　患者一级亲属发病率与遗传率、群体发病率的关系
斜线代表遗传率的百分数

（二）家庭中患病人数与再发风险的关系

一个家庭中，患同一种多基因病的人数越多，说明该家系成员具有的易感基因也越多，再发风险就越高，与家庭中患病人数呈正相关。例如，一对表型正常的夫妇如果生了一个唇裂患儿，表明他们带有一定数量的易感基因，再生唇裂患儿的风险就为 4%；如果第二胎又是唇裂患儿，说明这对夫妇带有更多的易感基因，他们的易患性更接近阈值，由于多基因的累加效

应，再发风险会增高，第三胎再生患儿的风险就上升到10%左右。在单基因病中，由于双亲的基因型已定，不论已生出几个患儿，再发风险都是1/2或1/4，不会因为已生出几个患儿而改变。

表6-5是根据双亲和同胞中已患病的人数，来估计多基因病的再发风险。例如，精神分裂症的遗传率为80%，群体发病率为1.0%，一个患精神分裂症的母亲生育了一个孩子，已患病，如果再生一个孩子，将来患精神分裂症的风险由表可估计出为18%。

表6-5　多基因病再发风险估计

双亲患病数		0			1			2		
一般群体发病率 /%	遗传率 /%	患者同胞数			患者同胞数			患者同胞数		
		0	1	2	0	1	2	0	1	2
1.0	100	1	7	14	11	24	34	63	65	67
	80	1	6	14	8	18	28	41	47	52
	50	1	4	8	4	9	15	15	21	26
0.1	100	0.1	4	11	5	16	26	62	63	64
	80	0.1	3	10	4	14	23	60	61	62
	50	0.1	1	3	1	3	9	7	11	15

（三）病情严重程度与再发风险的关系

由于多基因病的遗传基础是微效基因，患者病情越严重，说明患者带有的易感基因就越多，其同胞中再发风险就越高；与病情较轻的患者相比，其父母也必然带有较多的易感基因，其易患性更加接近阈值。所以，再次生育时的风险也相应地增高。例如，患者为一侧唇裂，其同胞的再发风险为2.46%；患者为一侧唇裂加腭裂，其同胞的再发风险为4.21%；患者为双侧唇裂加腭裂，其同胞的再发风险为5.74%。这一点与单基因病也不一样，在单基因病中，不论病情的轻重，只是表现度的差异，一般不会影响其再发风险，即仍是1/2或1/4。

（四）发病率有性别差异时与再发风险的关系

当一种多基因病的群体发病率有性别差异时，说明不同性别的易患性阈值是不一样的（图6-10），群体发病率高的性别阈值低，如果患病，其子女的再发风险低；相反，在群体发病率低的性别中，由于阈值高，一旦患病，其子女的再发风险相对增高，这种现象称为卡特效应（Carter effect）。这是由于在群体发病率低的性别中，患者带有较多的易感基因，其子女带有较多的易感基因超过阈值而发病，与其性别相反的后代尤其明显。相反，在群体发病率高的性别中，患者带有的易感基因较少，其子女发病风险将会降低。

例如，某群体先天性幽门狭窄的男性发病率为0.5%，女性发病率为0.1%。男性发病率高于女性5倍，即男性的易患性阈值低于女性。如果是男性患者，儿子的患病率为5.5%，女儿的患病率为2.4%；相反，如为女性患者，儿子

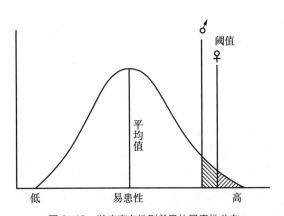

图6-10　发病率有性别差异的易患性分布

的患病率为 19.4%，女儿为 7.3%。

综上所述，在估计多基因病的再发风险时，必须考虑各方面因素，具体分析，综合判断，才能得出较为切合实际的结论。

第三节　常见多基因病

深入学习 6-1
多基因病诊断策略

临床上常见的对人类健康危害较大的疾病，如糖尿病、原发性高血压、哮喘、精神分裂症、消化性溃疡、冠心病、先天性巨结肠、帕金森病、阿尔茨海默病等，已经证实这些疾病有遗传基础，并有家族聚集的倾向，属于多基因病的范畴。随着分子遗传学的研究进展，以及全基因组关联分析（genome wide association study，GWAS）技术对复杂疾病或性状相关的易感基因的研究，这些常见病、多发病的遗传机制有了新的发现，为多基因病易感基因的定位带来了希望。

一、精神分裂症

精神分裂症（schizophrenia）是一种慢性的、功能逐渐丧失的精神障碍，其病因尚未完全阐明，人群患病率约为 1%，遗传率为 80%，多于青壮年发病，男性和女性的发病率相同，但是男性的平均发病年龄较女性早，以行为紊乱、言语凌乱、情感淡漠和认知障碍为主要临床表现，有种族和地域的差异，心理、社会等环境因素对于发病也有影响，严重威胁人类的身心健康，给家庭和社会带来沉重负担。

精神分裂症由于遗传异质性，其遗传基础的研究受到了挑战，通过连锁分析和关联研究已发现了相当多的易感基因，但重复性较差。随着基因芯片技术的发展，2007 年 GWAS 技术用于精神分裂症的研究，发现集落刺激因子 2 受体 α（colony stimulating factor 2 receptor，alpha，CSF2RA）基因附近的 rs4129148 与疾病的发生相关，进一步对该位点附近的区域进行测序后，发现 CSF2RA 和白介素 3α 基因的单倍型及罕见突变与精神分裂症的发生相关。据研究显示已发现并定位与精神分裂症相关的基因有 100 多个，大多数分布于常染色体上。这些基因的多态性、突变或特定的基因型与精神分裂症具有不同强度的相关性。有报道，中国汉族人群大样本 GWAS已经鉴定出 6p21-p22.1 和 11p11.2，8p12 的 rsl6887244 及 1q24.2 的 rs10489202 与精神分裂症显著相关，为揭示精神分裂症发病机制提供了直接的遗传学证据。

二、糖尿病

糖尿病（diabetes mellitus，DM）是严重危害人类健康的全球性常见的内分泌代谢性疾病，以持续高血糖为基本生化特征，主要是由于体内胰岛素分泌绝对缺少或身体对胰岛素的需求量增多而造成的胰岛素相对不足，从而导致血糖升高、糖尿、糖耐量降低和胰岛素释放反应异常。临床上患者常表现为多食、多饮，随病程进展可出现心血管、肾、眼及周围神经等病变，最终导致组织器官严重并发症的一种综合病症。糖尿病是一组与环境和遗传有关的复杂的糖代谢紊乱性疾病。目前我国糖尿病的发病率高达 9.7%，严重危害着人们的身体健康。

1 型糖尿病（type 1 diabetes，T1D）是由于分泌胰岛素的胰岛 B 细胞的自身免疫破坏引起的胰岛素分泌障碍，是获得性胰腺或内分泌障碍引起的胰岛素分泌不足。属于 1 型糖尿病的患者不足 10%。GWAS 研究发现多个与 T1D 相关的位点，其中有多个与已知的 T1D 易感基因有关，如定位于 6p21.3 的人类白细胞抗原（HLA）、*IFIH1*、*CTLA4* 等。

课程思政案例 6-2
唐代医学家王焘对糖尿病诊治的贡献

2 型糖尿病的发病机制涉及胰岛 B 细胞数目减少、胰岛素分泌缺陷和（或）终末器官对胰岛素产生抗性。随着人类基因组计划的完成和功能基因组学研究的开展及 GWAS 技术的应用，一系列 2 型糖尿病相关易感基因被发现并引起人们的关注。这些基因区域定位于人类的多条染色体上，相关的基因有：钙蛋白酶 10 基因（*CAPN10*，2q37.1）、葡萄糖转运子 10 基因（*GLUT10*，20q13.1）、胰岛素受体基因（*INSR*，19p13.2）、胰岛素受体底物基因（*IRS-1*，2q36；*IRS-2*，13q2.6）、胰岛素抵抗因子基因（*Resistin*，19q13.3）和脂联素基因（*Adiponectin*，3q27）等。已发现的 3 个全新的遗传学变异区域与 2 型糖尿病密切相关，即周期蛋白依赖性激酶（CDK）抑制因子 2A 和 2B（*CDKN2A/CDKN2B*，9p21.3）、胰岛素样生长因子 2 结合蛋白 2（*IGF2BP2*，3q27.2），CDK5 调节亚基相关蛋白 –1（*CDKAL1*，6p22.3）。研究表明，在不同地域和不同种族间，其易感基因谱是有区别的，说明不同地域由于环境因素差异、不同种族由于遗传背景不同，造成了糖尿病易感基因谱的差异。

三、原发性高血压

高血压（hypertension）可分为原发性高血压及继发性高血压两类，其中原发性高血压占总高血压患病率的 95% 以上，即通常说的高血压。原发性高血压是多基因、多因素引起的具有很强遗传异质性的疾病。高血压以动脉血压持续升高为主要特征，可并发心脏、血管、脑与肾等靶器官损害，以及代谢改变的临床综合征。高血压的遗传率为 60%，影响了全球 20%～30% 人口的健康，致使全球每年超过 1 000 万人死于其相关性疾病，其中我国达 200 多万。识别和克隆原发性高血压易感基因可阐明原发性高血压的遗传本质和发病机制，对该病的临床治疗、预后判断、早期检出及预防有重大影响。采用 GWAS 技术，发现高血压候选基因不下 200 个，涉及肾素 – 血管紧张素 – 醛固酮系统、交感神经系统、下丘脑 – 垂体轴、内皮素、激肽释放酶 – 激肽系统、类固醇激素、前列腺素、生长因子和激素、细胞内信使、脂质代谢、糖代谢、载脂蛋白和离子通道或转运体等多个系统或功能，研究较多的是肾素 – 血管紧张素 – 醛固酮系统。按种族及染色体的定位，其中 rs17249754、rs1378942 和 rs11191548 位点报道的频率最高。

高血压是受多因素影响的疾病，与基因、肥胖、饮食中盐摄入量和压力等都有关，肾素 – 血管紧张素 – 醛固酮系统的过度激活是主要机制之一，其中，位于 17q23 的血管紧张素转化酶（ACE）基因、位于 3q21-25 的血管紧张素 Ⅱ 1 型受体基因（AT1R）、位于 8q24.3 的醛固酮合成酶基因的多态性在高血压和心血管疾病发生发展中起重要作用。由于高血压的遗传异质性及诸多因素影响，使得高血压易感基因的研究在不同地区、不同人群中不易重复。

研究进展 6-2
冠心病

四、哮喘

哮喘也称支气管哮喘（bronchial asthma），是一种慢性气道炎症性疾病，它的临床表现为支气管收缩异常导致的反复发作性喘息和胸闷，是世界范围内严重威胁公众健康的慢性呼吸系统疾病。据世界卫生组织公布的《全球哮喘负担报告》显示，全球有 3 亿以上哮喘患者，仅我国就有约 3 000 万。哮喘是遗传因素和环境因素共同作用引起的多基因复杂性疾病。变应原、刺激性气体、运动等环境因素是导致哮喘发生的重要病因，但是遗传因素决定个体对哮喘的易感性。双生子研究发现，哮喘的遗传率高达78%。通过GWAS已经确定了多个哮喘易感基因分布在常染色体上，并已确定200多个与哮喘有关的候选基因。从功能上看，这些基因涉及免疫识别、炎症反应、上皮修复和胞内信号转导等生物学活动。研究较多的哮喘易感基因有Toll样受体（TLR）、人白细胞抗原Ⅱ类（HLA Ⅱ）、肿瘤坏死因子α（TNF-α）、IL-4和IL-13、解整合素-金属蛋白酶家族（ADAM33）等的基因。

由于哮喘的复杂性导致关联研究的重复性差，随着研究数据的积累，以及新的研究策略和研究手段的应用，哮喘易感基因的认识必将不断深入，从而推动哮喘的早期诊断、新药的研发及哮喘的个体化治疗。

（肖福英　付　灿）

复习思考题

1. 试比较质量性状与数量性状遗传的异同点。

2. 某种疾病的群体发病率为0.17%，现调查80名患者的一级亲属，他们的发病情况如下：

患者亲属	人数	发病人数
父母	160	5
同胞	240	9
子女	45	6

请问：①此病属于单基因遗传还是多基因遗传？根据是什么？②如果是多基因病，计算该病的遗传率。

3. 估计多基因病的发病风险时，应考虑哪些情况？

4. 多基因病的特征有哪些？

网上更多……

本章小结　　开放性讨论　　自测题　　教学PPT

第七章
线粒体遗传与线粒体遗传病

关键词

线粒体 DNA   母系遗传   异质性   同质性

阈值效应   复制分离   遗传瓶颈   线粒体遗传病

一位 15 岁的男孩临床表型复杂，伴有生长停滞、发育迟缓、认知障碍、甘氨酸水平升高和神经性聋等症状。其母患有 2 型糖尿病和耳聋。经检测该男孩外周血线粒体 DNA 存在 MT-TL1 基因 *A3243G* 异质性突变，据此确诊该男孩患有一种由线粒体 DNA 点突变引起的线粒体病。*A3243G* 与多种表型有关，甚至在同一家系，不同家族成员的表型也有所不同。为什么发生在线粒体 DNA 的同一种突变会导致不同个体产生不同表型？希望通过本章关于线粒体 DNA 的结构和遗传特征、线粒体突变的主要类型、线粒体遗传病的特点和常见线粒体遗传病的学习，你能明白产生这类问题的原因。

思维导图

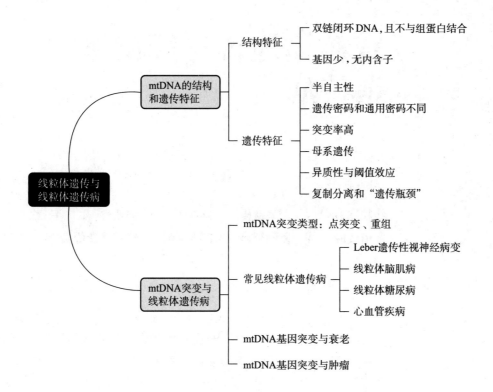

线粒体遗传与线粒体遗传病

mtDNA的结构和遗传特征
- 结构特征
  - 双链闭环DNA，且不与组蛋白结合
  - 基因少，无内含子
- 遗传特征
  - 半自主性
  - 遗传密码和通用密码不同
  - 突变率高
  - 母系遗传
  - 异质性与阈值效应
  - 复制分离和"遗传瓶颈"

mtDNA突变与线粒体遗传病
- mtDNA突变类型：点突变、重组
- 常见线粒体遗传病
  - Leber遗传性视神经病变
  - 线粒体脑肌病
  - 线粒体糖尿病
  - 心血管疾病
- mtDNA基因突变与衰老
- mtDNA基因突变与肿瘤

线粒体是真核细胞内氧化磷酸化和 ATP 形成的主要场所，与活性氧（reactive oxygen species，ROS）产生、细胞氧化还原、信号转导、细胞凋亡调控和基因表达调节有关，参与生物体的进化、发育、遗传、代谢和衰老等生命活动。线粒体有自己的 DNA 和遗传体系。1963 年，S. Nass 首次在鸡卵母细胞中发现线粒体 DNA（mitochondrial DNA，mtDNA）。同年，Schatz 在纯化的酵母细胞线粒体中分离到完整的 mtDNA。此后人们在线粒体中又发现了各种 RNA 及 DNA 聚合酶、核糖体和氨基酸活化酶等进行 DNA 复制、转录和蛋白质翻译的全部分子。几乎每个人体细胞中都含有线粒体，其分布和数量因组织和细胞类型而异。平均每个细胞有 200 个线粒体，每个线粒体中又有 2～10 个 mtDNA 拷贝，所以，每个细胞中就有多个 mtDNA 拷贝。因此，mtDNA 的遗传不遵循孟德尔遗传规律。1981 年，Anderson 等测定了人类线粒体基因组全部核苷酸序列。mtDNA 突变率较高，有些突变会降低线粒体功能，导致相关疾病。1987 年，Wallace 等发现 Leber 遗传性视神经病变的发生与 mtDNA 突变有关。目前已经证实人类多种疾病与 mtDNA 突变有关。截至 2022 年 1 月，已确定由 mtDNA 突变导致的线粒体病有 71 种。

第一节　mtDNA 的结构和遗传特征

mtDNA 是人类基因组的重要组成部分。mtDNA 基因数量有限，编码线粒体中部分蛋白质和全部 tRNA、rRNA，对线粒体甚至整个细胞的生命活动起重要作用。与核 DNA（nuclear DNA，nDNA）相比，mtDNA 具有不同的结构和功能特征。

一、mtDNA 的结构特征

mtDNA 是独立于染色体外、位于线粒体中的 DNA。人类 mtDNA 为裸露共价闭合双链环状结构，不与组蛋白结合，由 16 569 bp 组成（图 7-1）。根据其转录产物在 CsCl 中密度的不同，mtDNA 分为重链（H 链）和轻链（L 链）。外环为重链，内环为轻链。mtDNA 两条链的碱基组成差异较大，H 链富含鸟嘌呤，L 链富含胞嘧啶。人类 mtDNA 包含 37 个基因，分别编码 13 种多肽链、22 种 tRNA 和 2 种 rRNA（12S 和 16S rRNA）。mtDNA 基因排列非常紧凑，但有一个长 1～2 kb 的非编码区，称为控制区，也称为取代环或 D 环（D-loop），与 DNA 复制起始有关。除 D 环外，整个 mtDNA 的基因之间无间隔区，基因中亦无内含子，甚至有基因重叠现象，即两个或两个以上的基因共有一段 DNA 序列。mtDNA 具有两个复制起始点，即 H 链的复制起始点（O_H）和 L 链的复制起始点（O_L），分别启动 H 链和 L 链的复制。

二、mtDNA 的遗传特征

与 nDNA 不同，mtDNA 具有一些显著的遗传特征。mtDNA 的遗传特征主要有半自主性、遗传密码和通用密码不同、突变率高、母系遗传、异质性与阈值效应和复制分离与"遗传瓶颈"等。

（一）半自主性
线粒体有自己的 DNA 和遗传体系，能够进行 mtDNA 的复制、转录和蛋白质翻译，但因

动画 7-1
线粒体内的电子传递

动画 7-2
线粒体 ATP 的形成

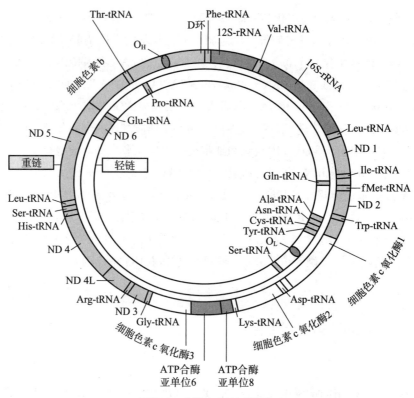

图 7-1　人类 mtDNA 的结构

课程思政案例 7-1
刘如谦团队的无需 CRISPR 系统的线粒体精准基因编辑技术

mtDNA 的基因数量有限，合成的蛋白质数量非常少，绝大部分大分子复合物是 nDNA 编码的。组成线粒体的蛋白质有 1 500 多种，呼吸链 – 氧化磷酸化系统有 80 多种蛋白质亚基，mtDNA 只能合成其中 13 种；线粒体核糖体蛋白质、氨酰 tRNA 合成酶及许多结构蛋白质，都由 nDNA 编码，在细胞质中合成后，以特定方式和途径转运至线粒体。此外，mtDNA 的转录还受 nDNA 调控，由 nDNA 编码的转录活化因子和协同活化因子是 mtDNA 转录的主要调控因子。因此，mtDNA 具有半自主性。

（二）遗传密码和通用密码不同

nDNA 密码是一套通用密码，但是真核生物线粒体的一些密码却不同于通用密码。在人类 mtDNA 密码中，有 4 个密码子的含义和通用密码不同。① UGA 不是终止密码子，而是色氨酸的密码子。② AGA、AGG 不是精氨酸的密码子而是终止密码子。③ AUA 是起始甲硫氨酸的密码子。此外，线粒体的 tRNA 简并性较强，仅用 22 个 tRNA 就可识别 48 个密码子。

（三）突变率高

mtDNA 的结构特点及所在位置使其具有突变率较高的特征。mtDNA 的突变率较 nDNA 的突变率高 10～20 倍。原因如下：① mtDNA 分子上无核苷酸结合蛋白，缺乏组蛋白保护及完整的突变修复功能。②与 nDNA 不同，人类线粒体基因排列非常紧凑，除与 mtDNA 复制及转录有关的一小段区域外，无内含子序列。在 37 个基因之间，基因间隔区总共只有 87 bp，仅占 mtDNA 总长的 0.5%，有些基因之间没有间隔，有时有基因重叠，因此，mtDNA 的任何突变都会累及基因组中一个重要功能区域。③ mtDNA 存在于线粒体基质内或依附于线粒体内膜，接近电子传递系统，后者持续产生大量氧自由基，而线粒体本身不能合成谷胱甘肽以清除过氧化物对 DNA 产生的破坏。④ mtDNA 复制频率较 nDNA 高，而参与 mtDNA 合成的 DNA 聚合酶 γ 较参与 nDNA 合成的 DNA 聚合酶 α、β 识别能力低，易发生复制错误。⑤细胞中的 mtDNA 的拷贝数多，且每个 mtDNA 的任何碱基都可能发生突变。mtDNA 的高突变率不但产生大量致病突变体，还产生更多的序列多态性（如作为遗传学标记的单核苷酸多态性位点）。

（四）母系遗传

母系遗传（maternal inheritance）是指只有母亲能将其 mtDNA 分子传递给所有子女，再通过女儿传给其后代（图 7-2）。母系遗传不同于经典的孟德尔遗传。发生于生殖细胞系的 mtDNA 突变可引起母系家族性疾病，而发生在发育过程中或体细胞中的 mtDNA 突变则会引起散发性疾病，同时引起 mtDNA 突变携带者年龄相关的氧化磷酸化活性降低。

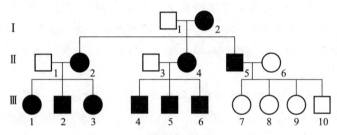

图 7-2　一例线粒体遗传病患者的系谱

（五）异质性与阈值效应

细胞内线粒体的数量因细胞类型而异，在 1～50 万个不等。每个线粒体中含有一个或数个 mtDNA 分子，平均 5～10 个。细胞分裂时，这些 mtDNA 又被随机分配到子细胞中。mtDNA 突变率较高，突变可以发生在成千上万个 mtDNA 分子上，由此产生了突变比例介于 0～100% 的 mtDNA 突变体。如果同一组织或细胞只具有一种 mtDNA，而且全部是突变型 mtDNA 或全部是野生型 mtDNA，就称为同质性（homoplasmy）；如果同一组织或细胞同时含有突变型和野生型 mtDNA，则称为异质性（heteroplasmy）。mtDNA 的突变可以发生在编码区，也可以发生在非编码区，编码区的突变通常与线粒体遗传病相关。由于编码区和非编码区突变率及选择压力不同，人类 mtDNA 编码区的突变高发于 D 环区。

微课 7-1
线粒体的异质性与阈值效应

在异质性细胞中，突变型与野生型 mtDNA 的比例决定了个体是否出现线粒体遗传病及其临床表型。当异质性 mtDNA 突变型的比例较低时，与突变型 mtDNA 共存的野生型 mtDNA 会发挥足够的补偿作用，以维持线粒体呼吸链的功能。然而，当 mtDNA 突变体的比例超过一定范围，野生型 mtDNA 的数量不足以维持呼吸链的功能时，组织或器官就会出现异常，这种现象被称为阈值效应（threshold effect）。人体不同组织、器官对 mtDNA 突变的易感性存在差异，能量需求高的部位（如骨骼肌、脑、心、肾小管和内分泌腺）容易受突变影响，较低的突变型 mtDNA 比例就能引起临床症状；能量需求低的部位（如肺、皮肤和韧带）对突变不敏感，较高的 mtDNA 突变型比例才能引发异常情况。阈值是一个相对概念，易受突变类型、组织、年龄变化的影响，且个体差异较大。如在一例肌阵挛性癫痫伴破碎红纤维（myoclonus epilepsy with ragged-red fibers，MERRF）患者的系谱中（图 7-3），当 mtDNA 突变型的比例达到或超过 85% 时才发病，MERRF 在该家系的阈值即为 85%。细胞中突变 mtDNA 随年龄增加而逐渐积累，因而线粒体遗传病常表现为与年龄相关的渐进性加重。在另一个 MERRF 家系中，有 85% 突变 mtDNA 的个体在 20 岁时症状很轻微，但在 60 岁时临床症状却相当严重。

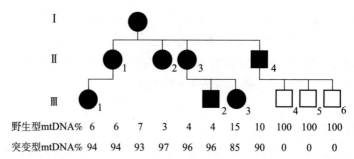

野生型mtDNA%   6   6   7   3   4   4   15   10   100   100   100

突变型mtDNA%   94   94   93   97   96   96   85   90   0   0   0

图7-3　一例肌阵挛性癫痫伴破碎红纤维（MERRF）患者的系谱（患者均具有母系来源的突变型mtDNA）

微课7-2
复制分离与"遗传
瓶颈"

（六）复制分离与"遗传瓶颈"

mtDNA在有丝分裂和减数分裂期间都要经过复制分离。细胞分裂时，复制后的野生型mtDNA和突变型mtDNA发生分离，随机地分配到子细胞中，使子细胞中有不同比例的突变型mtDNA。在连续分裂过程中，异质性细胞中突变型mtDNA和野生型mtDNA的比例会发生漂变，向同质性的方向发展。

异质性细胞中mtDNA突变型的比例在不同世代交替间变化显著。人类每个卵细胞中大约有10万个线粒体，但只有极少部分（2～200个）可以随机进入成熟的卵细胞传给子代，这种卵细胞形成期mtDNA数量剧减的过程称为"遗传瓶颈"（genetic bottle neck）。通过"遗传瓶颈"的mtDNA经过复制、扩增，构成子代mtDNA的主要类型。因此，同一母系家族成员间的表型、同一患者不同组织细胞间突变型与野生型mtDNA的比例时常会迥然不同。对于具有mtDNA异质性的女性，瓶颈效应限制了其向下一代传递mtDNA的数量及种类，结果产生了异质mtDNA的数量及种类各不相同的卵细胞，造成子代个体间明显的异质性差异，甚至同卵双生子也可表现为不同的异质性水平。因此，一位线粒体遗传病的女性患者或女性携带者可将数目不定的突变mtDNA传递给子代，子代之间异质性的mtDNA的种类、水平可以不同（图7-4）。由于阈值效应，子女中得到较多突变mtDNA者将发病，反之则病情较轻或不发病。如果卵母细胞保留下来较高比例的突变型mtDNA，由这个卵母细胞受精发育而来的后代就更易出现线粒体遗传病。

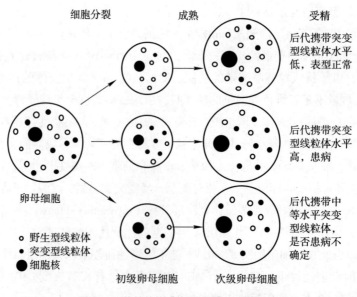

图7-4　线粒体的"遗传瓶颈"与复制分离

第二节　mtDNA 突变与线粒体遗传病

mtDNA 突变率非常高。自 1987 发现第一个 mtDNA 突变以来，已发现 400 多个点突变、200 多种缺失和重排与疾病相关。mtDNA 基因突变可影响氧化磷酸化功能，使 ATP 合成减少。当线粒体不能为细胞（组织）提供足够能量时，则可引起细胞发生功能异常甚至坏死，导致一些组织和器官功能减退，出现相应的临床症状。

线粒体病（mitochondrial disease, mitochondrial disorder）是线粒体结构和功能异常引起的一大类异质性病变。广义的线粒体遗传病（mitochondrial genetic disease）是指以线粒体功能异常为病因学核心的一大类疾病，包括线粒体基因组、核基因组的遗传缺陷及两者之间的通信缺陷；狭义的线粒体遗传病是指 mtDNA 突变所致的线粒体功能异常引起的疾病。通常所指的线粒体遗传病为狭义的线粒体遗传病。1988 年，Holt 等在一些自发性神经肌肉疾病患者中发现 mtDNA 大片段缺失。随后，Wallace 等从一种母系遗传性视神经病变患者中发现 mtDNA 点突变。这些致病性突变的发现标志着人们开始从分子水平认识线粒体遗传病的发生机制。至今，已发现 250 多种 mtDNA 点突变和不计其数的 mtDNA 重组突变与人类疾病相关。这些疾病与线粒体功能障碍有关，包括不同形式的耳聋、神经病变、肌病、糖尿病和帕金森病等。一些 mtDNA 突变可引起全身症状，如线粒体脑肌病伴高乳酸血症和卒中样发作（mitochondrial encephalomyopathy with lactic acidosis and stroke-like episode，MELAS）、肌阵挛性癫痫伴破碎红纤维、Kearns–Sayre 综合征。而一些 mtDNA 突变只引起特定组织发病，如 Leber 遗传性视神经病变、糖尿病和心肌肥大等。在一些患者中，不同 mtDNA 突变可导致相同疾病，例如 mtDNA G11778A、T14484C 点突变均可导致 Leber 遗传性视神经病变；相反，相同 mtDNA 突变也可引起不同疾病，尤其是常见的 tRNA$^{Leu(UUR)}$ 基因 *A3243G*，该突变可以引起线粒体脑肌病伴高乳酸血症和卒中样发作、糖尿病、感音神经性聋、妊娠期高血压和进行性眼外肌麻痹等多种疾病。

一、mtDNA 突变的类型

导致线粒体功能异常的 mtDNA 突变主要有点突变和重组两大类。致病性 mtDNA 突变一般具有以下特点：①突变位点在进化上较为保守，突变导致核苷酸或氨基酸替换，或基因编码产物的生物学功能丧失。②突变导致的生化损伤和疾病的临床表型能够分离。③当突变是异质性突变时，组织损伤程度与 mtDNA 突变型比例呈一定的正相关。

（一）点突变

已知由 mtDNA 突变所引起的疾病中，2/3 的点突变发生在与线粒体蛋白质翻译有关的 tRNA 或 rRNA 基因，使 tRNA 或 rRNA 结构异常，影响 mtDNA 编码的全部多肽链的翻译过程，导致呼吸链中多种酶合成障碍。发生点突变的位置不同，所产生的遗传效应也不同。通常情况下，超过阈值的错义突变与一些线粒体病的发生有关，有些同义突变也可导致线粒体病。

1. 错义突变

错义突变通常发生在 mtDNA 蛋白质编码序列上，导致所编码的氨基酸发生改变。发生于

mRNA 相关基因的点突变，可导致多肽链合成过程中的错义突变，进而影响氧化磷酸化相关酶的结构及活性，降低细胞氧化磷酸化功能。Leber 遗传性视神经病变（Leber hereditary optic neuropathy，LHON）是第一个被鉴定出与 mtDNA 点突变有关的母系遗传疾病。已发现引起 LHON 的多个 mtDNA 突变均为点突变，如 G11778A（又称为 Wallace 突变）使 ND4 第 340 位上高度保守的精氨酸被组氨酸取代，改变了 ND4 的空间构型，导致 NADH 脱氢酶活性降低和线粒体产能效率降低，视神经细胞退行性病变、死亡。

与点突变相关的人类遗传性疾病主要有 LHON、线粒体脑肌病伴高乳酸血症和卒中样发作（MELAS）、肌阵挛性癫痫伴破碎红纤维（MERRF）、神经性肌无力 – 共济失调 – 色素性视网膜炎（NARP）、母系遗传 Leigh 综合征（MILS）、母系遗传糖尿病伴耳聋综合征（MIDD）、氨基糖苷类诱导性聋或非综合征性耳聋（NSHL）、心肌病和肌红蛋白尿等。此外，mtDNA 点突变还与一些代谢疾病（如高血压、糖尿病和高胆固醇血症等）和神经变性疾病（如帕金森病和阿尔茨海默病等）的易感性有关。

深入学习 7-1
链霉素与耳聋

2. 蛋白质生物合成相关基因突变

此类突变多为 tRNA 基因突变。tRNA 是蛋白质翻译系统的重要组成部分，负责将对应的氨基酸载入核糖体并使之参与新生肽链的合成。tRNA 的反密码子与 mRNA 上密码子之间的相互识别是维持这个过程高保真性的重要原因。tRNA 的重要特征之一是其分子内部含有很高比例的修饰碱基。哺乳动物线粒体野生型 tRNA$^{Leu(UUR)}$ 和 tRNA^{Lys} 分子反密码子摆动位点的尿嘧啶（U）上存在特殊的碱基（牛磺酸）修饰。tRNA$^{Leu(UUR)}$ 摆动位点修饰为识别 UUG 密码子所必需，摆动位点修饰缺失的 tRNA^{Lys} 突变体不能识别对应的密码子，进而破坏 tRNA 在蛋白质翻译过程中的解码功能。mt-tRNA$^{Leu(UUR)}$ 基因的点突变 A3243G 及 tRNA^{Lys} 基因 A8344G 等突变可使相应 mt-tRNA 上该摆动位点的碱基修饰消失。

mt-tRNA 基因虽然只占 mtDNA 基因组的 10%，但在已经发现的与疾病相关的 mtDNA 突变中，约有 40% 的突变位于 mt-tRNA 上。mt-tRNA 基因突变所导致的疾病更具系统性临床特征，并与线粒体肌病相关。大多 MELAS 病例是由 mt-tRNA$^{Leu(UUR)}$ 基因的异质性突变 A3243G 引起的。A3243G 还能导致母系遗传糖尿病伴耳聋综合征（MIDD）。tRNA^{Lys} 基因 A8344G 点突变是与 MERRF 相关的最为常见的 mtDNA 突变。

发生于 rRNA 基因的点突变也与线粒体病的发生有关。mt-12S rRNA 基因是与耳聋相关的一个突变热点，该基因的一些点突变，如 A1555G、T961C 和 C1494T 等，能够引发氨基糖苷类诱导性聋（aminoglycoside induced deaf）。

（二）重组

mtDNA 的重组包括缺失和重复。发生重组的 mtDNA 片段长度可在 1 bp 至几千碱基对，重组主要分为大片段缺失和重复，以缺失较为常见。大片段缺失往往涉及多个基因，导致线粒体氧化磷酸化功能严重下降。大片段缺失一般只有一处，但其大小和位置在个体间的差异很大，现已发现一百多种缺失。这些缺失都在重链和轻链之间，且缺失区的侧翼有重复序列。大约 1/3 的患者可见位于 8 468—13 446 碱基 4 977 bp 的缺失，其断裂点在 ATPase8 和 ND5 基因内，缺失两端有 13 bp 的重复序列，常伴有 tRNA 基因缺失。大片段 mtDNA 缺失影响呼吸链 4 种复合物的合成。这种大片段缺失通常与一些典型的疾病表型有关，如 Kearns-Sayre 综合征（KSS）、Pearson 综合征、慢性进行性眼外肌麻痹（CPEO）和 Pearson 骨髓 – 胰腺综合征。重组也涉及糖尿病、听力丧失和几乎所有线粒体脑肌病。

单个大片段 mtDNA 重组可能形成于卵子发生时期或胚胎发育早期。与大片段缺失 / 重复相关的疾病大多为散发性，且再发风险小。单发的片段缺失或重复多为散发性；而多发的大片段缺失或 mtDNA 数量的减少可为常染色体显性或隐性遗传，即提示该病是核基因缺陷所致的线粒体功能障碍。

根据线粒体所处的细胞不同，可将线粒体 DNA 突变分为体细胞突变和生殖细胞突变。体细胞 mtDNA 突变一般是散发的、无家族史，氧化磷酸化能力随年龄的增加而衰退，其主要是伴随生殖细胞 mtDNA 突变起作用。生殖细胞 mtDNA 突变可分轻型、中型和重型 3 种。轻型突变通常有亚临床的氧化磷酸化能力下降，随着年龄增长而产生的体细胞突变积累，常出现老年化的器官病变。中型突变就是常说的线粒体遗传病，呈母系遗传。重型突变一般是致死的。

二、常见的线粒体遗传病

线粒体病是一类多系统疾病，任何年龄均可发病，临床表现复杂多样，表型差异明显，大多累及多个器官，因中枢神经和骨骼肌对能量的依赖性最强，故临床症状以中枢神经系统和骨骼肌病变为特征。如病变以中枢神经系统为主，则称为线粒体脑病；如病变以骨骼肌为主，则称为线粒体肌病；如病变同时涉及中枢神经系统和骨骼肌，则称为线粒体脑肌病。

线粒体遗传病的表型变化大，发病机制十分复杂。因突变 mtDNA 的异质性程度和组织分布不同，同一突变可导致不同表型，不同突变也可引起同一表型。如 ATPase6 基因低比例 T8993G 点突变可导致神经性肌无力 – 共济失调 – 色素性视网膜炎（NARP），高比例突变（ >90% ）则引发 Leigh 综合征；低比例 A3243G 导致母系遗传性糖尿病和耳聋，而高比例 A3243G 则可导致 MELAS。mtDNA 的不同突变，如 mt-11778、mt-4160、mt-3460、mt-7444、mt-14484 和 mt-15257 均可导致 Leber 遗传性视神经病变，即使是相同突变体，其外显率在不同个体间也存在差异。

（一）Leber 遗传性视神经病变

Leber 遗传性视神经病变（LHON，OMIM#535000）是 1871 年由眼科医师 Theodor Leber 首次报道并命名的，是最常见、最经典的线粒体遗传病之一。LHON 是首次发现的 mtDNA 点突变引起的疾病，在线粒体疾病研究史上有重要的历史意义。

LHON 主要表现为视神经和视网膜神经元退化，故又称为 Leber 视神经萎缩。LHON 的主要症状为双侧视神经严重萎缩引起的急性或亚急性的无痛双侧性中心视力丧失，一般双眼同时发病。发病年龄为 18 ~ 30 岁，患者多为男性（80% ~ 90%），男女患者性别比因种族不同而有差异。不完全外显和性别偏好（gender bias）是该病的两大特性。LHON 女性患者或突变携带者的后代均遗传了致病性突变，但并非所有后代都会发病，临床称为不完全外显；而且男性突变携带者的发病率高于女性，即性别偏好。一般女性发病年龄较男性晚，病情较为严重，预后也较男性患者差。

导致 LHON 的 mtDNA 突变均为点突变，其中最早发现、最重要的是 G11778A（ND4），此外还有 G14459A（ND6）、G3460A（ND1）、T14488C（ND6）和 G15257A（Cytb）等 50 余种。超过 95% 的 LHON 患者主要由 3 个 mtDNA G11778A、G3460A 和 T14488C 的原发突变引起，这 3 个突变均位于呼吸链复合体 Ⅰ 的亚基，并且可以导致其功能损伤。11778 位点编码 NADH– 辅酶 Q 复合物亚单位 ND4 第 340 位的精氨酸，这是一个极为保守的氨基酸，在电子传递过程中具有重要功能。G11778A 降低了电子传递效率，减少了视神经 ATP 供给，导致视神经功能下降，最终引起视神经萎缩、死亡。

引起 LHON 的 mtDNA 突变可分为 4 组：主要突变组，包括 G3460A、G11778A 和 T14484C；罕见突变组，包括 G14459A 和 G3635A；可能突变组，有 11 个位点；伴发突变组，有 9 个位点。这些突变基因主要位于 mtDNA 的 NADH 脱氢酶。大约 50% 的 LHON 患者存在 G11778A。除 3 个原发 mtDNA 突变、罕见致病性 mtDNA 突变及原发突变的异质性外，mtDNA 的继发突变和 mtDNA 单倍型类群（haplogroup）等因素都可能影响 LHON 的发病。线粒体 DNA 单倍型类群是指共享一组相同古老变异的 mtDNA 世系构成的特定的 mtDNA 遗传背景。mtDNA G11778A 突变携带者的发病受多个位于呼吸链复合体 I 和 III 变异联合作用的影响，具有特定单倍型（5244-13708-15257-15812）的欧洲人群 LHON 发病率高于正常人，单倍型类群 M7b1'2 明显增加中国人 LHON 的发病，而类群 M8a 则起保护效应。

虽然 LHON 是典型的线粒体遗传病，但核基因和环境因素也影响 LHON 的发病。

LHON 相关突变体的外显率变化很大，不同的突变体有不同的外显率，即使相同突变体的外显率在不同个体间也存在差异。LHON 家系中 mtDNA 可有多个突变点，并且可发现两个以上突变的协同致病作用。如 mtDNA 单倍型类群 M7b1'2 可以显著增加突变 G11778A 的临床外显率，同时携带原发突变 G11778A 和 T593C 的 LHON 家系发病率要高于只携带突变 G11778A 的患者。此外，由 T14488C 突变所致 LHON，患者预后较其他突变引起的 LHON 要好，约 37% 患者自愈；而 G11778A 突变导致的失明预后最差，自愈率仅为约 4%。

课程思政案例 7-2
中国学者开创世界首个及全球最大样本 LHON 基因治疗试验

PCR-SSCP 分析是检测 mtDNA 片段序列变化或突变的一种简单而灵敏的基因突变的筛选方法。目前，对于 LHON，尚无明确有效的治疗方法，主要是通过一些神经营养及保护剂（如维生素 B$_{12}$）、抗氧化剂（如维生素 C）和血管扩张剂的联合使用对其进行治疗，但是治疗效果却各不相同，甚至同一家系中对不同个体治疗效果都会有差异。

（二）线粒体脑肌病

线粒体脑肌病（mitochondrial encephalomyopathies，ME）是一类少见的由线粒体结构和（或）功能异常所导致的以脑和肌肉受累为主的多系统疾病。因患者各种组织内 mtDNA 的突变类型、分布各不相同，其临床症状亦有所不同。神经系统主要临床表现有眼外肌麻痹、卒中、癫痫反复发作、肌阵挛、偏头痛、共济失调、智能障碍及视神经病变等，其肌肉损害主要表现为骨骼肌极度不能耐受疲劳，其他系统表现可有心脏传导阻滞、心肌病、糖尿病、肾功能不全、假性肠梗阻和身材矮小等。

线粒体脑肌病的主要临床类型有以下几种。

1. 肌阵挛性癫痫伴破碎红纤维

1980 年，Fukuhara 报道了肌阵挛性癫痫伴破碎红纤维（MERRF）（OMIM#545000），该病具有多系统功能紊乱的特点，主要有 4 个特征：肌阵挛、全身性癫痫、小脑性共济失调、破碎红纤维。其他临床表现包括智力低下、耳聋、眼震颤、深感觉障碍、视神经萎缩及身材矮小等。5 ~ 50 岁均可发病，通常 10 ~ 20 岁发病。实验室检查可见血乳酸及丙酮酸升高，肌酸激酶增高；肌活检可显示特殊染色的红色肌纤维，称为"破碎红纤维"，提示线粒体有异常。

图 7-1
破碎红纤维

MERRF 为罕见疾病，*TK*、*TL1*、*TH* 和 *TS1* 基因突变均可导致 MERRF。超过 80% 的 MERRF 是由 *TK* 基因突变所致。*TK* 基因编码 tRNA 赖氨酸（Lys），最常见突变位点为 mtDNA A8344G，少数为 mtDNA T8356C、A8296G、G8363A 和 G12147A。mtDNA A8344G 损坏了 tRNA^{Lys}

中与核糖体连接的 TψC 环，影响氧化磷酸化复合体 I 和复合体Ⅳ的合成，造成氧化磷酸化功能下降，导致患者多系统病变。

MERRF 患者 mtDNA 发病阈值与发病年龄有关。年龄较小时，其发病阈值较高；年龄较大时，发病阈值较低。如对于 20 岁以下的个体，当突变 mtDNA 达到 95% 以上时会表现全部 MERRF 症状，突变 mtDNA 为 85% 时表型正常；对于 60 岁以上的个体，突变 mtDNA 为 63% 时表现为中度 MERRF 症状，突变 mtDNA 为 85% 时则表现严重 MERRF 症状。

2. 线粒体脑肌病伴高乳酸血症及卒中样发作

线粒体脑肌病伴高乳酸血症及卒中样发作（MELAS）（OMIM#540000）是一种神经退行性线粒体脑肌病，发病年龄在 2~15 岁，也可发生于婴儿和成人。早期症状包括肌肉无力及疼痛、周期性头痛、食欲减退、呕吐和痉挛。多数患者 40 岁前有中风发作伴随暂时性单侧肌无力、意识改变、视力异常、癫痫和剧烈偏头痛。反复中风发作可进行性损伤大脑，导致失明、运动障碍和痴呆。

MELAS 患者脑和肌肉的小动脉和毛细血管管壁有大量形态异常的线粒体聚集。由于异常线粒体不能代谢丙酮酸，导致大量丙酮酸生成乳酸在血液和体液中积累，因此多数 MELAS 患者具有乳酸血症。

MELAS 可由 mtDNA tRNA^{Leu}、tRNA^{Phe}、tRNA^{Val}、tRNA^{Lys}、COXⅢ、ND1、ND5 和 rRNA 等基因的点突变或是细胞色素 b 基因的小范围缺失而引发。至少有 31 个 mtDNA 突变与 MELAS 相关，其中 80% 的 MELAS 患者为 tRNA$^{Leu(UUR)}$ 基因 A3243G 点突变所致，少数患者为 tRNA$^{Leu(UUR)}$ 基因 3271、3252 或 3291 位点突变所致。15% 的 MELAS 患者由 T3271C 和 A3252G 突变引起，现不断发现与该病相关新的突变。

MELAS 具有异质性，同一位点的突变可导致不同的临床症状，不同位点的突变也可引起相同的临床症状。此外，肌肉组织中 mtDNA 突变率不同，临床表型有所不同。如肌肉组织中 mtDNA A3243G 突变率在 40%~50% 时表现为慢性进行性眼外肌瘫痪、肌病和耳聋；当该突变率达到 90% 时，患者出现复发性休克、痴呆、癫痫和共济失调等症状。

> 临床聚焦 7-1
> MELAS 型线粒体脑肌病一例

3. Kearns–Sayre 综合征和慢性进行性眼外肌麻痹

Kearns–Sayre 综合征（KSS）（OMIM#530000）和慢性进行性眼外肌麻痹（chronic progressive external ophthalmoplegia，CPEO）（OMIM#557000）是同一疾病的两种不同类型。1958 年，Kearns–Sayre 报道了表现为视网膜色素变性、眼外肌麻痹和心脏传导阻滞三联征的 KSS。多在 20 岁前发病，常伴有头痛、肢体无力、矮小和智能低下等其他症状，少数有内分泌功能低下、甲状旁腺功能低下、神经性聋、糖尿病和痴呆等。病情进展较快，多在 20 岁前死于心脏病。肌活检少数患者可见破碎红纤维和异常线粒体。

CPEO 患者以眼外肌麻痹为主要症状，伴上睑下垂和四肢无力，病程进展缓慢，常在青春期或成年发病。

KSS 和 CPEO 患者肌肉细胞中 mtDNA 有大片段缺失，缺失大小和位置在个体间差异很大，有 100 多种，缺失片段在 1.3~8 kb。缺失都发生在 H 及 L 链的复制起始区之间，且缺失侧翼有同向重复序列。1/3 的 KSS 患者可见 mtDNA 8 468—13 446 碱基 4 977 bp 的缺失，侧翼同向重复序列为 13 个碱基（5'-ACCTCCCTCACCA-3'），该缺失断裂点位于 ATPase8 和 ND5 基因内，并伴有 tRNA 基因缺失。最大片段的缺失是 15 945—5 786 碱基 410 kb 的缺失。缺失的 mtDNA 具有明显的复制优势，突变型 >60% 时，可抑制线粒体翻译，酶活性下降。由于涉及多个基因的缺失，患者可出现不同程度的线粒体蛋白质合成缺陷，影响 4 种呼吸链复合体。发生缺失的组织分布与临床表型有关。此外，少数病例可见 mtDNA 点突变，如 tRNA^{Lys}8344 和 tRNA^{Leu}3242。

KSS 病情的严重程度依赖异质性程度及带有缺失 mtDNA 基因组在组织中的分布情况。异质性程度低时仅表现 CPEO，当缺失型 mtDNA > 85% 时即可表现所有 KSS 症状。当造血干细胞中存在大量缺失 mtDNA 时，就会表现出极为罕见、早发、致命性的 Pearson 综合征（PS），PS 表现为缺铁性贫血和胰腺外分泌功能障碍。

4. 神经性肌无力 – 共济失调 – 色素性视网膜炎和 Leigh 综合征

神经性肌无力 – 共济失调 – 色素性视网膜炎（neuropathy, ataxia and retinitis pigmentosa, NARP, OMIM#551500）具有表型异质性，以神经系统受损为主，主要临床表现为色素性视网膜炎、共济失调、发育落后、痴呆、惊厥、近端肢体无力和感觉神经病，发病率约为 1/12 000，多在儿童期及青春期早期发病；Leigh 综合征（Leigh syndrome, OMIM#256000）是以高乳酸血症、低肌张力为主要表现的进行性脑病，主要侵犯婴儿，患儿多在 2 岁内死亡。

NARP 和 Leigh 综合征与 ATP 复合酶的功能受损有关，主要是 mtDNA ATPase6（MT–ATP6）基因 T8993G 位点或 T8993C 所致，将 ATPase 6 亚基 156 位高度保守的亮氨酸改变为精氨酸或脯氨酸，改变了 ATP 合成酶的结构，降低了大脑及视网膜细胞 ATP 合成活性，导致细胞死亡。此外，在 NARP 患者中还发现 T9176C。约 75% NARP 患者可见 T8993G。8%～10% 的 Leigh 综合征患者中亦可见 T8993G，这类患者又被称为母系遗传性 Leigh 综合征（maternally inherited Leigh syndrome, MILS）。

异质性决定了患者临床症状的严重性。个体 mtDNA 突变水平为 70%～90% 时，表现为 NARP；突变水平 > 90% 时，表现为 Leigh 综合征。因此，常可见到同一家系中同时存在 NARP 和 Leigh 综合征。

（三）心血管疾病

一些心血管疾病具有母系遗传的特征。目前已经发现多个 mtDNA 突变，包括 mtDNA rRNA 和 tRNA 编码区的 12S rRNA A1555G、tRNA$^{Leu(UUR)}$ A3260 和 C3303T、tRNA^{Lys} A8348G 等。

1. 肥厚型心肌病与扩张型心肌病

肥厚型心肌病（hypertrophic cardiomyopathy, HCM）的临床表现多样，从无症状到轻度胸闷、心悸再到恶性心律失常、心力衰竭，甚至猝死等。HCM 是儿童及青年人猝死最常见原因之一。mt–tRNA^{Leu} 基因 A3243G 突变会引起母系遗传性线粒体肥厚型心肌病。扩张型心肌病（dilated cardiomyopathy, DCM）是一种多病因的疾病，20%～35% 的扩张型心肌病与遗传因素有关。扩张型及肥厚型心肌病患者组织中常见多种 mtDNA 缺失突变，最常见的是位于 8 637—16 073 碱基的 7 436 bp 片段缺失，该片段缺失可造成呼吸链酶复合物功能严重障碍、ATP 生成显著减少，如 mtDNA 突变积累到一定程度，当细胞产生能量低于组织、器官发挥功能所需的最低阈值时，心脏功能将会出现不可逆转的衰竭。此外，心力衰竭及冠心病患者的心肌细胞中还存在 mtDNA 4 977 bp、7 436 bp 和 10 472 bp 缺失同时增加的情况。

2. 高血压

高血压为多基因遗传病，部分患者具有母系遗传的特征，mtDNA 突变可能在高血压的发病机制中发挥重要作用，这些基因缺陷包括 tRNA^{Met} A4435G、tRNA^{Ile} A4263G、tRNA^{Met}/tRNA^{Gln} A4401G 等。由于 mtDNA 突变导致线粒体代谢缺陷，蛋白质合成受损，线粒体氧化磷酸化障碍，ATP 合成下降，活性氧产生增加，最终导致了高血压，尤其是原发性高血压的发生和发展。

携带 mt–tRNA^{Met} A4435G 同质性突变的细胞，线粒体 tRNA^{Met} 下降 40%～50%，由此造成的

tRNA^{Met}代谢缺陷导致线粒体蛋白翻译水平下降约 30%，继而影响了线粒体呼吸链的功能，导致 ATP 合成的减少和活性氧产物的增加。

tRNA^{Ile} A4263G 位点高度保守。A4263G 突变导致 tRNA^{Ile} 水平下降约 46%，蛋白质翻译水平下降约 32%，线粒体翻译的损伤可能也是导致氧呼吸速率下降的主要原因。目前认为 A4263G 突变与原发性高血压有关。

tRNA^{Met}/tRNA^{Gln} A4401G 位点在进化上高度保守。A4401G 导致 tRNA^{Met} 和 tRNA^{Gln} 均下降 30%，蛋白质翻译水平下降约 26%，位于呼吸链中的复合体 I、复合体 III、复合体 IV 的活性均下降 80% 左右。

（四）线粒体糖尿病

线粒体糖尿病（mitochondrial diabetes mellitus，MDM）曾被称为母系遗传糖尿病伴耳聋综合征（maternally inherited diabetes and deafness syndrome，MIDD）（#520000），1992年由 van den Ouweland 等首先报道，后证实其致病原因为 mt-tRNA$^{Leu(UUR)}$ A3243G 突变，我国于 1995 年由项坤三首次报道本病。mt-tRNA$^{Leu(UUR)}$ A3243G 基因突变糖尿病曾作为 2 型糖尿病的一个亚型，目前 WHO 已将其归类于特殊型，即胰岛 B 细胞功能缺陷糖尿病。

MDM 的一般临床表现特点包括母系遗传、发病早和消瘦等。患者发病年龄 ≤ 45 岁，最早在 10 岁起病，平均发病年龄为 33~38 岁。60% 以上的患者伴不同程度的听力障碍，呈双侧高频听力损害，累及耳蜗，听力受损程度不等，耳聋可发生在糖尿病之前或之后。此特征为线粒体糖尿病筛查的重要体征之一。mt-tRNA$^{Leu(UUR)}$ A3243G 突变携带者胰岛功能衰退较普通 2 型糖尿病患者进展明显加快。MDM 患者常伴有其他线粒体病相关的症状，患者可有 MELAS 表现、心肌及视网膜病变，某些成员可仅有糖尿病、耳聋或 MELAS。

引发糖尿病的 mtDNA 突变位点至少有 42 个，其中最常见的突变位点是 mt-tRNA$^{Leu(UUR)}$ A3243G。此外，结构基因（如 ND1、ND2、ND3、ND4、CO II 和 ATPase 等）、tRNA 基因（如 tRNA^{Leu}、tRNA^{Cys}、tRNA^{Ser}、tRNA^{Lys}、tRNA^{Glu} 和 tRNA^{Thr}）和 D 环区基因均发现有诱发糖尿病的点突变，如 ND1 基因 G3316A、T3394C、A3462G，ND4 基因 A12026G 和 D 环区的 T16189C 等。

三、mtDNA 基因突变与衰老

关于衰老的机制，有多种不同的学说。1995 年，Ozawa 提出了衰老的线粒体氧化还原机制，即 mtDNA 的氧化损伤引起 mtDNA 突变的累积，导致能量产出缺陷、衰老和细胞死亡。多种与衰老相关的退行性疾病都与 mtDNA 突变有关，如 2 型糖尿病、阿尔茨海默病、帕金森病和肌萎缩运动型神经障碍等。与衰老相关的 mtDNA 突变主要是缺失、点突变和重排。mtDNA 突变随年龄增长而增多，mtDNA 基因组高突变率常作为衰老过程的潜在生物学标志。

深入学习 7-2
mtDNA 缺失与衰老

深入学习 7-3
mtDNA 点突变与衰老

四、mtDNA 基因突变与肿瘤

肿瘤的发生是一个多步骤、多基因参与的过程，与 mtDNA 的突变有重要关系。

mtDNA 基因编码区的突变能直接影响线粒体电子传递链的氧化磷酸化作用而促进肿瘤发生。已在人类肝癌、结肠癌、胃癌、肺癌、乳腺癌、食管癌、胰腺癌、肾癌、膀胱癌、前列腺癌、卵巢癌及脾淋巴细胞瘤等多种肿瘤及肿瘤细胞株中发现各种类型的 mtDNA 点突变，大多数为异质性突变。肿瘤 mtDNA 突变大部分为基因编码区与 D 环区 T → C 或 G → A 的碱基替换，这种碱基替换由高浓度的 ROS 的氧化损伤所导致。

线粒体微卫星不稳定性（mitochondrial microsatellite instability，mtMSI）是指线粒体基因组内短的碱基序列长度变化。用来检测 mtMSI 最常用的位点为 D303、D514 和 D16184 位点。mtMSI 与 mtDNA 突变有关。mtMSI 是多种肿瘤组织中普遍存在的现象，在恶性肿瘤的癌变过程中起重要作用。

在大多数实体肿瘤中，能量代谢的改变和 mtDNA 拷贝数与氧化磷酸化相关酶活性的降低有着密切的联系。肝癌、肾癌、结肠癌和乳腺癌等多种肿瘤及肿瘤细胞株中 mtDNA 含量和线粒体酶活性降低。80% 的乳腺癌组织 mtDNA 拷贝数低于相应的正常组织。在常见的肾癌（具有侵袭性）、嗜染的肾癌（无侵袭性）和肾嗜酸粒细胞腺瘤中的 mtDNA 含量和线粒体酶的活性均发生了显著改变，线粒体酶活性的降低与肿瘤的类型和分化程度密切相关。

（焦海燕）

临床聚集 7-2
线粒体遗传病的预防——三亲试管婴儿

复习思考题

1. 线粒体基因组的结构特征有哪些？
2. 线粒体基因组的突变率为何高于核基因组的突变率？
3. 线粒体基因组的遗传特征有哪些？

网上更多……

本章小结　　开放性讨论　　自测题　　教学 PPT

第八章

群体遗传学

关键词

群体遗传学	基因库	基因频率	基因型频率
遗传平衡定律	近婚系数	突变率	选择系数
适合度	遗传漂变	遗传负荷	遗传多态性
基因组多态性	单核苷酸多态性	插入缺失多态性	
拷贝数多态性	蛋白质多态性		

葡萄糖 -6- 磷酸脱氢酶缺乏症是一种遗传性溶血性疾病。本病分布于世界各地，估计全世界约有 4 亿人受累。但各地区、各民族（人群）之间的发病率差异很大，多集中于非洲、地中海沿岸、中东、东亚及东南亚、中美及南美洲某些印第安人。我国是本病的高发区之一，患病率呈南高北低的分布特点，为 0.2%～44.8%。主要分布在长江以南各地，以海南、广东、广西、云南、贵州、四川等地为高，北方地区较为少见。很多遗传病的发病率具有地区及种族差异性。你想知道这是为什么吗？答案在本章为你揭晓。

思维导图

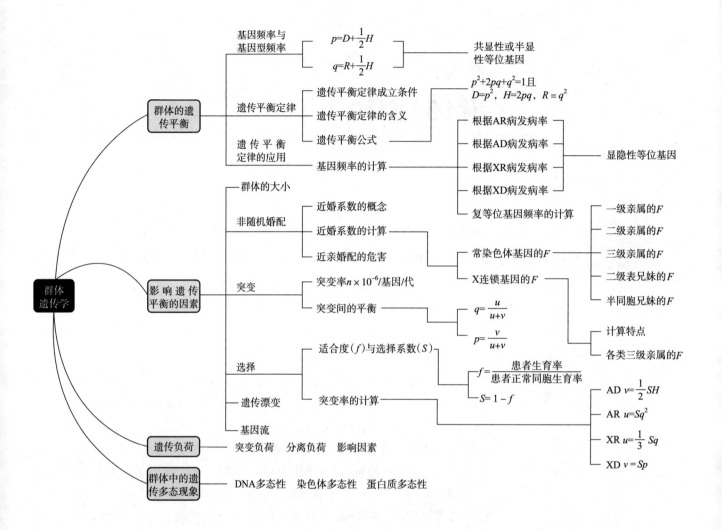

群体（population）是指生活在某一地区内、能够相互杂交或婚配的同一物种的个体群。一个群体所具有的全部遗传信息或基因称为基因库（gene pool）。群体遗传学（population genetics）是研究群体中遗传结构及其变化规律的科学，主要应用数学、统计学方法研究和探讨群体中基因的分布、基因频率和基因型频率的维持和变化。医学群体遗传学侧重研究人类致病基因在群体中的分布和变化特点，进而阐明遗传病在群体中的发生、发展、分布及其流行规律，为遗传病的预防提供有价值的理论依据。

课程思政案例 8-1
中国群体遗传学之父
李景均

第一节　群体的遗传平衡

一、基因频率与基因型频率

基因频率（gene frequency）是指群体中某一基因在该基因座上全部基因中所占的比例，反映了该基因在群体中的相对数量。群体中任何一对基因座上的全部基因频率之和为 1。例如，一对等位基因 A 和 a，其频率分别就是基因 A 和基因 a 在这对等位基因总量中所占的比例。一般显性基因频率用 p 表示，隐性基因频率用 q 表示，且 $p+q=1$。

基因型频率（genotype frequency）是指群体中某种基因型个体占群体总个体数的比例，反映了该种基因型个体在群体中的相对数量，同一基因座的所有基因型频率之和等于 1。例如，一对等位基因 A 和 a，在群体中可组成 3 种基因型，即 AA、Aa 和 aa，这 3 种基因型的频率分别就是 AA 个体、Aa 个体和 aa 个体在群体总个体数量中所占的比例。假设基因型 AA、Aa 和 aa 的频率分别为 D、H 和 R，则 $D+H+R=1$。

在共显性和不完全显性的情况下，群体中的基因型频率就等于表型频率，所以某一基因频率可从调查所得的相关表型频率推算得出。例如，人类的 MN 血型由一对共显性基因 M 和 N 控制，人群中有 MM、MN 和 NN 3 种基因型，形成相应的 3 种表型，即 M 血型、MN 血型和 N 血型。有人在某地区检测了 747 人，检测结果为 M 血型 233 人、MN 血型 385 人、N 血型 129 人。设 M 基因的频率为 p，N 基因的频率为 q，则：

$$p=\frac{233\times2+385}{747\times2}=0.57, \quad q=\frac{129\times2+385}{747\times2}=0.43$$

由于基因型 MM 的频率为 $D=\dfrac{233}{747}=0.312$，基因型 MN 的频率为 $H=\dfrac{385}{747}=0.515$，基因型 NN 的频率为 $R=\dfrac{129}{747}=0.173$，所以，基因频率与基因型频率之间的关系为：

$$p=D+\frac{1}{2}H, \quad q=R+\frac{1}{2}H$$

在完全显性情况下，杂合子（Aa）和显性纯合子（AA）表型相同，这两种基因型无法根据表型区分，故不能利用上述公式计算其基因频率，但可应用遗传平衡定律进行计算。

二、Hardy-Weinberg 平衡定律

英国数学家 G. H. Hardy 和德国医生 W. Weinberg 分别在 1908 年和 1909 年应用数学方法探讨

了基因在群体中的变化规律，并得出了一致结论：在一定条件下，群体中基因频率和基因型频率在一代代的传递中保持不变，这种基因频率和基因型频率在世代传递中不变的规律称为遗传平衡定律（law of genetic equilibrium）或 Hardy–Weinberg 平衡定律（Hardy–Weinberg law）。其一定条件是指：①群体很大。②群体中的个体之间进行随机婚配。③没有突变发生。④没有自然选择现象。⑤没有大规模的迁移等。

在群体中，如果某对等位基因的频率及该对等位基因所组成的各种基因型频率在世代传递中达到了不变的状态，即符合遗传平衡定律，那么这对等位基因就达到了遗传平衡，这个群体就这对等位基因而言是一个遗传平衡群体，否则就是一个不平衡的群体。

假设 A 和 a 是一对等位基因，在 50 万人口的群体中，其中 AA 个体 30 万，Aa 个体 10 万，aa 个体 10 万。基因型 AA、Aa 和 aa 的频率分别为 D=0.60，H=0.20，R=0.20，基因 A 和基因 a 的频率分别为：

$$p=D+\frac{1}{2}H=0.60+\frac{0.20}{2}=0.70, \quad q=R+\frac{1}{2}H=0.20+\frac{0.20}{2}=0.30$$

群体中个体之间的随机婚配实际上就是精子和卵子的随机结合。亲代产生的精子和卵子都有两种类型，即 A 和 a，其频率就是相应的基因频率 p 和 q。精子和卵子随机结合后子一代的类型和频率见表 8-1。

表 8–1　精卵随机结合后子一代的类型和频率

亲代卵子	亲代精子	
	A（p=0.70）	a（q=0.30）
A（p=0.70）	AA（p^2=0.49）	Aa（pq=0.21）
a（q=0.30）	Aa（pq=0.21）	aa（q^2=0.09）

亲代随机婚配后，子一代的基因型有 3 种类型，即 AA、Aa 和 aa，其频率分别为 0.49、0.42 和 0.09，经计算子一代基因 A 和基因 a 的频率分别是 0.70 和 0.30。两代的基因频率和基因型频率的比较显示：亲代在向子一代传递的过程中，基因频率保持不变，但基因型频率发生了变化，说明亲代就这对等位基因而言没有达到遗传平衡。

子一代的基因频率与亲代相同，所以子一代随机婚配后，子二代的基因型频率和基因频率与子一代完全相同，在以后的世代传递中，只要满足遗传平衡定律的条件，基因频率和基因型频率将会保持代代不变的状态。说明从子一代开始及以后的各代都将是遗传平衡群体。

根据上述的推导，可以得出一个非常重要的结论：一个遗传不平衡的群体，只要经过一代随机婚配即可达到遗传平衡。一旦达到平衡之后，基因频率与基因型频率之间具有如下关系：

$$D=p^2, \quad H=2pq, \quad R=q^2, \quad 且 \; p^2+2pq+q^2=1$$

D、H 和 R 分别表示群体在平衡或不平衡任何状态下的基因型 AA、Aa 和 aa 的频率，而 p^2、2pq 和 q^2 则只表示群体在平衡状态下的基因型 AA、Aa 和 aa 的频率，故称 $p^2+2pq+q^2=1$ 为遗传平衡公式。

深入学习 8-1
遗传平衡群体的判断

三、Hardy–Weinberg 平衡定律的应用

目前的群体一般均为遗传平衡群体，故可利用遗传平衡定律计算基因频率。

1. AR 遗传病基因频率计算

AR 遗传病患者是隐性致病基因的纯合子（aa），通过调查得到的群体发病率实际上就是基因型 aa 的频率，即 q^2，可进一步计算出各种基因和基因型频率。

例如，某群体中白化病（AR 遗传病）的群体发病率为 1/10 000，求致病基因和正常基因的频率及各种基因型的频率。

基因型 aa 的频率：q^2=1/10 000=0.000 1

致病基因 a 的频率：$q=\sqrt{1/10\ 000}$ =0.01

正常基因 A 的频率：p=1−0.01=0.99

基因型 AA 的频率：p^2=0.99^2=0.980 1

基因型 Aa 的频率：$2pq$=2×0.99×0.01=0.019 8≈1/50

2. AD 遗传病基因频率计算

由于显性致病基因频率很低，AA 基因型患者微乎其微，可忽略不计。故患者的基因型几乎为 Aa。通过调查得到的 AD 遗传病群体发病率实际上就是基因型 Aa 的频率，即群体发病率 $=H=2pq$，因为 p 值很小，q 值接近于 1，所以：

$$H\approx 2p,\ p=\frac{1}{2}H$$

例如，并指症在某群体中的发病率为 1/2 000，求基因频率。

并指症致病基因 A 的频率：$p=\dfrac{1}{2}H=\dfrac{1}{2}\times 1/2\ 000$=0.000 25

正常等位基因 a 的频率：q=1−p=1−0.000 25=0.999 75

3. XR 遗传病基因频率计算

男性 X 染色体上带有隐性致病基因可直接表现为患者，而基因在群体中又是随机分布的，所以男性的表型频率等于男性相应的基因型频率，同时也等于相应的群体基因频率。通过调查男性的表型频率或某种 XR 遗传病的发病率，就可直接得出群体基因频率。女性有两条 X 染色体，只有隐性致病基因纯合时才发病，所以女性的发病率是男性相应发病率的平方。

例如，我国某地区红绿色盲在男性中的发病率为 7%，由此得出：

红绿色盲致病基因（X^b）的频率：q=0.07

正常等位基因（X^B）的频率：p=1−q=0.93

女性纯合子（X^bX^b）的频率，即女性发病率：q^2=（0.07）^{2}=0.004 9

女性携带者（X^BX^b）的频率：$2pq$=2×0.93×0.07=0.13

在发病率较低的 XR 遗传病中，男性患者与女性携带者之比为 $q/2pq\approx 1/2$，即约 2/3 的 X 连锁隐性致病基因以杂合子形式存在于女性中；男女患者之比为 q/q^2=1/q，男性发病率显著高于女性，且致病基因频率越低，男性患者的相对比例越高。

4. XD 遗传病基因频率计算

XD 遗传病男性发病率就等于相应的显性致病基因频率（p）；女性有两条 X 染色体，任意一条带有显性致病基因均可患病，故女性发病率为：p^2+2pq。男女患病比例为：

$$\frac{p}{p^2+2pq}=\frac{1}{p+2q}=\frac{1}{p+2(1-p)}=\frac{1}{2-p}$$

当 p 很小时，$\dfrac{1}{2-p}\approx\dfrac{1}{2}$，即女性发病率是男性的 2 倍。

微课 8-1
复等位基因频率的
计算

5. 复等位基因频率计算

ABO 血型是由 A、B 和 O 3 种复等位基因控制的，设它们的频率分别为 p、q 和 r，即 $p+q+r=1$。在随机婚配的情况下，后代的基因型及其频率见表 8-2。

表 8-2　ABO 血型随机婚配后代的基因型种类及频率

亲代卵子	亲代精子		
	A (p)	B (q)	O (r)
A (p)	AA (p^2)	AB (pq)	AO (pr)
B (q)	AB (pq)	BB (q^2)	BO (qr)
O (r)	AO (pr)	BO (qr)	OO (r^2)

后代的基因型有 AA、AO、BB、BO、AB 和 OO 6 种，其频率分别为 p^2、$2pr$、q^2、$2qr$、$2pq$ 和 r^2，符合下列平衡公式：

$$(p+q+r)^2=p^2+2pr+q^2+2qr+2pq+r^2=1$$

又设 A 型、B 型、AB 型和 O 型血的表型频率分别为 $\overline{A}$、$\overline{B}$、$\overline{AB}$ 和 $\overline{O}$，则与基因型频率有如下关系：

$$\overline{A}=p^2+2pr，\ \overline{B}=q^2+2qr，\ \overline{AB}=2pq，\ \overline{O}=r^2$$

很显然，O 基因的频率等于 O 型血频率的平方根：$r=\sqrt{\overline{O}}$

$$\overline{A}+\overline{O}=p^2+2pr+r^2=(p+r)^2，\ \sqrt{\overline{A}+\overline{O}}=p+r=1-q$$

$$q=1-\sqrt{\overline{A}+\overline{O}}；同理，\ p=1-\sqrt{\overline{B}+\overline{O}}$$

例如，有人检测了 190 177 人的 ABO 血型情况，检测结果为 A 型血 79 334 人、B 型血 16 279 人、AB 型血 5 782 人、O 型血 88 782 人。求这个群体的 A、B 和 O 基因的频率 p、q 和 r。

各血型的表型频率为：

$$\overline{A}=79\,334/190\,177=0.417\,2，\ \overline{B}=16\,279/190\,177=0.085\,6$$

$$\overline{AB}=5\,782/190\,177=0.030\,4，\ \overline{O}=88\,782/190\,177=0.466\,8$$

将各表型频率代入上述公式：

$$r=\sqrt{\overline{O}}=\sqrt{0.466\,8}=0.683\,2$$

$$p=1-\sqrt{\overline{B}+\overline{O}}=1-\sqrt{0.085\,6+0.466\,8}=0.256\,8$$

$$q=1-\sqrt{\overline{A}+\overline{O}}=1-\sqrt{0.417\,2+0.466\,8}=0.060\,0$$

第二节　影响遗传平衡的因素

遗传平衡定律所讲的群体是理想群体，这样的群体在自然界是不存在的。在自然界中，非随机婚配、突变、选择、迁移、遗传漂变等现象时有发生，这都是影响遗传平衡的主要因素。

一、非随机婚配

（一）近婚系数

近亲婚配夫妇双方很容易从共同祖先那里得到同一基因，将这同一基因传递给他们的子女使之成为纯合子的概率称为近婚系数（inbreeding coefficient，F）。如果纯合的是隐性致病基因，其子女就要患病，并且亲缘系数越大，近亲婚配后子女基因纯合的概率就越高，子女患遗传病的风险也就越大。所以，在评价近亲婚配的危害时，近婚系数具有重要意义。

临床聚焦 8-1
近亲婚配的危害

（二）近婚系数的计算

1. 常染色体基因的近婚系数

不同级别的亲属之间，其近婚系数是不同的。

（1）一级亲属的近婚系数 以同胞兄妹为例计算一级亲属的近婚系数。同胞兄妹的共同祖先是他们的父母（图 8-1）。设他们的父亲 P_1 在某基因座的基因型为 A_1A_2，母亲 P_2 在相同基因座上的基因型为 A_3A_4。根据分离定律，祖先的任何一个等位基因传递给子女的概率都是 1/2。首先计算 A_1 基因在 S 个体纯合的概率：P_1 把 A_1 传给 B_1 的概率是 1/2，B_1 得到 A_1 后又将它传给 S 的概率也是 1/2。另外，P_1 把 A_1 基因传给 B_2 的概率也是 1/2，B_2 得到 A_1 后又将它传给 S 的概率也是 1/2。因此，P_1 的 A_1 基因经过两个途径共 4 步的传递才能在 S 个体纯合（A_1A_1），其概率为 $(1/2)^4$。同理，S 个体的基因型为 A_2A_2、A_3A_3 和 A_4A_4 的概率均为 $(1/2)^4$。这样，S 个体形成纯合子 A_1A_1、A_2A_2、A_3A_3 或 A_4A_4 的总概率为 $4 \times (1/2)^4 = 1/4$。S 个体在任何一个基因座上基因纯合的总概率都是 1/4。因此，一级亲属的近婚系数 $F=1/4$。

深入学习 8-2
亲属关系类型

（2）二级亲属的近婚系数 以舅甥女为例计算二级亲属的近婚系数。计算过程基本同上。如图 8-2，P_1 的 A_1 基因经 B_1 传给 S 需要传递两步，P_1 的 A_1 基因经 B_2 和 C 传给 S 需要传递 3 步，故 P_1 的 A_1 基因需要经过 5 步传递才可使 S 的基因型为 A_1A_1，其概率为 $(1/2)^5$。同理，S 个体的基因型为 A_2A_2、A_3A_3 和 A_4A_4 的概率均为 $(1/2)^5$。这样，S 个体形成纯合子 A_1A_1、A_2A_2、A_3A_3 或 A_4A_4 的总概率为 $4 \times (1/2)^5 = 1/8$。因此，二级亲属的近婚系数 $F=1/8$。

（3）三级亲属的近婚系数 以姑表兄妹为例计算三级亲属的近婚系数。如图 8-3，P_1 的 A_1 基因经过两个途径 6 步的传递才能使 S 个体的基因型为 A_1A_1，其概率为 $(1/2)^6$。同理，S 个体的基因型为 A_2A_2、A_3A_3 和 A_4A_4 的概率均为 $(1/2)^6$。因此，三级亲属的近婚系数 $F=4 \times (1/2)^6 = 1/16$。

微课 8-2
三级亲属常染色体基因近婚系数的计算

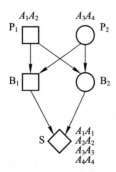

图 8-1 同胞兄妹婚配基因传递图解

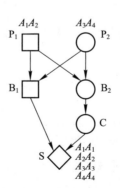

图 8-2 舅甥女婚配基因传递图解

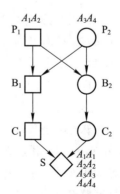

图 8-3 姑表兄妹婚配基因传递图解

（4）二级表兄妹（从表兄妹）的近婚系数 如图8-4，祖先的任何一个基因需要经过两个途径8步的传递才能在S个体纯合。因此，二级表兄妹的近婚系数 $F=4\times(1/2)^8=1/64$。

（5）半同胞兄妹的近婚系数 半同胞兄妹是指同父异母或同母异父的兄妹。如图8-5，他们只有一个共同的祖先。P的 A_1 基因或 A_2 基因需要经过两个途径4步的传递才能在S个体纯合，因此，半同胞兄妹的近婚系数 $F=2\times(1/2)^4=1/8$。

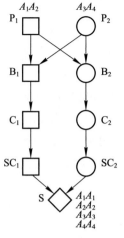

图8-4 二级表兄妹婚配基因传递图解

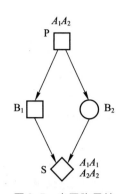

图8-5 半同胞兄妹婚配基因传递图解

2．X连锁基因的近婚系数

X连锁基因近婚系数的计算与常染色体

深入学习8-3 平均近婚系数

的有所不同，其特点如下：①男性只有一条X染色体，不会形成X连锁基因的纯合子，不受近亲婚配的影响；而女性有两条X染色体，可以形成纯合子，会受到近亲婚配的影响，故只计算所生女儿的 F 值。②男女在向后代传递X连锁基因时具有不同的特点：女性的任何一个X连锁基因传给后代的概率都是1/2，而男性的X连锁基因传给女儿的概率是1、传给儿子的概率是0。下面以各类三级亲属为例计算X连锁基因的近婚系数。

（1）姨表兄妹的近婚系数 如图8-6，P_1 的 X_1 基因 $\rightarrow B_1 \rightarrow C_1 \rightarrow S$，每步传递的概率依次为1、1/2、1，$P_1$ 的 X_1 基因 $\rightarrow B_2 \rightarrow C_2 \rightarrow S$，每步传递的概率依次为1、1/2、1/2，这样 X_1 基因在S个体纯合的概率为 $(1/2)^3$；P_2 的 X_2 基因 $\rightarrow B_1 \rightarrow C_1 \rightarrow S$，每步传递的概率依次为1/2、1/2、1，$P_2$ 的 X_2 基因 $\rightarrow B_2 \rightarrow C_2 \rightarrow S$，每步传递的概率依次为1/2、1/2、1/2，这样 X_2 基因在S个体纯合的概率为 $(1/2)^5$；同理，P_2 的 X_3 基因在S个体纯合的概率也为 $(1/2)^5$，故姨表兄妹X连锁基因的近婚系数 $F=(1/2)^3+2\times(1/2)^5=3/16$。

（2）舅表兄妹的近婚系数 如图8-7，P_1 的 X_1 基因传递给 B_2 的概率是0，这样 X_1 基因在S个体纯合的概率为0；P_2 的 X_2 基因 $\rightarrow B_1 \rightarrow C_1 \rightarrow S$，每步传递的概率依次为1/2、1/2、1，$P_2$ 的 X_2 基因 $\rightarrow B_2 \rightarrow C_2 \rightarrow S$，每步传递的概率依次为1/2、1、1/2，这样 X_2 基因在S个体纯合的概率为 $(1/2)^4$；同理，P_2 的 X_3 基因在S个体纯合的概率也为 $(1/2)^4$，故舅表兄妹X连锁基因的近婚系数 $F=2\times(1/2)^4=1/8$。

（3）姑表兄妹的近婚系数 如图8-8，P_1 的 X_1 基因和 P_2 的 X_2 或 X_3 基因，在传递过程中都遇到了男性向男性的传递，导致传递中断，故 X_1、X_2 或 X_3 基因不能在S个体纯合，所以，姑表兄妹X连锁基因的近婚系数 $F=0$。

（4）堂兄妹的近婚系数 如图8-9，P_1 的 X_1 基因和 P_2 的 X_2 或 X_3 基因，在传递过程中同样都遇到了男性向男性的传递，所以，堂兄妹X连锁基因的近婚系数 $F=0$。

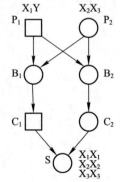

图8-6 姨表兄妹婚配X连锁基因传递图解

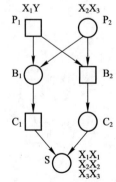

图8-7 舅表兄妹婚配X连锁基因传递图解

二、突变

每个基因都有一定的突变率（mutation rate），突变率一般用每一代中每 1 000 000 个基因中发生突变的次数来表示，即 $n \times 10^{-6}$/ 基因 / 代。尽管基因突变率比较低，但也可以影响群体的遗传组成，导致群体的基因频率和基因型频率发生改变，打破原有的遗传平衡状态。

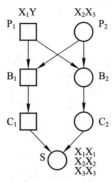

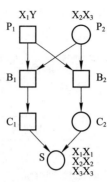

图 8-8　姑表兄妹婚配 X 连锁基因传递图解　　图 8-9　堂兄妹婚配 X 连锁基因传递图解

基因的突变具有可逆性，显性基因 A 可以正向突变为隐性基因 a，隐性基因 a 也可以回复突变为显性基因 A。设基因 A 突变为 a 的突变率为 u，基因 a 突变为 A 的突变率为 v。每一代有 pu 的基因 A 突变为 a，同时每一代也有 qv 的基因 a 回复突变为 A。当 $pu > qv$ 时，群体中 a 基因的频率增高；当 $pu < qv$ 时，群体中 A 基因的频率增高。无论上述哪种情况，都将打破群体原有的遗传平衡状态。经过多代突变后，当正向突变与回复突变相等时，即 $pu=qv$ 时，基因 A 和基因 a 的频率保持不变，群体达到遗传平衡状态。由 $pu=qv$ 推导得出：

$$(1-q)\,u=qv,\quad u-qu=qv,\quad u=qv+qu=q(u+v)$$

$$q=\frac{u}{u+v}; \text{同理}, \quad p=\frac{v}{u+v}$$

上述公式只适合于中性突变，即在只有突变而不发生选择的情况下，基因频率由基因的突变率所决定，等位基因的双向突变维持了群体的这种动态平衡。例如，人类对苯硫脲（PTC）的尝味能力决定于 7q34 上的基因 T，T 突变为味盲基因 t 是一种中性突变。在西欧白人人群中，这对等位基因的突变率分别为 $u=0.6 \times 10^{-6}$/ 基因 / 代，$v =0.4 \times 10^{-6}$/ 基因 / 代，基因 t 的频率 $q=\dfrac{u}{u+v}=\dfrac{0.6}{0.6+0.4}=0.60$，人群中味盲的频率为 $q^2=0.60^2=36\%$；而在我国汉族人群中，这对等位基因的突变率则分别为 $u=0.9 \times 10^{-6}$/ 基因 / 代，$v=2.1 \times 10^{-6}$/ 基因 / 代，基因 t 的频率 $q=\dfrac{u}{u+v}=\dfrac{0.9}{0.9+2.1}=0.30$，所以，我国汉族人群中味盲的频率为 9%。

三、选择

（一）适合度与选择系数

大多数突变是有害的，都要受到选择的作用。不同的突变体往往具有不同的生存能力和生育能力。选择的作用就是增高或降低个体的适合度（fitness, f）。适合度是指在特定环境条件下，某种基因型的个体能生存并能够把基因传给后代的能力，通常可用相对生育率来衡量。生育率高的个体可留下更多的后代，群体中该个体的基因型和相关基因的频率就会增高；反之，则减少。可见，选择作用会引起群体遗传结构的改变，是影响群体遗传平衡的重要因素。

例如，有人曾在丹麦做过一项调查，108 名软骨发育不全性侏儒患者共生育了 27 个孩子，而这些患者的 457 名正常同胞共生育了 582 个孩子。侏儒患者的生育率为 27/108=0.25，正常同胞的生育率为 582/457≈1.27，如果把正常人的生育率看作 1，侏儒患者的相对生育率，即适合度 $f=\dfrac{0.25}{1.27}\approx0.20$。这意味着每个正常人能留下一个后代的话，由于选择的作用，每个侏儒患者平均只能留下 0.2 个后代。用类似的方法，也可以计算出其他遗传病患者的适合度（表 8-3）。某种基因型的适合度不是固定不变的，会随着环境条件的变化而发生改变。例如，镰状细胞贫血致病基因的携带者，在疟疾区的适合度高于正常人，而在非疟疾区不会有这种现象发生。

表 8-3　几种遗传病患者的适合度

遗传病	适合度（f）	遗传病	适合度（f）	
黑矇性痴呆（Tay-Sachs 病）	0	多发性神经纤维瘤	男 0.41	女 0.75
视网膜母细胞瘤	0	Huntington 舞蹈症	男 0.82	女 1.25
软骨发育不全性侏儒	0.20	镰状细胞贫血（患者）	0	
血友病 A	0.29	镰状细胞贫血（携带者）	1.26（在疟疾区）	

选择作用的大小常用选择系数（selection coefficient，S）来表示，或称为淘汰系数，代表在选择的作用下降低了的适合度，即 $S=1-f$。它是用数值来表示某种基因型个体在群体中不利于生存的程度。如软骨发育不全性侏儒患者的选择系数 $S=1-f=1-0.20=0.80$，这说明由于疾病的影响，患者的相对生育率，即适合度降低了 0.80，80% 的个体被淘汰。

（二）选择作用与突变率的计算

1. 选择对显性基因的作用

在 AD 遗传病中，设 A 为显性致病基因，a 为正常隐性等位基因。在人群中，基因型为 AA 和 Aa 的个体表现为患者，必然受到选择的作用，其选择系数为 S。在选择的作用下，每一代中将有 Sp 的 A 被淘汰。在群体中，各种 AD 遗传病的发病率或相应致病基因的频率一般始终会维持在一定的水平。其原因是被淘汰的 A 基因会不断由 a 基因的回复突变来补充，当淘汰的量与突变的量持平时，群体达到遗传平衡。因此，在遗传平衡群体中，必然存在如下关系：

深入学习 8-4
显性基因受到选择后，基因频率和基因型频率的变化

$$v=Sp，由于\ p=\frac{1}{2}H，所以，v=\frac{1}{2}SH$$

例如，在丹麦的一个医院中，几年来所生 94 075 名婴儿中有 10 名是软骨发育不全性侏儒患者，其发病率为 10/94 075，本病选择系数为 0.8。根据公式，正常隐性基因 a 突变为软骨发育不全性侏儒致病基因 A 的突变率为：

$$v=\frac{1}{2}SH=\frac{1}{2}\times 0.8\times 10/94\ 075=42.5\times 10^{-6}/\ 基因\ /\ 代$$

如果 $S=1$，即某种 AD 遗传病为致死时，突变率就等于发病率的一半。

2. 选择对隐性基因的作用

在 AR 遗传病中，设 a 为隐性致病基因，A 为正常显性等位基因。在人群中，基因型为 AA 和 Aa 的个体表型正常，不会受到选择的作用，只有基因型为 aa 的个体才会受到选择的作用，其选择系数为 S，每一代将有 Sq^2 的 a 隐性致病基因被淘汰。可是，实际上群体中各种隐性致病基因频率大致保持稳定，其主要原因就是每代由 A 基因的不断突变来弥补因选择作用而淘汰的 a 隐性致病基因，从而实现了群体的遗传平衡，即 $u=Sq^2$。

深入学习 8-5
隐性基因受到选择后，基因频率和基因型频率的变化

例如，苯丙酮尿症在我国人群中的发病率为 1/16 500，即 $q^2=1/16\ 500$，本病的适合度 $f=0.15$，那么 $S=1-f=0.85$。根据公式，正常显性基因 A 突变为苯丙酮尿症致病基因 a 的突变率为 $u=Sq^2=0.85\times 1/16\ 500=51.5\times 10^{-6}/\ 基因\ /\ 代$。

如果 $S=1$，即隐性纯合子致死时，突变率就等于发病率。

3. 选择对 X 连锁隐性基因的作用

在 XR 遗传病中，设 X^a 为隐性致病基因，X^A 为正常显性等位基因。在女性中，基因型为 $X^A X^a$ 的个体表型正常，不会受到选择的作用，其频率为 $2pq \approx 2q$（q 值低，p 接近 1），只有基因型为 $X^a X^a$ 的个体才会受到选择的作用，但由于 X^a 隐性致病基因频率 q 很低，纯合子 $X^a X^a$ 的频率更低，可忽略不计，故选择对女性几乎不起作用；男性是半合子，基因型为 $X^a Y$ 的个体必然面临选择的作用，其频率为 q。群体中 2/3 的 X^a 隐性致病基因以杂合子形式存在于女性中，1/3 存在于男性患者中，选择系数为 S 的话，每代将有 $\frac{1}{3} Sq$ 的 X^a 隐性致病基因被淘汰。被淘汰的基因将由等量的基因突变来补偿，以维持群体的平衡状态。因此，基因 X^A 突变为 X^a 的突变率为 $u = \frac{1}{3} Sq$。

例如，血友病 A 的男性发病率为 0.000 08，$S=0.75$，则基因突变率：

$$u = \frac{1}{3} Sq = \frac{1}{3} \times 0.75 \times 0.000\,08 = 20 \times 10^{-6} / \text{基因} / \text{代}$$

4. 选择对 X 连锁显性基因的作用

在 XD 遗传病中，设 X^A 为显性致病基因，因为 X^A 的频率 p 很低，女性受到选择的几乎都是杂合子（$X^A X^a$）患者，其频率为 $2pq \approx 2p$（q 接近 1）；基因型为 $X^A Y$ 的男性个体必然面临选择的作用，其频率为 p。即有 2/3 的 X^A 致病基因存在于女性患者中，1/3 存在于男性患者中，选择系数为 S，每代将有（$\frac{2}{3} Sp + \frac{1}{3} Sp$）$= Sp$ 的 X^A 致病基因被淘汰，这将由新的基因突变来补偿以维持群体的遗传平衡，即 $v = Sp$。

四、遗传漂变

在大群体中，基因频率一般不会有较大的随机波动。在小群体中，基因频率可能会发生大幅度的随机波动现象，有时甚至使一些等位基因在群体中消失，而另一些等位基因在群体中固定，这种现象称为随机遗传漂变（random genetic drift），简称为遗传漂变。所以，遗传漂变也是影响遗传平衡的一个重要因素。

假设某一小岛上有一对夫妇，且基因型都是杂合子 Aa。他们生了一男和一女两个孩子。为了延续后代，同胞兄妹不得不婚配，其婚配类型、组合概率及后代的基因频率见表 8-4。

表 8-4　同胞兄妹婚配类型、概率及后代的基因频率

婚配类型	组合概率	组合数	后代 A 的频率 p	后代 a 的频率 q
$AA \times AA$	$1/4 \times 1/4 = 1/16$	1	1	0
$AA \times Aa$	$2 \times 1/4 \times 2/4 = 1/4$	2	0.75	0.25
$AA \times aa$	$2 \times 1/4 \times 1/4 = 1/8$	2	0.5	0.5
$Aa \times Aa$	$2/4 \times 2/4 = 1/4$	1	0.5	0.5
$Aa \times aa$	$2 \times 2/4 \times 1/4 = 1/4$	2	0.25	0.75
$aa \times aa$	$1/4 \times 1/4 = 1/16$	1	0	1

这对兄妹的基因型到底是哪一种无法确定。如果是 $AA×AA$ 组合，则基因 A 在后代中固定，而基因 a 将消失；如果是 $aa×aa$ 组合，则基因 a 固定而基因 A 消失；即使是 $Aa×Aa$，由于所生子女少，也不一定能保证后代基因频率各是 0.5 的状态，可能出现某一基因消失而另一基因固定的现象。总之，群体越小，遗传漂变的幅度及概率就越大。图 8-10 表示了几个不同的群体可能会出现的遗传漂变现象。

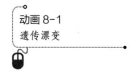

动画 8-1
遗传漂变

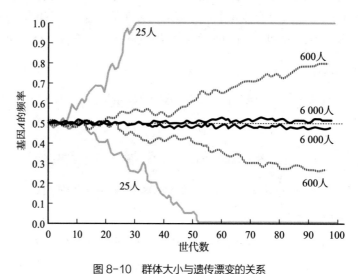

图 8-10　群体大小与遗传漂变的关系

五、迁移与基因流

不同群体具有不同的基因库，存在着基因频率的差异。在人类社会，人口流动已经是一种普遍存在的现象。如果一个群体的部分成员迁移到另一个受纳群体，并和受纳群体的成员婚配定居，这样就实现了不同群体之间的基因交流，使这个群体的基因流向了受纳群体。这种随着迁移伴随基因流动的现象称为基因流（gene flow）。基因流将给受纳群体导入新的基因，从而引起其基因频率的改变。所以，迁移和基因流也是影响遗传平衡的重要因素之一。

第三节　遗传负荷

遗传负荷（genetic load）是指一个群体中，由于有害基因的存在而使其适合度降低的现象。遗传负荷一般用群体中每个个体平均所带有的有害基因的数量来衡量，其数量越大，遗传负荷越大，群体适合度则越小。不同的群体具有不同的遗传负荷，我国人群的遗传负荷是人均带有 5～6 个有害基因。遗传负荷主要来源于突变负荷和分离负荷。

一、突变负荷

突变负荷（mutation load）是指基因突变产生有害基因，使群体适合度下降而给群体带来的负荷。突变负荷的大小取决于突变基因的类型及有害程度：①当 $S=1$ 的显性致死突变发生后，致死基因随突变个体的死亡而当代消失，不会增加群体的遗传负荷。②当 $0<S<1$ 的有害显性突

变发生后，有害基因将以一定的概率传给后代，增加群体的遗传负荷。③当隐性致死和非致死的有害突变发生后，有害基因主要以杂合子形式存在于群体中，并能在群体中保留许多世代，故可增加群体的遗传负荷。④ X 连锁显性有害基因突变对群体遗传负荷的影响类似于常染色体显性有害突变。⑤ X 连锁隐性有害基因突变对群体遗传负荷的影响：在男性中类似于常染色体显性有害突变，在女性中类似于常染色体隐性有害突变。

二、分离负荷

分离负荷（segregation load）主要是指适合度较高的杂合子由于基因分离而产生适合度较低的隐性纯合子，从而使群体平均适合度降低而带来的负荷。

三、影响遗传负荷的因素

近亲婚配最明显的遗传效应是增高隐性纯合子的频率，提高隐性遗传病的发病率，同时也会增高多基因病和出生缺陷的发生率；目前环境污染较为严重，基因突变的诱变因素随之增多；高龄生育的女性其生殖细胞基因突变率增高，生育畸形儿的风险随之增大；吸烟、酗酒、吸毒等不良的生活方式均会引起基因突变。上述因素都会增高群体的遗传负荷，所以降低遗传负荷需要从多方面入手，逐渐减少或消除增高遗传负荷的不利因素。

第四节 群体中的遗传多态现象

就人类而言，不同种族、不同群体及同一群体的不同个体之间，表现出的任何一种性状都存在着差异，即具有多态性。而生物多态性正是遗传多态性（genetic polymorphism）的具体表现。遗传多态性的本质就是同一群体的不同个体间或同一物种的不同群体存在不同基因型或非连续性变异型的现象，所以，遗传多态性是指同一群体中存在的两种或两种以上 DNA 变异类型的现象，其中发生在基因位点的多态现象称为基因多态性，即在同一基因位点上具有两种或两种以上等位基因的现象，且最低的那个等位基因的频率通常也不低于 0.01，远远高于依赖突变所能维持的频率。DNA 是组成染色体的主要成分，所以基因组 DNA 多态性也导致了染色体的多态性。蛋白质是基因的产物，基因的多态性同样也决定了蛋白质的多态性。

一、基因组多态性

（一）基因组多态性的类型

人类基因组具有广泛的多态性，最常见的多态性包括单核苷酸多态性、插入缺失多态性、拷贝数多态性等。

1. 单核苷酸多态性

人类基因组 DNA 中特定位置单个核苷酸的变异所引起的 DNA 序列多态性，称为单核苷酸多态性（single nucleotide polymorphism，SNP），是由于单碱基的替代、插入或缺失所致。根据 SNP

发生的位置，将其分为：①基因编码区 SNP：该类型 SNP 有两种，即同义 SNP 和非同义 SNP。前者不影响蛋白质的氨基酸序列，而后者改变蛋白质的氨基酸序列。②基因非编码区 SNP：该类 SNP 存在于基因的上游或下游及内含子区域，有时会影响基因的转录、加工和翻译。③基因间 SNP。一些 SNP 位点由于 DNA 碱基序列的变异，致使原限制性内切核酸酶（限制酶）切割位点丢失或新限制酶切割位点产生，导致不同个体间的基因组 DNA 由同一种限制酶切割后产生不同长度的 DNA 片段，这种现象称为限制性片段长度多态性（RFLP）。RFLP 用途广泛，可利用广泛分布的 RFLP 作为人类基因组制图的基础；当 RFLP 与人类致病基因位点连锁时，还可作为遗传病诊断和杂合子鉴定的遗传标记。近年来 SNP 被广泛应用，成为临床医学、医学检验学、药物基因组学等多学科的研究热点和重要工具，有助于高危群体的发现、疾病相关基因的鉴定及个体化医疗的实施，详见第二章第二节。

2. 插入缺失多态性

由 DNA 片段的插入或缺失引起的 DNA 变异称为插入缺失多态性（insertion-deletion polymorphism），其插入或缺失范围一般从 1 bp 至 1 kb 不等。目前在人类基因组中发现的插入缺失多态性数量已超过 100 万个，其常见类型有微卫星 DNA 多态性、小卫星 DNA 多态性和可移动元件插入多态性，详见第二章第二节。

（1）微卫星 DNA 多态性。

（2）小卫星 DNA 多态性　小卫星 DNA（minisatellite DNA）又称为可变数目串联重复（VNTR）序列，通常是由 10~100 bp 且富含 GC 的基本单位串联排列形成的 DNA 重复序列，重复次数在人群中是高度变异的，因而小卫星 DNA 在群体中呈现出高度的多态性现象。

小卫星 DNA 通常是非编码 DNA 序列。有的小卫星 DNA 对基因的表达，如转录、剪接等起调控作用；有的则构成染色体端粒，以保护染色体末端免遭受损或与相邻染色体融合。

（3）可移动元件插入多态性　可移动元件插入 DNA 是指散在分布于基因组内并可在基因组内发生位置转移的重复序列，也称为转座子（transposon）或跳跃基因（jumping gene）。根据其重复序列的长度可分为短散在核元件（SINE）和长散在核元件（LINE）。

3. 拷贝数多态性

拷贝数多态性（copy number polymorphism，CNP）也称拷贝数变异（copy number variation，CNV），是介于小片段 DNA 变异和染色体水平大片段 DNA 变异之间的一大类变异，其范围可从 1 kb 至数 Mb，区域可包含部分、整个或多个基因，也可位于基因间区域，涉及 DNA 片段的插入、缺失、重复或复杂多位点的变异。人是二倍体生物，体细胞核 22 对常染色体中 DNA 序列的拷贝数应该为 2，但由于 CNV 的发生，某些 DNA 序列（包括某些基因）的拷贝数随之发生异常，即拷贝数非 2。CNV 在人类基因组中广泛分布，目前认为人类基因组 50% 的区域可有 CNV 的存在，其发生的频率远远高于染色体结构变异，极大地丰富了基因组遗传变异的多样性，可能是导致个体间表型差异及各种遗传病及疾病易感性的主要原因。

（二）基因组多态性与疾病易感性

人类任何一种性状，如发色、虹膜颜色、肤色、身高及面部特征等在不同种族、不同个体之间都存在着差异，这种差异即表型多态性主要由基因组多态性所决定。例如，位于 15q12-q13 的 *OCA2* 基因所编码的 P 蛋白对皮肤、虹膜和头发的正常着色是必不可少的，而位于 15q13.1 的 *HERC2* 基因对 *OCA2* 基因的表达具有调控作用。不同人种虹膜颜色的差异，可能就是由 *OCA2* 和 *HERC2* 等相关基因中的 SNP 所决定的。

基因组多态性不仅决定正常表型的多态性，与一些疾病的易感性也密切相关。基因组内单个变异位点往往不会直接导致疾病的发生，但可能会成为某种疾病的易感基因，增高发病风险。例如，载脂蛋白 C3 基因（APOC3，11q23.3）非编码区的一个 SNP 使其成为高甘油三酯血症和动脉粥样硬化的一个易感基因；如果同时出现多个，且都具有相同或相似致病效应的变异位点，即多个同种疾病的易感基因，当其致病效应累加在一起超过发病阈值时就会导致复杂疾病的发生。常见的骨质疏松症就是多个 SNP 协同作用的结果。又如严重威胁人类身体健康的糖尿病，其中 1 型糖尿病，目前已发现的如 6p21.3 的人类白细胞抗原（HLA）基因、免疫调节基因 CTLA4、11p15 的胰岛素基因启动子可变数目串联重复多态性和编码蛋白磷酸酶的 PTPN22 基因的 SNP 等 10 多个基因的变异均可增高其易感性；2 型糖尿病具有很强的遗传异质性，不同人群具有不同的易感基因谱。通过数以万计的病例研究和全基因组多态位点的关联分析等手段，与 2 型糖尿病相关的易感基因不断被发现，如 2q37 的钙蛋白酶 10 基因（CAPN10）、20q13 的葡萄糖转运子 10 基因（GLUT10）、19 p13 的胰岛素受体基因（INSR）、19p13.2 的胰岛素抵抗因子基因（REIN）和 3q27.1 的脂联素基因（ADIPOQ）等。因此，寻找与复杂疾病相关的基因组多态性位点一直是医学遗传学的研究热点，易感基因的确定对复杂疾病的发病机制研究、早期预防、新药研发及高危人群的筛查等均有重大意义。

二、染色体多态性

染色体多态性（chromosomal polymorphism）是指正常人群中经常可见到的个别染色体上的微小变异，表现为同源染色体大小、形态或着色等方面的变异。目前发现的染色体多态性主要表现在以下几方面：①染色体长度多态性。不同个体、乃至同一个体的同号染色体的长度存在着差异，较为显著的是 Y 染色体长臂的变异。②随体多态性。在群体中不同个体之间随体的形态、大小等具有多态性。③副缢痕多态性。副缢痕区的有无及其长短的变异，以及近端着丝粒染色体随体柄部位副缢痕的长短在群体中均具有多态性。④显带多态性。在 Q、G 和 C 显带的染色体标本上，群体中不同个体间在染色体的某些区域在大小和形态上存在恒定变异，其中 C 带的多态性较为广泛。已发现的人类 C 带多态性存在的主要部位有着丝粒区、副缢痕区、Y 染色体的长臂及 D 组和 G 组染色体的短臂和随体区。

染色体多态性一般涉及遗传上不活跃的含高度重复 DNA 的结构异染色质区，该区域不含活性转录基因，因此对个体表型影响甚微。染色体多态性可用于产前诊断中胎儿细胞和母体细胞的区分，并对法医学中亲权鉴定具有一定的指导意义。

三、蛋白质多态性

蛋白质多态性（protein polymorphism）是指在群体中一种蛋白质存在多种不同的变型，这些变型是基因多态性的结果。人类蛋白质的多态性是普遍存在的现象，往往和种族及其地理分布有关。例如，人血清运铁蛋白（transferrin，Tf）在人群中就具有高度的多态性。Tf 基因位于 3q22.1，已发现有 30 多种变异类型，且具有明显的种族差异。人类白细胞抗原（HLA）是目前所知人类最大的一个抗原多态系统。如 HLA-A、HLA-B 和 HLA-C 基因位点分别有 7 452、8 849 和 7 379 个等位基因，并且新的等位基因不断被发现。在无亲缘关系人群中几乎不可能找到各座位基因完全相同的 HLA 单倍型。

研究进展 8-1
我国科学家揭示亚洲人群遗传多样性

（布仁其其格）

复习思考题

1. 遗传平衡定律的内容是什么？引起群体遗传结构改变的因素有哪些？

2. 一个遗传平衡群体中，bb 的频率为 4%，计算这个群体中基因 B 和基因 b 及杂合子（Bb）的频率。

3. 某 AD 遗传病的适合度为 0.20，致病基因突变率为 0.40×10^{-6}/ 基因 / 代，求致病基因频率。

4. 一对同胞兄弟和一对同胞姐妹婚配，他们的后代近亲婚配，画出基因传递图并计算近亲婚配的近婚系数。

5. 基因组多态性的类型有哪些？有何应用价值？

网上更多……

本章小结　　　开放性讨论　　　自测题　　　教学 PPT

第九章
分子病与先天性代谢缺陷

关键词

分子病	异常血红蛋白病	镰状细胞贫血	地中海贫血
血友病	家族性高胆固醇血症	先天性代谢缺陷	苯丙酮尿症
白化病	半乳糖血症	糖原贮积症	受体蛋白病
结构蛋白病	膜转运载体蛋白病	罕见病	

　　为了鼓励地中海贫血（简称地贫）患者及家属与疾病斗争，提高公众对地贫的认知和关注，增强地贫防控意识，消除对地贫的歧视，国际地中海贫血联合会（简称国际地贫联盟）在1994年将每年5月8日设为世界地中海贫血日（简称世界地贫日）。目前世界地贫日已成为国际性纪念日，我国也于2019年将其纳入卫生健康纪念日。在国家卫生健康委员会的倡导下，全国各个省份都会在世界地贫日开展各种地贫防控主题宣传和义诊活动。2022年5月8日是第29个世界地贫日，活动主题是"关爱地贫儿，一起向未来"，倡导全社会携起手来，积极行动，从我做起，关注地贫，关心关爱地贫患儿，促进儿童健康成长。那么，地贫到底是一种什么样的疾病，为什么会引起我国乃至世界范围内卫生健康组织的高度重视？本章将重点探讨这一类分子病及先天性代谢缺陷发生的遗传机制、临床特征等内容。

思维导图

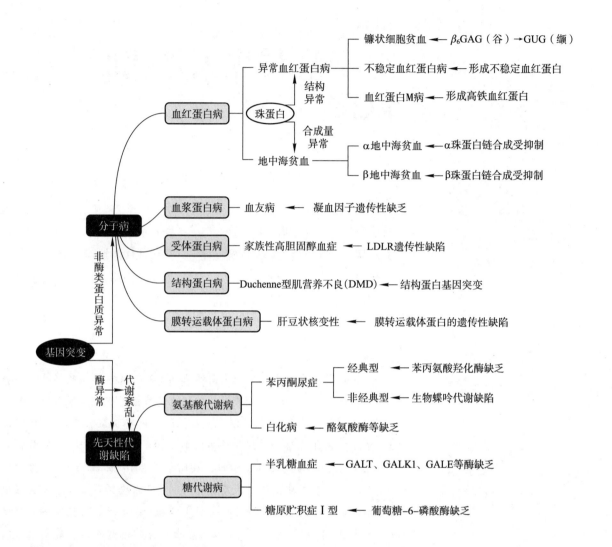

基因突变导致蛋白质分子的质或量异常，直接引起机体功能障碍的一类疾病，称为分子病（molecular disease）。而基因突变导致酶蛋白分子的质或量异常，引起相应代谢紊乱而导致的一类疾病，称为先天性代谢缺陷（inborn error of metabolism），又称为遗传性酶病（hereditary enzymopathy）。大多数分子病和先天性代谢缺陷为发病率极低（低于万分之一）的疾病，属于罕见病（rare disease），又称孤儿病（orphan disease）。根据 WHO 的定义，罕见病为患病人数占总人口的 0.65‰～1‰的疾病。目前已经明确的罕见病有 7 000 多种，其中 80% 为遗传病。

第一节　分子病

1949 年，Pauling 等在研究镰状细胞贫血时，发现患者红细胞镰刀状变化是由其血红蛋白分子结构异常引起的，首先提出"分子病"的概念。1956 年，Ingram 用指纹法证明该血红蛋白异常是由于 β 珠蛋白链第 6 位的谷氨酸被缬氨酸取代，在分子水平上揭示了疾病的本质，从而开辟了分子病研究的广阔前景。

分子病的种类很多，迄今为止对分子病尚无统一的分类方法，根据缺陷蛋白质的功能可将分子病大致分为血红蛋白病、血浆蛋白病、受体蛋白病、结构蛋白病、膜转运载体蛋白病等类型。

一、血红蛋白病

血红蛋白病（hemoglobinopathy）是指由于珠蛋白基因突变导致珠蛋白分子结构或合成量异常所引起的疾病。据世界卫生组织（WHO）估计，全世界至少有 1.5 亿人携带血红蛋白病基因，主要分布在非洲、地中海地区和东南亚人群中。在我国主要见于南方，尤其是广东、广西和海南发病率较高。

（一）正常血红蛋白的分子结构及其遗传控制

1. 血红蛋白的分子组成和类型

血红蛋白（hemoglobin, Hb）是一种复合蛋白，由珠蛋白（globin）和血红素（heme）结合而成。一条珠蛋白多肽链和一个血红素辅基构成一个亚单位，4 个亚单位聚合成一个血红蛋白分子。构成血红蛋白的珠蛋白多肽链有 6 种：α、β、γ、δ、ε、ζ。其中 γ 链有 2 种亚型，其第 136 位上的氨基酸为甘氨酸者称为 $^{G}\gamma$，为丙氨酸者称为 $^{A}\gamma$。这 6 种珠蛋白多肽链可分为两大类：类 α 链（α、ζ）和类 β 链（β、γ、δ、ε）。类 α 链由 141 个氨基酸残基组成，类 β 链由 146 个氨基酸残基组成。人类正常血红蛋白均由 2 条类 α 链和 2 条类 β 链组成，共形成 6 类血红蛋白（图 9-1）。

2. 血红蛋白的遗传控制

人类珠蛋白基因由类 α 珠蛋白基因簇和类 β 珠蛋白基因簇组成。类 α 珠蛋白基因簇定位于 16p13.3，排列顺序为 $5'-\zeta_2-\psi\zeta_1-\psi\alpha_2-\psi\alpha_1-\alpha_2-\alpha_1-\theta-3'$，全长约 30 kb，包括两个 α 基因（$\alpha_2$、$\alpha_1$）表达 α 珠蛋白链，一个类 α 基因（$\zeta_2$）表达 ζ 珠蛋白链，3 个假基因（$\psi\zeta_1$、$\psi\alpha_2$、$\psi\alpha_1$）和一个功能未明的 θ 基因。每个 α 基因有 3 个外显子和 2 个内含子（图 9-2）。

类 β 珠蛋白基因簇定位于 11p15.5，排列顺序是 $5'-\varepsilon-^{G}\gamma-^{A}\gamma-\psi\beta-\delta-\beta-3'$，全长约 70 kb，包括

5 个功能基因（ε、$^G\gamma$、$^A\gamma$、δ、β）编码相应类 β 珠蛋白链（ε 链、$^G\gamma$ 链、$^A\gamma$ 链、δ 链和 β 链），以及一个假基因（ψβ）。每个 β 基因含 3 个外显子和 2 个内含子（图 9-3）。

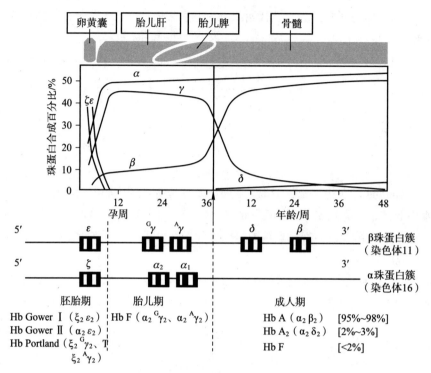

图 9-1 正常人体发育过程中珠蛋白多肽链合成的发育演变

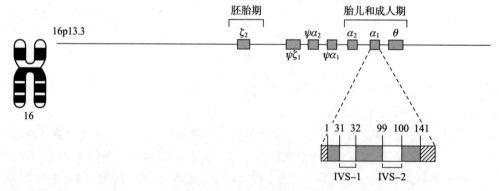

图 9-2 类 α 珠蛋白基因簇的结构

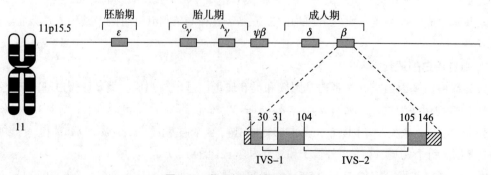

图 9-3 类 β 珠蛋白基因簇的结构

从类 α 和类 β 珠蛋白基因簇的组成可知，每个二倍体个体带有 4 个 α 基因和 2 个 β 基因。但通过特殊的调控机制，正常人体中 α 珠蛋白和 β 珠蛋白的分子数量相当，正好构成 HbA（$\alpha_2\beta_2$），表明 β 基因表达效率大约是 α 基因的 2 倍。类 α 和类 β 珠蛋白数量的平衡是保证人体血红蛋白正常生理功能的需要。

3. 血红蛋白的发育演变

在人体不同的发育阶段，各种血红蛋白的合成呈现严格的、有规律的消长过程，这是不同基因时间性差异表达的结果，而类 α 和类 β 珠蛋白基因的排列顺序与发育过程中各基因的表达顺序一致。在胚胎发育早期，首先是 ζ 基因和 ε 基因开始表达，大约同时或稍后，α 基因和 γ 基因也开始表达。合成的肽链可组成 4 种血红蛋白：Hb Gower Ⅰ（$\zeta_2\varepsilon_2$）、Hb Gower Ⅱ（$\alpha_2\varepsilon_2$）、Hb Portland（$\zeta_2\gamma_2$）和 Hb F（$\alpha_2\gamma_2$）。胚胎发育到第 5～8 周，ζ 基因和 ε 基因逐渐关闭，α 基因和 γ 基因合成速率迅速增加，达到最高值，同时 β 基因开始启动合成。故 Hb A（$\alpha_2\beta_2$）开始出现，Hb F 成为胎儿期（孕 8 周至出生为止）的主要血红蛋白，而 Hb Gower Ⅰ、Hb Gower Ⅱ 和 Hb Portland 只存在于胚胎期。直到第 36 周以后，γ 链合成迅速降低，β 链合成迅速增高，在出生后不久大致合成等量的 β 链和 γ 链，此后的 β 链合成继续增高，γ 链合成继续降低。因此，成人红细胞中 Hb A 占绝对优势，而 Hb F 在出生 6 个月后，其含量降低到少于 2%。δ 链合成的确切时间还不清楚，可能在出生前几周内开始合成（图 9-1）。

深入学习 9-1
血红蛋白发育演变的其他特点

微课 9-1
血红蛋白病

（二）常见的血红蛋白病

习惯上将血红蛋白病分为异常血红蛋白病和地中海贫血两大类。

1. 异常血红蛋白病

珠蛋白基因突变导致珠蛋白多肽链结构异常形成异常血红蛋白（abnormal hemoglobin），这可能导致血红蛋白的稳定性、渗透性、溶解度、对氧的亲和力等功能发生改变，如果引起临床症状则称为异常血红蛋白病。

（1）异常血红蛋白产生的分子基础　珠蛋白基因的突变是异常血红蛋白产生的分子基础，主要的突变类型如下。

1）碱基替换　是血红蛋白病最常见的一种突变类型，占异常血红蛋白的 90% 以上。主要包括：①错义突变。如镰状细胞贫血的 HbS 为 $\beta_6^{GAG（谷）\rightarrow GTG（缬）}$。②无义突变。如 Hb Mckees Rock，是血红蛋白 β 链第 145 位密码子 UAU（酪）突变为终止密码 UAA，致使 β 链合成提前结束，仅含 144 个氨基酸。③终止密码突变。如 Hb Constant Spring，由于血红蛋白 α 链第 142 位终止密码子 UAA → CAA（谷氨酰胺），使 α 链延长至 172 个氨基酸才终止。

2）移码突变　产生新的异常血红蛋白。如 Hb Tak，由于 β 链第 147 位终止密码子 UAA 前被插入 "AC" 两个碱基，使插入点开始的密码子阅读顺序发生改变，肽链延长至 157 个氨基酸。

3）整码突变　即密码子的插入或缺失，使合成的肽链增加或减少一个或几个氨基酸，但插入或缺失部位前后的氨基酸顺序不变。如 Hb Grady 是 α 链第 116 位密码子后插入了 117—119 位的 3 个密码子（UUC-ACC-CCU，苯丙氨酸 - 苏氨酸 - 脯氨酸），但第 120 位后的氨基酸顺序未发生改变。

4）融合基因　由两种非同源基因的部分片段拼接而成的基因，称为融合基因（fusion gene）。这种融合基因可能是在减数分裂时同源染色体之间错位配对引发不等交换的结果。融合基因编码的异常血红蛋白由两种不同肽链连接而成。例如，δ 珠蛋白基因和 β 珠蛋白基因发生不等交换形成 δβ 和 βδ 融合基因。δβ 基因编码 Hb Lepore，其非 α 链的 N 端与 δ 链相同，C 端与 β 链相同，

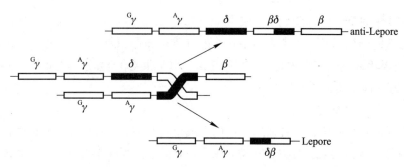

图 9-4　Hb Lepore 和 Hb anti-Lepore 形成示意图

称为 δβ 链。βδ 基因编码的异常血红蛋白刚好与之相反，称为 Hb anti-Lepore，其 N 端与 β 链相同，C 端与 δ 链相同，称为 βδ 链（图 9-4）。

● 表 9-1
血红蛋白结构变异的
主要类型

（2）异常血红蛋白病的主要类型　全世界发现的异常血红蛋白已达 1 000 多种。虽然异常血红蛋白种类繁多，但仅 40% 的异常血红蛋白引起异常血红蛋白病（● 表 9-1）。下面简要介绍几种主要的血红蛋白病。

动画 9-1
镰状细胞贫血的形成

1）镰状细胞贫血（sickle cell anemia）（OMIM#603903）　是人类发现的第一种血红蛋白病，为 AR 遗传。在非洲和北美黑种人群中发病率高达 1/500，我国也有少数病例发生。该病的发生是由于 β 珠蛋白基因第 6 位密码子发生错义突变（GAG→GTG），使 β 链 N 端第 6 位谷氨酸被缬氨酸取代形成 Hb S 所致。由于非极性缬氨酸取代了位于分子表面的亲水性谷氨酸，导致血红蛋白分子溶解度降低，在脱氧状态下 Hb S 易聚合成凝胶化的棒状结构，使红细胞扭曲成镰刀形（图 9-5）。镰变红细胞一方面变形性降低，在通过狭窄的毛细血管时易被挤压破裂，导致慢性溶血性贫血。另一方面其黏性增高且缺乏可塑性，易使微细血管阻塞，导致血管梗阻性继发症状，包括慢性和急性疼痛综合征、组织坏死、重度感染等。Hb S 纯合子（Hb S/Hb S）表现为镰状细胞贫血；杂合子（Hb A/Hb S）一般不表现临床症状，但在氧分压低的情况下可引起红细胞镰变，称为镰状细胞性状（sickle cell trait）。检出杂合子，避免杂合子婚配是杜绝该病患儿出生的关键。

2）不稳定血红蛋白病（unstable hemoglobinopathy）　由于 α 或 β 珠蛋白基因突变导致珠蛋白多肽链上的氨基酸异常，形成不稳定的异常血红蛋白所致。不稳定血红蛋白易解离为单体而在红细胞内聚集沉淀，形成不溶性的变性珠蛋白小体（Heinz 小体）黏附于红细胞膜上，改变膜的通透性、硬度和功能，使红细胞变形性降低，易被脾破坏，导致血管内外溶血，引起溶血性贫血。本类疾病一般呈常染色体不完全显性遗传，杂合子可有临床症状，纯合子可致死。迄今发现的不稳定血红蛋白已有 130 多种，种类虽多但总发病率较低。如 Hb Bristol，由于 β 链第 67 位缬氨酸被甲硫氨酸取代，甲硫氨酸再经修饰转变为天冬氨酸，导致血红蛋白高度不稳定，产生严重的溶血性贫血。

3）血红蛋白 M 病　又称为高铁血红蛋白血症。因为基因突变导致珠蛋白多肽链中

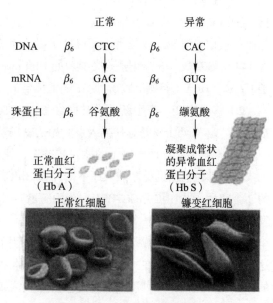

图 9-5　镰变红细胞的形成

与血红素铁原子连接的组氨酸或邻近的氨基酸发生了置换，占据了铁原子的配基位置，使铁原子呈稳定的高铁状态（$Fe^{2+} \rightarrow Fe^{3+}$），影响了血红素与氧的结合能力，导致组织缺氧。患者主要表现为发绀症状和继发性红细胞增多。本病为常染色体显性遗传，纯合子成活率低，临床上多见杂合子。已知的高铁血红蛋白有 HbM Boston（$\alpha^{58\,组\rightarrow酪}$）、HbM Iwate（$\alpha^{87\,组\rightarrow酪}$）和 HbM Sakaton（$\beta^{58\,组\rightarrow酪}$）等。

2. 地中海贫血

由于珠蛋白基因突变或缺失，导致某种珠蛋白多肽链的合成速率降低或完全被抑制，造成 α 链和非 α 链合成量不平衡，而引起的一种遗传性溶血性贫血。因最早发现于地中海地区而得名。地中海贫血的分布遍及全世界，好发于地中海地区、东南亚、非洲等地。我国长江以南各省为高发区，如广西可高达 14.6%，其次为广东、海南、云南、四川等。

深入学习 9-2
地中海贫血的分子遗传基础

按照受累珠蛋白链的类型，地中海贫血可分为 α 地中海贫血、β 地中海贫血和较为少见的 δ 地中海贫血、δβ 地中海贫血等。此处只介绍前两种常见类型。

（1）α 地中海贫血（α-thalassemia，α-thal）（OMIM#604131） 简称为 α 地贫，是 α 珠蛋白基因突变导致 α 珠蛋白链合成受到抑制而引起的溶血性贫血。α 珠蛋白基因缺失或点突变均可导致 α 地贫，分别称为缺失型或非缺失型 α 地贫，以缺失型最常见。正常人体细胞中有两条 16 号染色体，每条上均有 α_1 和 α_2 两个 α 基因。从单倍型的角度而言，如果一条 16 号染色体上的两个 α 基因均不能表达，使 α 链完全不能合成，称为 α^0 地贫（或 α 地$_1$）；如果只有一个 α 基因表达，使 α 链部分合成，称为 α^+ 地贫（或 α 地$_2$）。目前已经鉴定出的致病性突变超过 100 种，突变谱具有明显的地域和民族差异。中国人群的 α 基因缺失型热点突变有 3 种（$--^{SEA}$/、$-\alpha^{3.7}$/、$-\alpha^{4.2}$），非缺失型为 3 种（*HBA2*：c.369C > G（Hb Westmead）、c.427T > C（HbCS）、c.377T > C（HbQS）。以上热点突变除了 $--^{SEA}$ 为 α^0，其余为 α^+，占总人数的 98% 以上。因此，目前的临床常规分子诊断主要针对以上突变类型。不同 α 地贫患者体内缺失或缺陷的 α 基因数目不同，受累的 α 基因越多，病情越严重。临床一般将 α 地贫分为 4 种类型（表 9-1）。

1）Hb Bart's 胎儿水肿综合征（Hb Bart's hydrops fetalis syndrome） 发病于胎儿期，患者基因型为 α^0 地贫纯合子 α^0/α^0（--/--），4 个 α 基因全部缺失或缺陷，完全不能合成 α 珠蛋白链。故不能形成正常的胎儿血红蛋白 Hb F（$\alpha_2\gamma_2$），相对过剩的 γ 链形成四聚体 γ_4，称为 Hb Bart's。γ_4 对氧的亲和力极高，在组织中不易释放氧，造成组织严重缺氧，致使胎儿全身水肿，继而在妊娠晚期（34～40 周）或产后数小时内死亡。尸检可见患胎发育差、四肢短小、全身皮肤苍白、全身水肿、肝脾大、腹水等（ⓔ 图 9-1）。Hb Bart's 胎儿水肿综合征是东南亚常见的胎儿死亡原因之一。一般患胎父母均为 α^0 地贫杂合子 $\alpha^A\alpha^0$（$\alpha\alpha$/--），此类高风险夫妇的子代再发风险为 1/4。因此，其若有生育意愿，建议进行产前诊断或者进行胚胎植入前的遗传学诊断（PGD）。

ⓔ 图9-1
Hb Bart's 胎儿水肿综合征患儿

2）Hb H 病（HbH disease） 患者为 α^0 地贫和 α^+ 地贫的双重杂合子 α^0/α^+（--/- 或 --/$\alpha\alpha^T$，α^T 代表点突变），有 3 个 α 基因缺失或缺陷，致使 α 珠蛋白链的合成量严重减少，相对过剩的 β 链聚合成四聚体 β_4，即 Hb H。Hb H 对氧的亲和力比 HbA 约高 10 倍，不易释放氧供细胞利用。另外，Hb H 很不稳定，容易降解沉淀形成 H 包涵体附着于红细胞膜上，使红细胞膜受损，硬度增加，易被脾的网状内皮系统破坏，产生慢性溶血性贫血。患者一般在 5 岁以后发病，表现为轻度至中度贫血和肝脾大等，但差异较大，严重者类似重型 β 地贫。患者双亲之一的基因型多为 α^0 地贫杂合子 $\alpha^A\alpha^0$（$\alpha\alpha$/--），另一双亲多为 α^+ 地贫杂合子 $\alpha^A\alpha^+$（$\alpha\alpha/\alpha-$）或纯合子 α^+/α^+（$\alpha-/\alpha-$），少数为非缺失型地贫杂合子（$\alpha\alpha/\alpha\alpha^T$）。由于 Hb H 病并非致死性疾病，且临床症状差异较大，高风险夫妇纳入产前诊断需要慎重处理，如患病胎儿是否终止妊娠须进行全面评估，咨

课程思政案例 9-1
国际地中海贫血日

询的过程中必须严格执行医学伦理学原则。

3）轻型（标准型）α 地中海贫血　患者是 α⁺ 地贫的纯合子 α^+/α^+（α-/α-）或 α⁰ 地贫的杂合子 α^A/α^0（αα/--），我国多见 α⁰ 地贫杂合子。患者两个 α 基因缺失或缺陷，由于能合成一定量的 α 珠蛋白链，所以在临床上多无明显的贫血症状，红细胞可有轻度形态和渗透性改变，个别人表现为轻度小细胞低色素性贫血且伴随着 Hb A₂ 水平降低（一般低于 2.5%）。

4）静止型 α 地中海贫血　仅有一个 α 基因缺失或缺陷，是 α⁺ 地贫杂合子 α^A/α^+（αα/α- 或 αα/αα^T）。这样的个体无任何临床症状和异常血象，出生时脐带血中可检出 1% ~ 5% 的 Hb Bart's，但 3 个月后即消失。

图 9-2
α 珠蛋白基因缺失的主要类型

表 9-1　α 地中海贫血的类型

类型	基因型	α链的合成	主要血红蛋白组成	主要临床症状
Hb Bart's 胎儿水肿综合征	--/--	0	Hb Bart's（γ_4） Hb Portland（$\zeta_2\gamma_2$）	全身水肿，死亡
Hb H 病	--/-α 或 --/αα^T	25%	HbH（β_4） HbA（$\alpha_2\beta_2$）	轻至中度溶血性贫血
轻型（标准型）	α-/α- 或 αα/--	50%	HbA（$\alpha_2\beta_2$）	无症状或轻度贫血
静止型	αα/α- 或 αα/αα^T	75%	HbA（$\alpha_2\beta_2$）	正常
正常人	αα/αα	100%	HbA（$\alpha_2\beta_2$）	正常

课程思政案例 9-2
国家及高风险省份地中海贫血医疗保障及救助政策汇总

（2）β 地中海贫血（β-thalassemia，β-thal）（OMIM#141900）　简称为 β 地贫，是 β 珠蛋白基因突变导致 β 珠蛋白链的合成受到部分或完全抑制而引起的溶血性贫血。目前全世界范围内鉴定出的 β 地中海贫血致病突变超过 300 种，多为非缺失型突变，其中 40 余种较为常见，占 90% 以上。中国人群里存在 8 种热点突变，约占突变总体的 95% 以上。由于基因突变导致 β 链完全不能合成者称为 β⁰ 地贫，能合成部分 β 链者称为 β⁺ 地贫。如中国人群的 8 种热点突变中，HBB：c.124-127delTTCT 突变（约占 43%）为 β⁰ 地贫，c.-78A > G（约占 8.72%）为 β⁺。小细胞低色素性贫血伴 Hb F 或（和）Hb A₂ 含量增高是 β 地贫的典型临床特征。根据临床表现的严重程度，β 地贫可分为 4 种临床类型。

图 9-3
重型 β 地贫的主要临床特征

1）重型 β 地中海贫血　又称为 Cooley 贫血，患儿出生时正常，但数月后逐渐开始出现进行性溶血性贫血（Hb 水平持续低于 70 g/L），伴有生长发育迟缓、智力迟钝、肝脾大（>4 cm）、反复发热等症状。过度造血致使骨质增生与疏松，从而出现 Cooley 贫血特异性面容（地中海贫血面容），表现为头颅大、颧突、塌鼻梁、眼距宽、眼睑水肿等（图 9-3）。患者主要是 β⁺ 地贫、β⁰ 地贫、δβ⁰ 地贫的纯合子（β^+/β^+、β^0/β^0、$\delta\beta^0/\delta\beta^0$），以及 β⁰ 和 β⁺ 地贫的双重杂合子（$\beta^0/\beta^+$）。由于几乎不能合成 β 链或合成量很少，故 Hb A 极少或无 Hb A，相对过剩的 α 链沉积在红细胞膜上使膜的通透性改变，引起溶血性贫血。而 γ 链的合成相对增加，使 Hb F 升高（达 30% 以上，偶可达 90% 以上），Hb F 的氧亲和力较 Hb A 高，在组织中不易释放氧，造成组织缺氧。该病患儿需靠输血维持生命（4 岁前每年需要输血 8 次以上），如不治疗，80% 以上在 5 岁前死于严重贫血或严重感染性疾病。

图 9-4
β 珠蛋白基因的点突变

临床聚焦 9-1
地中海贫血的筛查

2）中间型 β 地中海贫血　患者一般 2 岁及 2 岁以后发病，症状介于重型和轻型之间，为中度贫血（Hb 水平为 70 ~ 100 g/L），脾轻度肿大（<4 cm），或有黄疸，骨骼改变较轻。患者 4 岁前无需输血或偶然输血，一般不需要依赖输血能活到成年。中间型 β 地贫遗传基础的异质性很

大，患者一般是 β 地贫变异型纯合子，如伴有 Hb F 明显升高的 β⁺ 纯合子：$β^+$（高 F）$/β^+$（高 F），或是两种不同变异型地贫的双重杂合子，如 $β^+/δβ^+$。

深入学习 9-3
β 地中海贫血表型修
饰因素

3）轻型 β 地中海贫血　患者一般是 β⁺ 地贫、β⁰ 地贫或 δβ⁰ 地贫的杂合子（$β^A/β^+$、$β^A/β^0$、$δβ^A/δβ^0$）。β 链的合成只是轻度减少，一般无临床症状，或有轻度的贫血和脾大等。其特点是 Hb A_2 比例增高（可达 4% ~ 8%），约有 50% 患者 Hb F 升高（1% ~ 3%）。

4）遗传性胎儿血红蛋白持续症（hereditary persistence of fetal hemoglobin，HPFH）　某些 β 珠蛋白基因簇的点突变或缺失突变，导致 β 链和 δ 链的合成减少或缺乏，而 γ 链的合成明显增加，由此弥补了 β 链和 δ 链的不足，使 α 链和非 α 链之间达到平衡状态，Hb F 在成人红细胞中持续高水平，所以无明显临床症状。

二、血浆蛋白病

血浆蛋白病（plasma protein disease）是血浆蛋白遗传性缺陷所引起的一组疾病，已发现 100 多种人体血浆蛋白变异型，以血友病较常见。

血友病（hemophilia）是一组由于凝血因子遗传性缺乏而引起凝血功能障碍的出血性疾病。主要分为血友病 A、血友病 B、血友病 C 和血管性假血友病 4 种基本类型，以血友病 A 最常见。

临床聚焦 9-2
血友病诊疗流程

（1）血友病 A（hemophilia A）（OMIM#306700）　又称为甲型血友病或抗血友病球蛋白缺乏症，是凝血因子Ⅷ（factor Ⅷ，F Ⅷ，F8）遗传性缺乏所引起的出血性疾病，约占全部血友病的 80%。主要临床表现为出血倾向，特点是反复自发性出血或轻微创伤后出血不止。出血可发生在黏膜、皮下、肌肉、关节腔和内脏等各种组织器官，深部肌肉出血形成囊肿，关节腔反复出血可导致关节变形，颅内出血可致死。

本病为 XR 遗传，男性发病率约为 1/5 000，近 1/3 患者无家族史，为新生突变。FⅧ是一个复合分子，具有凝血活性的是抗血友病球蛋白（AHG），其编码基因（*F8* 基因）定位于 Xq28，全长 186 kb，是人体最大的基因之一，含 26 个外显子和 25 个内含子，mRNA 长约 9 kb。*F8* 基因突变具有高度遗传异质性，已发现了 300 多种 *F8* 基因突变类型，包括碱基替换、缺失、插入及内含子 22 倒位等。错义突变和内含子 22 倒位是血友病 A 最常见的突变类型，分别占 38.2% 和 35.7%。根据对血友病 A 数据库 HAM SteRS 的分析，在血友病 A 重型患者中，42% 与内含子 22 倒位有关，其余的有大片段缺失、无义突变等。在中型和轻型患者中，86% 为错义突变。

（2）血友病 B（hemophilia B）　又称Ⅸ因子缺乏症。临床症状与血友病 A 基本相同，但发病率较低，占血友病的 15% ~ 20%。血友病 B 也表现 XR 遗传，Ⅸ因子基因定位于 Xq27。血友病 A、B 治疗相似，采用替代疗法。可选用血浆、凝血酶原复合物（PCC）、Ⅸ因子浓缩物和重组Ⅸ因子制品等。2021 年 12 月，人凝血因子Ⅸ制品新增进入国家医保药品目录，新的报销政策于 2022 年 1 月 1 日正式实施。

（3）血友病 C（hemophilia C）　又称Ⅺ因子缺乏症。临床症状较 A、B 型血友病轻，发病率也较低。Ⅺ因子基因定位于 15q11，含 15 个外显子，编码 625 个氨基酸。本病遗传方式为常染色体隐性遗传。

（4）血管性假血友病（von Willebrand disease, VWD）　是一种常见的遗传性出血性疾病，具有典型症状的患者发病率约为 1/1 000，符合常染色体隐性或者显性遗传。发病分子机制为患者 von Willebrand 因子基因缺陷导致血浆里 vWF 数量或者质量异常。vWF 的异常会导致血小板黏附异常和 FⅧ稳定性减弱，从而引起出血。

三、受体蛋白病

由于受体的遗传性缺陷而导致的疾病称为受体蛋白病（receptor protein disease）。现以家族性高胆固醇血症为例说明这类疾病的发病机制。

家族性高胆固醇血症（familial hypercholesterolemia，FH）（OMIM#143890）是细胞膜上低密度脂蛋白受体（low density lipoprotein receptor，LDLR）遗传性缺陷，使血浆中胆固醇含量升高而导致的脂代谢失调性疾病，属于高脂蛋白血症Ⅱa型，是脂代谢单基因病中最常见且最严重的一种。

动画 9-2
受体介导的内吞作用

血液中的胆固醇多以低密度脂蛋白（low density lipoprotein，LDL）的形式运输。在正常代谢中，细胞外的 LDL 颗粒与细胞膜上的 LDL 受体特异性结合，通过内吞作用进入细胞，被溶酶体酸性水解酶水解，释放出游离胆固醇。游离胆固醇可激活内质网脂酰 CoA 胆固醇脂酰转移酶（ACAT）的活性，使其醇酯化成胆固醇脂而储存；同时还可反馈抑制胆固醇合成中的限速酶 β- 羟基 $-\beta-$ 甲基戊二酰辅酶 A 还原酶（HMG CoA 还原酶）的活性，减少细胞内胆固醇的合成，从而维持体内胆固醇水平的动态平衡。当 *LDLR* 基因突变导致 LDLR 缺陷时，LDL 不易进入细胞内被降解，同时使细胞内游离胆固醇的反馈抑制减弱，细胞内胆固醇合成增加，胆固醇在血液及细胞内堆积而致病。现已发现，LDLR 缺陷主要有 5 种类型：①受体合成障碍。②受体转运障碍，即不能将受体由内质网转运至高尔基复合体加工修饰。③受体与 LDL 结合障碍。④受体 –LDL 复合物向细胞内转移障碍，即受体与 LDL 结合后，不能形成有被小窝，LDL 不能被内吞。⑤受体再循环障碍，即在内体中 LDL 受体不能与 LDL 分离，使受体不能再循环（图 9-6）。

动画 9-3
LDL R 缺乏与家族性
高胆固醇血症

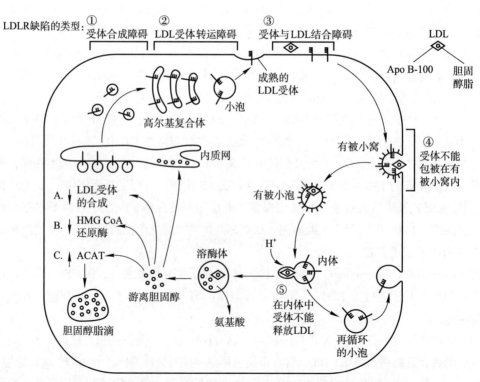

图 9-6　LDL 通过 LDLR 介导在细胞内的代谢及 LDLR 的 5 种缺陷类型
A. LDL 受体合成减少　B. 游离胆固醇合成减少　C. 增加胆固醇脂的储存

家族性高胆固醇血症为常染色体不完全显性遗传。杂合子多见，发病率约为 1/500，血浆胆固醇水平为 300 ~ 400 mg/dL，较早出现黄瘤、角膜弓（老人环）及冠心病。纯合子罕见，发病率约为 1/1 000 000，血浆胆固醇水平为 600 ~ 1 200 mg/dL，病情较杂合子严重，若不进行干预治疗，多在 20 岁左右出现动脉粥样硬化性心血管疾病，并于 30 岁左右死亡。目前，纯合子家族性高胆固醇血症（homozygous familial hypercholesterolemia，HoFH）的现代治疗手段包括：健康的生活方式、药物、脂蛋白血浆清除、肝移植和其他手术。健康生活方式包括推荐低饱和脂肪、低胆固醇、对心脏健康的饮食，同时积极控制吸烟、糖尿病、高血压等危险因素。HoFH 的常规治疗药物是他汀类，但疗效有限。其特效药依洛尤单抗注射液可与他汀类或其他降胆固醇药物同时使用，能够大大降低患者的心脑血管事件风险，目前该药品已于 2021 年 12 份进入国家医保目录，并于 2022 年 1 月 1 日正式实施。

FH 的最主要致病基因为 *LDLR* 基因，占 85% ~ 90%，全球范围内检测到的致病突变约 1 385 种，而我国已经报道的突变类型约为 120 种。除 *LDLR* 基因外，*APOA2*、*ITIH4*、*GHR*、*GSBS* 等基因突变也可以引起 FH，具有遗传异质性。

四、结构蛋白病

结构蛋白是构成组织细胞结构和人体架构的一类功能蛋白。结构蛋白基因突变会导致结构蛋白病，如成骨不全、DMD/BMD（见第五章第二节）等。

五、膜转运载体蛋白病

非脂溶性或脂溶性小的小分子物质进行跨膜转运时，需要膜转运载体蛋白的帮助。如果转运某物质的膜转运载体蛋白出现遗传性缺陷，将会造成这种物质的易化扩散和主动转运的障碍。如葡萄糖、半乳糖载体蛋白的缺陷导致的先天性葡萄糖 / 半乳糖吸收不良症（#606824），铜代谢障碍导致的肝豆状核变性（#277900）等。

第二节 先天性代谢缺陷

目前人们已基本了解了 500 多种先天性代谢病的酶缺陷。大多数先天性代谢缺陷的遗传方式为 AR 遗传，少数为 X 连锁遗传和 AD 遗传。一般可根据代谢物类型的不同，将先天性代谢缺陷分为糖代谢病、氨基酸代谢病、脂类代谢病、核酸代谢病、溶酶体贮积症、类固醇代谢病、维生素代谢病、有机酸代谢病、药物代谢异常和尿素循环异常等。

课程思政案例 9-3
遗传性代谢病创始人 Garrod 的研究经历

一、先天性代谢缺陷发生的分子机制

基因突变导致酶异常而影响机体代谢过程致病，是先天性代谢病发生的根本原因。致病基因的突变多为碱基替换，也有移码、缺失突变等。基因突变大多导致酶失活或活性降低，少数导致酶活性增高。基因突变引起酶活性改变的主要原因有两个：一是编码酶蛋白的结构基因发生突

动画 9-4
酶缺陷与物质代谢异常

变，导致酶蛋白分子结构异常或酶蛋白遗传性缺失；二是酶蛋白基因的调控系统发生异常，导致酶蛋白合成量的改变。

酶活性的异常主要通过以下几种途径引起机体代谢紊乱而致病（图9-7）：①酶缺陷导致代谢终产物减少或缺乏，例如白化病、家族性甲状腺肿等。②酶缺陷导致中间产物堆积，例如半乳糖血症、尿黑酸尿症等。③酶缺陷导致底物堆积，例如糖原贮积症等。④酶缺陷导致旁路代谢途径开放，造成代谢副产物增加，例如苯丙酮尿症等。⑤酶缺陷导致反馈抑制减弱，例如自毁容貌综合征等。⑥酶活性异常增高导致代谢终产物增加，例如痛风等，但该种情况少见。

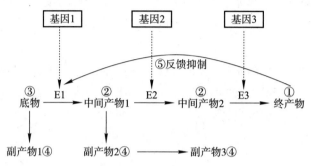

图9-7 遗传性酶缺陷引起物质代谢途径异常示意图
E1，E2，E3. 各代谢阶段所需的酶 ①终产物减少 ②中间产物堆积 ③底物堆积 ④副产物增加 ⑤反馈抑制减弱

临床聚焦9-3
先天性代谢缺陷患者与特殊气味

虽然先天性代谢缺陷种类繁多，各种疾病的发病机制不同，但几乎所有酶活性异常性疾病的产生都与上述一种或几种途径有关。另外还需注意，有时某一基因的突变可导致多种不同的酶活性改变，表现为多种复杂的临床表型；而有时同样的病理、临床特征亦可由多种不同的基因突变所引发，这些都为先天性代谢缺陷的病理、生化及临床分析带来了一定的困难，需谨慎对待。

下面分别介绍几种典型的先天性代谢缺陷。

二、氨基酸代谢病

氨基酸代谢病是指氨基酸在合成、分解、转化等代谢过程中，由于相关代谢酶的遗传性缺陷所导致的疾病。常见的氨基酸代谢病有苯丙酮尿症和白化病。

（一）苯丙酮尿症

微课9-2
苯丙氨酸代谢异常引起的疾病

苯丙酮尿症（phenylketonuria，PKU）（OMIM#261600）是一种以智力低下为特征的先天性代谢缺陷，因患者尿中排泄大量的苯丙酮酸而得名。该病呈AR遗传。苯丙酮尿症发病率存在地域及种族差异，我国苯丙酮尿症新生儿筛查数据表明，我国群体发病率约为8.5/100 000。PKU分经典型和非经典型两类。经典型称为PAH缺乏症，是由于肝苯丙氨酸羟化酶（phenylalanine hydroxylase，PAH）缺乏导致，占比85%～90%。非经典型是由于生物蝶呤代谢异常导致，又称为BH4缺乏症，占比10%～15%。这两类苯丙酮尿症都导致苯丙氨酸不能转化为酪氨酸，而在体内异常蓄积致病。

课程思政案例9-4
苯丙酮尿症公益行动
——"希望花开基金"
启动

苯丙氨酸（Phe）是人体必需的氨基酸，由食物中获得，在正常情况下通过肝苯丙氨酸羟化酶（PAH）的作用转变为酪氨酸（Tyr），继而生成黑色素等（图9-8）。经典型PKU患者体内PAH活性仅为正常的0～4.4%，无法将苯丙氨酸转化为酪氨酸，造成血中的苯丙氨酸浓度高达正常人的17～100倍。过量的苯丙氨酸使旁路代谢活跃，产生大量苯丙酮酸，进而产生苯乳酸、苯

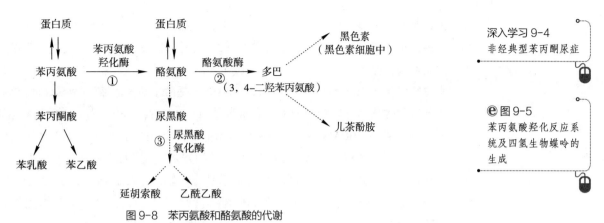

图 9-8　苯丙氨酸和酪氨酸的代谢
①苯丙氨酸羟化酶缺乏→苯丙酮尿症　②酪氨酸酶缺乏→白化病
③尿黑酸氧化酶缺乏→尿黑酸尿症

深入学习 9-4
非经典型苯丙酮尿症

ⓔ图 9-5
苯丙氨酸羟化反应系统及四氢生物蝶呤的生成

动画 9-5
苯丙氨酸代谢障碍与经典型 PKU

乙酸，这些旁路代谢产物由尿液和汗液排出，使患儿的体表和尿液有特殊的"鼠尿味"；过量的苯丙氨酸抑制酪氨酸脱羧酶活性，影响多巴的合成，减少黑色素的生成，使患儿的皮肤、毛发和虹膜颜色变浅；同时，大量的苯丙氨酸及其旁路代谢产物还可抑制 L- 谷氨酸脱羧酶和 5- 羟色胺脱羧酶的活性，使 γ- 氨基丁酸和 5- 羟色胺的合成减少，影响脑细胞发育及脑功能，导致患儿智力低下。

　　PAH 基因定位于 12q23.2，全长约 90 kb，含 13 个外显子，mRNA 长 2.4 kb，编码含 452 个氨基酸的蛋白质，主要在肝表达。已发现 400 余种 *PAH* 基因突变，多数为碱基替换引起的错义、无义突变或剪接位点突变等，少数为小缺失、插入突变等。不同民族间突变类型的分布有差异。中国人群的热点突变主要集中在 3、5、6、7、11 和第 12 外显子，占所有突变的 86.9%。比例最高的为第 7 外显子的错义突变 c.728G > A，约占 20.86%。考虑到遗传异质性，为了提高临床诊断的准确性，建议采用 HPA（高苯丙氨酸血症）基因包或者代谢病下一代测序技术（next generation sequencing，NGS）诊断基因包进行分子检测。

　　PKU 患儿出生时一般正常，随着摄入含苯丙氨酸食物的增加，3 ~ 6 个月时逐渐开始出现相应症状，并随年龄增长而加重，最终出现中重度智力低下。若患儿在症状出现前得到诊断，并及时使用低苯丙氨酸饮食等治疗措施，可控制病情发展，使患儿智力水平接近正常。因此，为了降低新生儿出生缺陷率，在 1996 年，我国母婴保健法实施细则中规定苯丙酮尿症是法定的新生儿疾病筛查项目，并为其制定了诊治技术规范。对于经典型苯丙酮尿症的临床筛查或者诊断，一般可以从 2 个方面进行：①生化检查，患儿血浆 Phe 浓度持续大于 2 mg/dL，Phe/Tyr 比值大于 2（由于 PAH 活性检测要进行肝穿刺，临床一般不进行该指标检测）；②基因检测，2 个 PAH 等位基因存在致病性突变。苯丙酮尿症的明确的分子诊断是其治疗和进行产前诊断的前提条件。

（二）白化病

　　白化病（albinism）是一种由于黑色素或黑色素体生物合成遗传性缺陷而导致的疾病，主要表现为皮肤、眼、毛发等组织器官的色素缺乏。目前已经鉴定出 18 个致病基因，主要呈现常染色体隐性遗传及 X 连锁隐性遗传，但还存在部分基因未被鉴定。患者基因型的不同往往造成表型明显的异质性，根据临床表现白化病可以分为眼皮肤白化病、眼白化等多种类型。国际白化病中心专门设立了有关白化病基因的突变和多态性的数据库。

　　眼皮肤白化病（oculocutaneous albinism，OCA）即通常所指的白化病，呈 AR 遗传，世界范围内发病率约为 1/17 000，携带者频率约为 1/65。患者皮肤黑色素减少，对紫外线辐射敏感，易患皮肤癌；眼色素减少，伴有畏光、眼球震颤、视神经凹发育不良、高度屈光不正、甚至双眼视力丧失等临床表现。

动画 9-6
酪氨酸代谢障碍与白化病（OCA I 型）

眼皮肤白化病（OCA）I 型（OMIM#203100）是由于酪氨酸酶（tyrosinase，TYR）遗传性缺乏，不能有效催化酪氨酸转变为黑色素所致（图 9-8）。根据我国汉族 176 例白化病患者的分子流行病学调查结果，OCA I 型是我国白化病的主要类型，约占 64.3%。*TYR* 基因定位于 11q14.3，长约 65 kb，含 5 个外显子，编码由 529 个氨基酸残基组成的酪氨酸酶。突变类型包括错义、无义和移码突变等。若基因突变导致 TYR 酶活性完全缺乏（A 亚型），患儿出生时即出现白化症状；若残留部分 TYR 酶活性（B 亚型），随着年龄增长，皮肤、毛发、虹膜颜色逐渐加深，病情有所好转（10 岁之前改善较为明显）。

临床聚焦 9-4
针对中国人群的特点优化的白化病分子诊断流程

白化病的危害主要是眼部损伤和易患皮肤癌，应尽量减少紫外线辐射对眼和皮肤的损害。对该病尚缺乏有效的治疗，因此遗传咨询和产前诊断是预防患儿出生的最佳方式。需要注意的是，综合性白化病除了白化的症状还累及其他组织器官，甚至会造成死亡，常作为产前干预对象。但一些非综合性白化病症状较轻，并非严格的产前诊断指征，在遗传咨询过程中应该充分做好基因型和表型的知情同意，由该夫妻自主决定是否进行产前诊断。

三、糖代谢病

糖代谢病是指糖类代谢过程中酶的遗传性缺乏所引起的疾病。常见的糖代谢病有半乳糖血症和糖原贮积症等。

（一）半乳糖血症

乳类含有乳糖，它经消化管乳糖酶分解产生葡萄糖、半乳糖（galactose，gal）。半乳糖被吸收后首先在半乳糖激酶（galactokinase，GALK）的催化下经磷酸化生成半乳糖 -1- 磷酸，再进一步在半乳糖 -1- 磷酸尿苷转移酶（galactose-1-phosphate uridyl transferase，GALT）的作用下与尿苷二磷酸葡萄糖（UDPG）交换生成尿苷二磷酸半乳糖（UDPGal）和葡萄糖 -1- 磷酸，UDPGal 可经尿苷二磷酸半乳糖 -4- 表异构酶（uridine diphosphate galactose-4-epimerase，GALE）催化重新生成 UDPG，葡萄糖 -1- 磷酸则进入葡萄糖代谢途径，最终转化为葡萄糖供组织细胞所利用（图 9-9）。

动画 9-7
半乳糖代谢途径与半乳糖血症

半乳糖血症（galactosemia）是半乳糖代谢过程中酶遗传性缺陷所引起的一种先天性代谢病，为 AR 遗传。根据所缺陷酶的不同分为 I 、II 、III 3 种类型。

半乳糖血症 I 型（OMIM#230400）是半乳糖 -1- 磷酸尿苷转移酶（GALT）缺

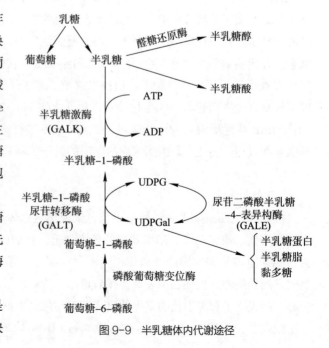

图 9-9　半乳糖体内代谢途径

乏所致，最常见，且病情较严重，又称为经典型半乳糖血症。由于 GALT 缺乏，正常代谢途径受阻，血中半乳糖、半乳糖 -1- 磷酸含量升高。半乳糖 -1- 磷酸在脑、肝和肾等处累积导致器官功能受损；半乳糖在晶状体内累积，在醛糖还原酶的作用下转变为半乳糖醇，使晶状体变性混浊，形成白内障；血中半乳糖含量升高还可抑制糖原分解成葡萄糖，出现低血糖。患儿出生时一般正常，哺乳几天后出现呕吐、拒食、倦怠、腹泻等症状，一周后可出现黄疸、肝大、腹水等肝损害症状，1~2 个月内可出现白内障。如不控制乳汁摄入，几个月后即出现智力发育障碍，肝、肾损害加重，最终因肝衰竭或感染而死亡。少数患者症状轻，但有肝硬化和白内障。本病新生儿发病率为 1/60 000~1/40 000。*GALT* 基因定位于 9p13，已发现至少 16 种基因变异体，不同基因型个体的酶活性和临床表现有差异，一般当酶活性低于 10% 时，可出现典型症状。若患儿在围生期或者新生儿时期出现黄疸、肝大，具有典型的半乳糖血症的临床表现，可以结合尿有机酸分析及血浆氨基酸分析、GALT 酶活性检测及基因检测来明确诊断。

半乳糖血症 Ⅱ 型（OMIM#230200）为半乳糖激酶 1（GALK1）缺乏，该基因定位于 17q25.1。主要表现为白内障和假性脑瘤，由于无半乳糖 -1- 磷酸累积，少见肝、肾损害。病情较经典型轻。半乳糖血症 Ⅲ 型（OMIM#230350）为尿苷二磷酸半乳糖 -4- 表异构酶（GALE）缺乏，基因定位于 1p35-p36。临床表现多变，可无症状或类似经典半乳糖血症。Ⅱ、Ⅲ 型半乳糖血症的发病率均较低（<1/10 万）。

通过新生儿群体筛查及时发现患者并尽早治疗是防治该病的重要手段之一。一旦检测出患儿，应立刻停用乳类，改用豆浆、米汤等，并辅以维生素、脂肪等营养物质喂养。

（二）糖原贮积症

由于糖原分解代谢中某种酶的遗传性缺陷所引起的疾病称为糖原贮积症（glycogen storage disease，GSD）。糖原分解过程中涉及多种酶，其中任何一种酶的缺陷均可导致糖原累积在肝、肌肉、肾等组织中而致病。现已发现 13 种糖原贮积症（ⓔ 表 9-2）。

ⓔ 表 9-2
糖原贮积症的类型

糖原贮积症 Ⅰ 型（GSD type Ⅰ，GSD Ⅰ）（OMIM#232200）在糖原贮积症中最严重。由 von Gierke 在 1929 年首先报道，又名 von Gierke 病。患者由于基因突变导致葡萄糖 -6- 磷酸酶缺乏或活性降低，以致糖原分解过程中葡萄糖 -6- 磷酸不能转变为葡萄糖供组织细胞利用，反而通过可逆反应合成大量糖原。过多的糖原积累在肝、肾细胞，干扰细胞代谢和功能，从而出现肝大和肾小球高滤过等病变，故此病又称为肝肾型糖原贮积症。同时，由于葡萄糖 -6- 磷酸不能分解为游离的葡萄糖，所以血液中葡萄糖含量下降，一方面使新生儿容易发生低血糖、低血糖抽搐或休克；另一方面使体内能量的正常来源不足，脂肪和蛋白质分解加强，前者可使酮体生成增加，后者可使患儿生长发育受到影响，使患儿发育不良、消瘦、身材矮小。而体内葡萄糖 -6-磷酸的增多，可导致糖酵解及磷酸戊糖旁路增强，产生过多的乳酸、尿酸及脂肪，引起酸中毒、高尿酸血症和高脂血症。本病为 AR 遗传，发病率约 1/200 000，致病基因（*G6PT*）定位于 17q21，全长 12.5 kb，含 5 个外显子。目前已报告的致病突变约为 116 种，中国人的热点突变为 c.648G>T（56.3%~57%）与 c.248G>A（12.1%~14%）。针对 GSD Ⅰ 的临床诊断，一般采用血液检查、影像学检查及基因分析来明确诊断。

临床聚焦 9-5
先天性代谢缺陷的共同特征

四、脂类代谢病

五、核酸代谢病

六、维生素代谢病 🖱

（李 慕）

复习思考题

1. 什么是分子病？请举例说明。分子病包括哪些主要类型？

2. 先天性代谢缺陷发生的遗传机制如何？

3. 李某夫妇育有一女，现年2岁，为第1胎第1产，足月顺产。该女儿出生时正常，由母乳喂养，5个月后其尿液、汗液中出现特殊臭味，头发颜色开始变黄，眼睛颜色变浅，并逐渐出现智力低下，不能独立行走，不会认人，不能说2~3字构成的句子。经医院确诊为经典型苯丙酮尿症。李某夫妇表型正常，双方家族中均无类似患者。现李某夫妇拟生育第2胎，特来咨询。请问：①苯丙酮尿症是一类怎样的疾病？如何发生？②李某夫妇再次生育该病患儿的风险有多高？如何避免再次生出该病患儿？

4. 一对广西籍的夫妇，妻子已经怀孕12周，来产前门诊进行地中海贫血的筛查。基因筛查结果发现该女性的α珠蛋白基因存在异常，为 $--^{SEA}/\alpha\alpha$，β珠蛋白基因正常。其丈夫检查后，α珠蛋白基因正常，而β珠蛋白基因存在 c.124–127delTTCT 的杂合突变。

请问：①该女性和男性是否为地中海贫血患者？请说明理由。②该女性是否需要对胎儿进行地中海贫血的产前诊断？并说明理由。

网上更多……

👤☰ 本章小结　　👥 开放性讨论　　📝 自测题　　⬇ 教学PPT

第十章
肿瘤遗传学

关键词

癌基因	原癌基因	抑癌基因	标记染色体
众数	干系	Ph 染色体	单克隆起源假说
二次突变假说		多步骤遗传损伤学说	

朱女士有一对 1 岁的双胞胎儿子，她无意中发现大儿子出现斜视，瞳孔有白色反光，经医院诊断患有视网膜母细胞瘤。在医生的建议下小儿子也做了眼底检查，发现其右眼眼底视网膜上有黄白色肿块，也被确诊为视网膜母细胞瘤。那么肿瘤可以遗传吗？目前已知的与肿瘤发生相关的基因有哪些？肿瘤发生的分子机制是什么？这些是本章主要探讨的内容。

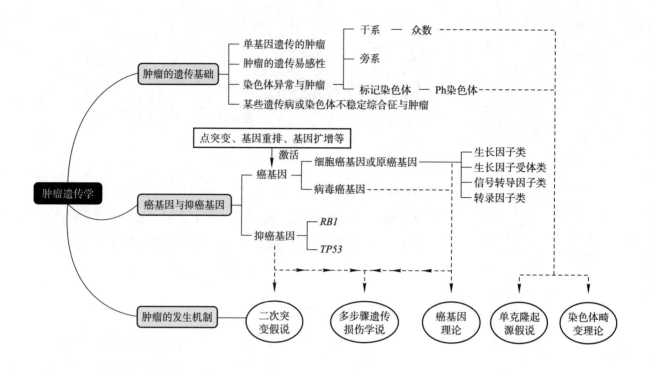

肿瘤（tumor）是危害人类健康最严重的疾病之一，是机体在各种致瘤因素作用下，局部组织细胞生长失去正常调控，导致细胞无限增殖而形成的新生物（neoplasm）。按照其生长特性和对人体的危害程度，通常分为良性肿瘤和恶性肿瘤两类。有些肿瘤的发生主要由遗传因素决定，有些肿瘤的发生主要由环境因素决定，而大多数肿瘤的发生是遗传因素和环境因素共同作用的结果。

肿瘤的分子遗传学研究表明，一些与细胞生长和分化有关的基因在肿瘤形成过程中起关键作用，这些基因包括癌基因和抑癌基因等。近年来表观遗传学机制及其在人类疾病发生中的作用研究，使人们认识到癌基因的低甲基化和抑癌基因的高甲基化与肿瘤的发生同样是密切相关的。

> 课程思政案例 10-1
> 让癌细胞"改邪归正"

第一节 肿瘤的遗传基础

通过家系调查流行病学分析和染色体分析都已证实肿瘤的发生具有明显的遗传基础，部分肿瘤呈单基因遗传，具有特定的遗传方式；多数肿瘤的发生是遗传因素和环境因素共同作用的结果；还有一些肿瘤发生与染色体畸变有关；某些染色体不稳定综合征由于 DNA 修复缺陷，易于发生断裂或重排，具有易患某些肿瘤的倾向。

一、单基因遗传的肿瘤

人类的一些恶性肿瘤是由单个基因异常引起的，其传递符合孟德尔遗传规律，属于单基因遗传的肿瘤，如视网膜母细胞瘤（retinoblastoma，RB）、肾母细胞瘤（nephroblastoma）、嗜铬细胞瘤（pheochromocytoma）和神经纤维瘤（neurofibromatosis）等。

1. 视网膜母细胞瘤

视网膜母细胞瘤（OMIM # 180200）为眼部的恶性肿瘤，发病率约为 1/20 000。RB 基因（*RB1*）定位于 13q14.2，是一种抑癌基因，呈 AD 遗传。临床表现为早期出现眼底灰白色肿块，由于多发生于婴幼儿，患儿不能自述有无视力障碍，因此不易早期发现。此后肿瘤增殖突入到玻璃体或接近晶状体，使瞳孔呈黄色光反射，称为"猫眼"（图 10–1），此时才被发现。此病恶性程度很高，可随着血液循环转移，也能直接侵入颅内。遗传性病例大约占 10%，发病年龄早，多累及双眼，具有家族史。非遗传性 RB 呈散发性，约占 90%，临床表现为单侧发病，发病年龄晚，主要是由于后天基因突变造成的。

> 微课 10-1
> 视网膜母细胞瘤患者及其家系
>
> 深入学习 10-1
> 视网膜母细胞瘤

2. 肾母细胞瘤

肾母细胞瘤又称为 Wilms 瘤（OMIM # 194070），是一种婴幼儿肾恶性胚胎肿瘤，呈 AD 遗

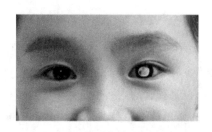
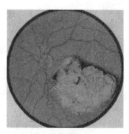

图 10–1 视网膜母细胞瘤患儿"猫眼"及眼底改变

传，发病率为 1/10 000，主要临床表现有血尿、发热、高血压、贫血等，由于肿瘤的出血、坏死和局部浸润及肿瘤压迫周围组织脏器可引起疼痛。大约有 38% 为遗传型，Wilms 瘤基因（*WT1*）定位于 11p13，是一种抑癌基因。遗传性病例发病年龄早，多在 4 岁前发病，多为双侧发病。非遗传性病例则发病年龄晚，多为单侧发病。

3. Ⅰ型神经纤维瘤

Ⅰ型神经纤维瘤（OMIM# 162200）表现为皮肤有牛奶咖啡斑和纤维瘤样皮肤瘤，在儿童时期即可出现神经纤维瘤，主要分布于躯干，从针尖至橘子大小、质软、数多。3%～15% 可恶变为纤维肉瘤、鳞癌和神经纤维肉瘤。神经纤维瘤基因（*NF1*）定位于 17q11.2，是一种抑癌基因，呈 AD 遗传。

二、肿瘤的遗传易感性

大多数肿瘤的发生是遗传因素和环境因素共同作用的结果。在特定的环境条件下，某些基因的编码产物能够导致遗传性疾病或获得疾病易感性，这类基因称为易感基因。已发现乳腺癌、肺癌、胃癌、肝癌、鼻咽癌、宫颈癌等肿瘤具有其特定的易感基因。这类肿瘤在人群中的发病率大于 0.1%，患者一级亲属的发病风险高于一般群体。

乳腺癌是女性最常见的恶性肿瘤之一，近年来发病呈明显增长趋势，我国目前约有 47 万乳腺癌患者。乳腺癌家族聚集性机制有两种：一种是由于某单一基因突变而发生的遗传性乳腺癌。在 20 世纪 80 年代末，通过定位克隆方法鉴定出两个乳腺癌易感基因，*BRCA1*（17q21.31）和 *BRCA2*（13q13.1）。目前已证实，45% 的遗传性乳腺癌和 80% 的乳腺癌伴卵巢癌患者中有 *BRCA1* 基因的突变。*BRCA2* 基因突变的临床意义和 *BRCA1* 相似，但与卵巢癌的发生关系不大。另一种是由于多个基因异常而导致乳腺癌的发生，已有研究表明与乳腺癌相关的易感基因除 *BRCA1* 和 *BRCA2* 外，还包括 *PTEN* 基因（10q23.31）、*TP53* 基因（17p13.1）和 *CDH1* 基因（16q22.1）等。

我国是世界上鼻咽癌发病率最高的国家。鼻咽癌的发生除了与 EB 病毒感染密切相关外，特定的易感基因在鼻咽癌的发生中也起着重要的作用。通过对来自华南地区的 5 000 名鼻咽癌患者和 5 000 名健康人进行的病例对照研究，发现人类白细胞抗原（HLA）和其他 3 个基因 *TNFRSF19*（13q12）、*MDS1-EVI1*（3q26.2）和 *CDKN2A/2B*（9p21）是鼻咽癌的易感基因，这些基因突变与鼻咽癌的发生显著相关。

复杂的多基因基础和环境因素共同作用，决定肿瘤的易患性。例如，肺癌患者芳烃羟化酶（aryl hydrocarbon hydroxylase，AHH）的活性显著高于正常人群；着色性干皮病患者 DNA 修复酶缺陷导致细胞恶变。机体正常的免疫系统对于"异己"的突变细胞可发挥免疫监视作用，但是免疫缺陷使得突变细胞得以逃脱免疫监视而发展成为恶性肿瘤。例如，Bruton 低丙种球蛋白血症患者易患白血病和淋巴系统肿瘤。

三、染色体异常与肿瘤

大多数恶性肿瘤细胞常伴有染色体数目和（或）结构异常，而且在同一肿瘤不同细胞内染色体数目或结构的异常往往不一致。恶性肿瘤发展到一定阶段，具有某种特定染色体数目或结构异常的细胞逐渐形成占主导地位的细胞群体。在某种肿瘤内，生长处于优势或百分比占多数的细胞系就称为该肿瘤的干系（stem line）。干系的染色体数目称为众数（modal number）。细胞生长处于劣势的其他核型的细胞系称为旁系（side line）。在肿瘤生长过程中，由于内外环境因素的影响，干系和旁系可以相互转变。

（一）肿瘤的染色体数目异常

肿瘤细胞大多数为非整倍体。肿瘤细胞染色体的增多或减少并不是随机的。例如，血液系统肿瘤比较常见到的是 +8、+9、+12、+21 或者 –5、–7 等；实体瘤染色体数目多数为超二倍体、亚二倍体或在三、四倍体之间；而癌性胸腹水的染色体数目变化较大，可见到六倍体或八倍体的癌细胞。

（二）肿瘤的染色体结构异常

在肿瘤细胞内常见到结构异常的染色体，通常将一些结构特殊的染色体称为标记染色体（marker chromosome）。同一个干系内的标记染色体往往相同，说明肿瘤起源于同一个祖细胞。标记染色体是恶性肿瘤的特点之一，可分为特异性标记染色体和非特异性标记染色体两种。

特异性标记染色体是经常出现于同一种肿瘤内的标记染色体。典型的例子是慢性粒细胞性白血病（chronic myelogenous leukemia，CML）中的 Ph 染色体。1960 年，Nowell 和 Hungerford 在美国费城（Philadelphia）从 CML 患者的外周血细胞中发现一个比 22 号染色体还小的 G 组染色体，故命名为费城染色体（Philadelphia chromosome，Ph）。Ph 染色体是由于 9 号染色体和 22 号染色体发生相互易位即 t（9；22）（q34；q11）形成的（图 10–2），大约 95% 的 CML 患者骨髓或外周血中可检出 Ph 染色体，是 CML 特异性标记染色体。易位使 9q34 的 *ABL* 基因和 22q11 的 *BCR* 基因形成 *BCR-ABL* 融合基因，提高了酪氨酸激酶活性，这是 CML 主要的发病原因。

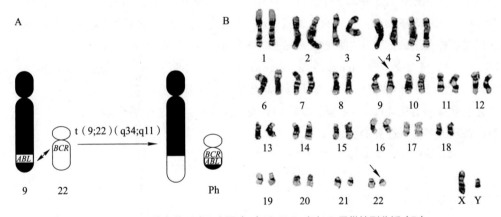

图 10-2　Ph 染色体形成示意图（A）及 CML 患者 G 显带核型分析（B）

箭头指示发生相互易位的 9 号和 22 号染色体

除了慢粒细胞中的 Ph 染色体外，人们在其他的肿瘤中也发现了特异性标记染色体。如视网膜母细胞瘤中的 i（6p）、del（13）（q14.1），Burkitt 淋巴瘤的 t（8；14）（q24；q32），甲状腺瘤的 inv（10）（q11q21），急性髓系白血病 M2 型的 t（8；21）（q22；q22），急性髓系白血病 M3 型的 t（15；17）（q24；q21），以及急性白血病的 –7 或 +9、Wilms 瘤的 del（11）（p13p14）、结肠息肉的 +8 和 17q+、小细胞肺癌的 del（3）（p14p23）、鼻咽癌的 t（1；3）（q41；p11）和乳腺癌中的 1q 易位等。

有些染色体异常不属于某种肿瘤所特有，即同一种肿瘤内可能有不同的染色体异常，或同一种染色体异常可出现于多种肿瘤中。如 Ph 染色体是 CML 的标记染色体，但是少部分急性淋巴细胞白血病也可出现 Ph 染色体。此外，由于显带技术的应用，人们注意到了标记染色体的形成机制，还注意到了像 Ph 染色体这种标记染色体在 CML 发病时出现、在化疗缓解时消失的变化现象，恶性肿瘤中染色体的某些变化（如染色体重排断裂点、脆性部位等）可能是肿瘤发生的原因之一。

非特异性标记染色体只见于某一肿瘤的少数细胞，这种结构异常的染色体可能在肿瘤生存过程中起着一部分作用。

四、某些遗传病或染色体不稳定综合征与肿瘤

某些遗传病或染色体不稳定综合征具有易患肿瘤的倾向，称为肿瘤易感性。

（1）Down 综合征（OMIM# 190685） 是较常见的常染色体病，研究发现，Down 综合征患者患白血病的风险是正常人的 10 ~ 20 倍。

（2）共济失调毛细血管扩张症（ataxia telangiectasia，AT）（OMIM# 208900） 是一种较少见的 AR 遗传病，基因定位于 11q22-q23。对射线的杀伤作用极其敏感、染色体不稳定，具有自发性染色体断裂和重排的特征。易患白血病或淋巴瘤、免疫缺陷等。

（3）Bloom 综合征（Bloom syndrome，BS）（OMIM# 210900） 是一种 AR 遗传的染色体不稳定综合征，致病基因定位于 15q26.1。多在 30 岁之前发生各种肿瘤和白血病。

（4）着色性干皮病（xeroderma pigmentosum，XP）（OMIM# 278700） 是一种罕见的、致死性 AR 遗传病，由于 DNA 损伤修复缺陷导致。目前发现，与着色性干皮病相关的基因共有 *XPA—XPG* 等 7 个互补组基因和 1 个与 DNA 错配修复有关的变异型，其中 7 个互补组基因均为 DNA 损伤修复基因，在核苷酸切除修复中发挥重要作用。患者幼年发病，常有家族史。面部等暴露部位出现红斑、褐色斑点及斑片，间有色素脱失斑和萎缩或瘢痕、皮肤干燥。数年内发生基底细胞癌、鳞癌及恶性黑素瘤。皮肤和眼对日光敏感。多数患者于 20 岁前因恶性肿瘤而死亡。

（5）Fanconi 贫血症（Fanconi anemia，FA）（OMIM# 227650） 是极罕见的 AR 遗传病，常在 5 ~ 10 岁时发生全血细胞减少，骨髓呈进行性再生低下，常伴发急性髓系白血病。

上述疾病或综合征由于 DNA 修复缺陷导致染色体不稳定，易于发生断裂或重排，在此基础上易患白血病或其他恶性肿瘤。

第二节　癌基因与抑癌基因

基因改变是肿瘤发生发展的分子基础，单独一种基因的突变不足以致癌，多种基因变化的积累才能引起控制细胞生长和分化机制的紊乱，使细胞增殖失去控制而发生癌变。与细胞发生癌变相关的两类基因是癌基因和抑癌基因。

一、癌基因

癌基因（oncogene）是一类能够引起细胞发生癌变的基因。癌基因其实是细胞生长发育所必需的一类基因，其生物学功能主要是刺激细胞正常地生长，以满足细胞更新的要求。正常情况下，这类基因的表达具有严格的时空顺序，当癌基因在表达时间、表达部位、表达数量及表达产

物结构等方面发生改变后，就可以导致细胞无限增殖并引起细胞癌变。

（一）细胞癌基因与病毒癌基因

癌基因可以分成两大类：一类是病毒癌基因（viral oncogene，v-onc），指逆转录病毒的基因组里带有可使受病毒感染的宿主细胞发生癌变的基因；另一类是细胞癌基因（cellular oncogene，c-onc），又称为原癌基因（proto oncogene，pro-onc），是指正常细胞基因组中，一旦发生突变或被异常激活后可使细胞发生恶性转化的基因。原癌基因存在于每一个正常细胞的基因组中，在发生突变或被异常激活后变成具有致癌能力的癌基因。

癌基因的发现可追溯到动物致癌病毒的研究。Rous 于 1911 年首先发现鸡肉瘤病毒（RSV）能使鸡胚成纤维细胞在培养基中转化，也能在接种给鸡后诱发肉瘤。以后的研究证明，它是一种 RNA 逆转录病毒（retrovirus）。它除含有病毒复制所需的基因（如 gag、pol 及 env）外，还含有一种特殊的转化基因，能导致培养的细胞转化和呈恶性表型，也能在动物中引起恶性肿瘤，是存在于病毒基因组中的癌基因，这种基因被称为病毒癌基因。以后从许多动物中分离出 40 余种高度致癌的逆转录病毒，并从中鉴定出 30 余种病毒癌基因。在正常的真核细胞基因组中存在的与 v-onc 同源序列的基因，是细胞生长和分化所必需的基因，称为细胞癌基因或原癌基因。

（二）原癌基因的分类

1981 年，R.Weinberg 在人类膀胱肿瘤中发现了首个癌基因 RAS，以后随着研究的深入，研究人员发现了上百种癌基因，根据其功能主要分为以下 4 种类型：①生长因子类。可刺激细胞增殖。例如，SIS 基因编码产物是血小板生长因子（PDGF）β 链，可促进间质细胞的有丝分裂，在人类的星形细胞癌、骨肉瘤、乳腺癌等肿瘤中高表达。②生长因子受体类。具有蛋白激酶的活性，与生长因子结合后，形成蛋白酪氨酸激酶，触发细胞内的一系列反应，加速生长信号在胞内的传递。例如，ERB-B1 癌基因的产物为表皮生长因子受体（EGFR），在人类的肺鳞癌、脑膜瘤、卵巢癌等肿瘤中过度表达。③信号转导因子类。信号分子到达细胞后，借助一系列胞内信息传递体系，将接收的信号由胞内传至核内，促进细胞生长。胞内信号传递体系成员多是原癌基因的成员，或通过这些基因产物的作用影响第二信使。例如，丝氨酸/苏氨酸蛋白激酶（C-MAS）及 G 蛋白（H-RAS、K-RAS 和 N-RAS）等。④转录因子类。某些癌基因表达蛋白（如 MYC、FAS 等）定位于细胞核内，它们能与靶基因的调控元件结合，调节转录活性。这些蛋白质通常在细胞受到生长因子刺激时迅速表达，促进细胞的生长与分裂过程（表 10-1）。

表 10-1　原癌基因的分类及其与肿瘤的关系

类别	原癌基因	蛋白质功能	相关肿瘤
生长因子类	SIS	血小板生长因子 β 链	神经胶质瘤、纤维肉瘤
	INT-2	成纤维生长因子家族成员	胃癌、胶质母细胞瘤
	HST-1	成纤维生长因子家族成员	膀胱癌、乳腺癌、黑色素瘤
生长因子受体类	EGFR（ERB-B1，B2，B3）	表皮生长因子受体	肺鳞癌、卵巢癌、乳腺癌
	CSF1R	集落刺激因子 1 受体	白血病
信号转导因子类	MOS, RAF, PIM1	丝氨酸/苏氨酸蛋白激酶	肉瘤、T 细胞淋巴瘤
	H-RAS	GTP 酶	甲状腺癌、膀胱癌

课程思政案例 10-2
中国的摩尔根——谈家桢

动画 10-1
癌基因定位

续表

类别	原癌基因	蛋白质功能	相关肿瘤
	K-RAS	GTP 酶	结肠癌、肺癌、胰腺癌
	N-RAS	GTP 酶	甲状腺癌、白血病
	SRC, YES1, FGR, FES	蛋白酪氨酸激酶	结肠癌、肉瘤
转录因子类	*MYC*	转录因子	髓细胞瘤样癌、神经母细胞瘤、肺癌
	FOS	转录因子 AP1	骨瘤
	JUN	转录因子 AP1	肉瘤

（三）原癌基因的激活与肿瘤发生

原癌基因可以通过一些机制被激活，出现基因表达或过表达，从而使细胞癌变。原癌基因激活的因素有病毒感染、化学物质作用或辐射等，主要通过以下几种方式。

1. 点突变

原癌基因中由于单个碱基突变造成所编码的基因产物异常或活性显著提高，对细胞增殖的刺激也增强，从而导致癌症。人们在研究膀胱癌细胞系的 *RAS* 基因时，发现其第12位密码子由 *GGC*（甘氨酸）突变为 *GTC*（缬氨酸），突变的 RAS 蛋白始终处于被激活的 GTP 活性状态，从而促进细胞增殖。已发现在许多肿瘤中存在 *RAS* 基因的点突变。

2. 染色体易位与基因重排

由于染色体断裂和易位重接，导致正常情况下无表达或者表达水平低的癌基因易位到处于活跃转录基因强启动子的下游、增强子或转录元件附近，或者基因内部断裂与其他高表达的基因形成新的融合基因，而产生过度表达。如 CML 中，9 号染色体的一个片段易位至 22 号染色体，使位于 9q34 的 *ABL* 细胞癌基因与位于 22q11 的 *BCR* 融合，产生 *BCR–ABL* 融合基因，其编码的融合蛋白中 ABL 蛋白的氨基端被 BCR 氨基端序列替换，导致 ABL 蛋白酪氨酸激酶活性增高并改变其亚细胞定位，导致细胞转化而致癌（图 10-2）。人 Burkitt 淋巴瘤中 8q24 的 *C-MYC* 易位至 14q32 免疫球蛋白重链的基因位点上，而免疫球蛋白重链基因是人类非常活跃的基因，这种易位使细胞癌基因 *C-MYC* 过度表达而成为癌基因，编码转录因子，对生长因子的刺激起反应，促进细胞增殖而致癌（图 10-3）。

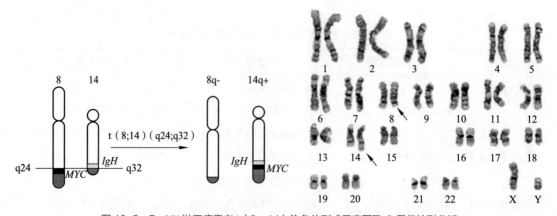

图 10-3　Burkitt 淋巴瘤患者 t（8；14）染色体形成示意图及 G 显带核型分析

箭头指示发生相互易位的 8 号和 14 号染色体

3. 启动子或增强子插入

原癌基因附近一旦被插入强大的启动子或增强子，也可被激活。如逆转录酶病毒基因组含有长末端重复序列（long terminal repeat sequence，LTR），具有启动子、增强子等调控成分，当逆转录酶病毒感染细胞时，LTR 插入 c-onc 的上游，使 c-onc 过度表达，导致细胞癌变。

4. 基因扩增

在某些造血系统恶性肿瘤中，癌基因扩增是一个极常见的特征，如前髓细胞性白血病细胞系中，*C-MYC* 扩增 8 ~ 32 倍。癌基因扩增最常见的细胞遗传学表现形式有双微体（double minute chromosomes，DM）和均质染色区（homogeneously staining regions，HSR）（图 10-4），肿瘤细胞中癌基因扩增可导致癌基因过度表达，使肿瘤细胞生长更快和增加恶性表型，如在神经母细胞瘤中，*N-MYC* 的扩增与肿瘤快速生长及增加侵袭性有关。

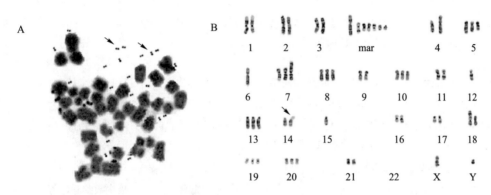

图 10-4　肿瘤细胞中的双微体（A）和均质染色区（B）
箭头指示双微体和 14 号染色体短臂均质染色区

5. DNA 甲基化异常与肿瘤发生

DNA 甲基化异常与肿瘤关系密切。早在 1979 年，R. Holliday 就提出 DNA 甲基化可能在细胞癌变过程中起着重要的作用，1983 年，A.P. Feinberg 和 B. Vogelstein 发现癌细胞中 DNA 甲基化的总体水平低于正常细胞。目前已经证实，一方面，肿瘤细胞常表现为全基因组水平的广泛低甲基化状态，一些癌基因的启动子区低甲基化将造成基因组不稳定性增加，并增加癌基因的表达水平，促进细胞增殖和肿瘤发生。另一方面，某些特定区域表现为异常的高甲基化状态，如抑癌基因的启动子区，导致抑癌基因失活，这也是肿瘤发生的重要机制之一。

二、抑癌基因

抑癌基因（tumor suppressor gene，TSG）也称为肿瘤抑制基因，是指正常细胞中存在的一类抑制细胞过度生长、繁殖从而抑制肿瘤发生的负调节基因。抑癌基因与调控生长的原癌基因协调表达以维持细胞正常生长、增殖和分化。抑癌基因的丢失或失活不仅丧失抑癌作用，也可能变成具有促癌作用的癌基因而导致肿瘤的发生。

微课 10-3
抑癌基因

在 20 世纪 70 年代广泛研究癌基因之前，通过体细胞杂交、流行病统计学及细胞遗传学分析已指出，细胞内存在能抑制细胞转化的基因。Harris 于 1969 年发现，正常细胞与肿瘤细胞融合所产生的杂交细胞不再具有致瘤性，提示从正常细胞来的某种基因起抑制肿瘤发生的作用。而当融合细胞丧失了含有这种特殊基因座的染色体时，则可以重现其致瘤性，从而证明该染色体携带抑癌基因。1986 年，研究人员首次在少见的儿童视网膜母细胞瘤中发现位于 13q14 的 *RB1* 基因，并且成功克隆。目前已经发现并确认了 10 多种抑癌基因，如 *TP53*、*P16* 等（表 10–2）。

表 10–2　部分已发现和鉴定的抑癌基因

抑癌基因	染色体定位	基因产物的功能	相关遗传性肿瘤	有体细胞突变的恶性肿瘤
RB1	13q14	核磷酸蛋白，调节转录因子，介导细胞生长、分化、发育的控制	家族性视网膜母细胞瘤	视网膜母细胞瘤、骨肉瘤、乳腺癌、小细胞肺癌、膀胱癌、胰腺癌、食管癌等
TP53	17p13.1	转录因子，调控细胞周期和促进凋亡	Li–Fraumeni 综合征	存在于大约 50% 的恶性肿瘤中，如乳腺癌、结直肠癌、胃癌、肺癌等
P16	9p21	细胞周期依赖性激酶抑制因子（如 CDK4）	家族性黑色素瘤、家族性胰腺癌	存在于 25%～30% 不同类型恶性肿瘤中，如乳腺癌、肺癌等
P21	6p21.1	细胞周期蛋白依赖激酶抑制因子（如 CDK2）	未知	乳腺癌、软组织肉瘤、肺癌、前列腺癌等
APC	5q21–q22	结合 β 连环蛋白，调节细胞黏附和细胞骨架关系	家族性腺瘤性息肉病	结肠直肠癌、胃癌及胰腺癌等
BRCA1	17q21	DNA 修复，转录调节	遗传性乳腺癌、卵巢癌	约 10% 卵巢癌
BRCA2	13q13.1	DNA 修复	遗传性乳腺癌	极少数胰腺癌等
WT1	11p13	转录调节蛋白，抑制基因转录	Wilms 瘤、WAGR、Denys–Drash 综合征	急性髓系白血病
NF1	17q11.2	起 GAP 样作用，下调 RAS 蛋白	Ⅰ 型神经纤维瘤	神经鞘瘤、黑色素瘤、神经母细胞瘤
NF2	22q12.2	位于膜旁，与细胞骨架相联系	Ⅱ 型神经纤维瘤	神经鞘瘤、脑膜瘤、听神经瘤
DCC	18q21.2	透膜细胞黏附分子	结直肠癌	结肠癌、胃癌
PTCH	9q22.3	Sonic hedgehog 因子的转膜受体，smoothened 蛋白负向调节因子	遗传性基底细胞痣综合征	基底细胞皮肤癌、髓母细胞瘤
MEN-1	11q13	未知	Ⅰ 型多发性内分泌肿瘤	甲状旁腺瘤、垂体瘤、胰腺内分泌瘤
RARA	17q21.1	染色体易位形成 *PML-RARA* 融合基因，促进细胞增殖	急性早幼粒细胞白血病	急性早幼粒细胞白血病

1. *RB1* 基因

RB1 基因是最早发现的抑癌基因，基因定位于 13q14.2，有 27 个外显子，其转录的 mRNA 有 4.7 kb，编码的 RB 蛋白由 928 个氨基酸残基组成，相对分子质量为 1.05×10^5，定位于核内。RB 蛋白与细胞周期调控紧密相关，其功能受磷酸化调节。非磷酸化形式是活性型，能促进细胞分化、抑制细胞增殖。RB 蛋白可调控转录因子 E2F，E2F 可以促进许多基因的表达，在 G_0、G_1

期，低磷酸化的 RB 蛋白与 E2F 结合成复合物使其失活；S 期高磷酸化的 RB 蛋白与 E2F 解离，细胞进入增殖状态。在核内，RB 蛋白与 DNA 结合，抑制癌基因 *C-MYC* 的表达，从而抑制 DNA 复制。*RB1* 基因的突变主要有点突变、缺失等。

2. *TP53* 基因

TP53 是与人类肿瘤相关性最高的基因，大约 50% 的人类肿瘤中存在 *TP53* 变异。*TP53* 基因定位于 17p13.1，长约 20 kb，含 11 个外显子，mRNA 长度约为 2.5 kb。编码的 P53 蛋白是一种核磷蛋白，由 393 个氨基酸组成。P53 结构域包括：①核心区。进化上保守，结合 DNA。②酸性区。易被蛋白酶水解，造成半衰期短。③碱性区。具有转化活性，起癌基因作用。P53 蛋白抑癌机制：①作为转录因子结合 DNA，活化 *P21* 基因转录，使细胞止于 G_1 期。②抑制解链酶活性。③与复制因子 A 相互作用，参与 DNA 的复制与修复。④启动细胞凋亡。*TP53* 基因在肿瘤发生、发展及诊断、治疗中均有重要意义，是肿瘤研究领域中的热点基因。

3. *P16* 基因

P16 定位于 9p21，抑制 Cyclin D/CHK4（周期蛋白依赖激酶 4）活性，抑制 RB 的磷酸化，阻止 DNA 转录及 G_1/S 转换。与多种癌的发生、发展密切相关，有多种肿瘤抑制物之称，有望成为肿瘤早期诊断、临床分期及预后的主要指标。

4. *WT1* 基因

因首先发现与 Wilms 瘤相关而得名，定位于 11p13，全长 345 kb，有 10 个外显子，产物为含锌指结构的转录因子，有 4 个锌指结构域。其中 N 端的锌指结构与早期生长因子反应因子 1（RGR1）的 DNA 结合区结合，可抑制其转录活性，从而抑制细胞的增殖。WT1 蛋白的活性具有组织特异性，仅在 Wilms 瘤中表达。

5. *NF1* 基因

NF1 基因定位于 17q11.2，全长 282 kb，其 mRNA 长 12 kb，编码含 2 818 个氨基酸的蛋白质，其中有一个约含 325 个氨基酸的区域与 *RAS* 癌基因的 GTP 酶激活蛋白同源，对 G 蛋白有负调控作用。所以 *NF1* 基因可以使 *RAS* 癌基因失去活性。

三、癌基因与抑癌基因的比较

癌基因与抑癌基因这两类似乎是相互矛盾的基因之间的精细平衡控制着细胞的生长，在肿瘤发生过程中，细胞癌基因的活化仅代表参与肿瘤发生的基因变化之一，另一种变化是抑癌基因的失活（表 10-3）。抑癌基因对细胞的异常生长和恶性转化起抑制作用，研究发现，许多肿瘤细胞中

表 10-3　癌基因与抑癌基因的比较

特征	癌基因	抑癌基因
基因功能	正常生长和增殖所必需，进化上保守	抑制细胞增殖，促进细胞分化
突变方式	点突变、基因融合、扩增	点突变、缺失、杂合性丢失
致癌方式	显性突变，杂合子致癌	隐性突变，纯合子或半合子致癌
遗传方式	体细胞突变，不遗传	体细胞或生殖细胞突变，常呈 AD 遗传
突变后引起的肿瘤	多见于白血病和淋巴瘤	多见于实体瘤
表观遗传修饰	低甲基化使基因活化，导致肿瘤发生	特定基因的甲基化导致肿瘤发生

抑癌基因的一对等位基因缺失或发生突变而失活，失去对细胞增殖的控制，从而失去对肿瘤细胞的转化和异常增殖的抑制作用。

第三节　肿瘤发生的遗传学理论

微课 10-4
肿瘤发生的遗传学机制

一、二次突变假说

1971 年，Kundson 通过对视网膜母细胞瘤的流行病学调查发现，这类肿瘤中的 10% 具有家族性，有遗传倾向，多发生在婴儿，肿瘤常呈双侧性、多个发生。其余 90% 为散发性，无家族史，发生于幼儿，常为一侧单个肿瘤。Kundson 根据统计分析，提出"二次突变"假说来解释这两种类型肿瘤的发生机制。在家族性病例中，第一次突变发生在生殖细胞或从亲代遗传而来，第二次突变发生在子代的体细胞。当亲代的配子或受精卵内遗传物质发生突变后，由此发育而来的子代全身所有细胞均具有一次突变，此后其全身任一细胞该位点的基因只要再经历一次突变就可转变为恶性的肿瘤细胞。故遗传性恶性肿瘤临床上具有早发性、多发性、双侧性的特点。在散发性病例中，两次突变均发生在同一体细胞（视网膜母细胞）内，使两份正常的 *RB1* 等位基因均突变而失活，这种机会一般较少。故散发性病例在临床上具有晚发性、单发性和单侧性的特点（图 10-5）。

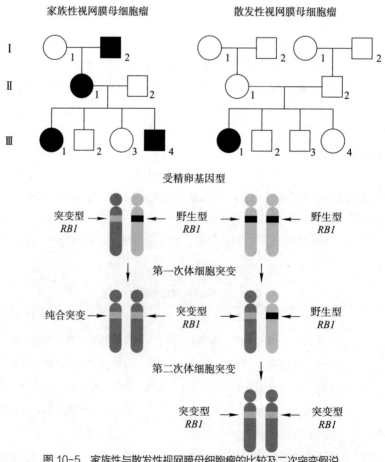

图 10-5　家族性与散发性视网膜母细胞瘤的比较及二次突变假说

除了视网膜母细胞瘤发生具有该特点外，1990 年，Malkin 等在 5 个 Li-Fraumeni 综合征家系研究中发现，患者正常的体细胞中均有 *TP53* 一个等位基因的突变，呈杂合性，而癌细胞则为纯合性突变。分子遗传学研究发现，每个家系均有各自相同的碱基替换。例如，一个家系中 *TP53* 的第 248 位密码子 C 被 T 替代，编码的色氨酸变成了精氨酸，这表明该家系成员肿瘤易感性的提高是由于具有 *TP53* 突变的基础，而且经过 *TP53* 等位基因二次突变，导致细胞恶变，符合二次突变学说。Wilms 瘤患者的体细胞中，*WT1* 基因呈杂合性，而瘤细胞中 *WT1* 基因则为纯合性突变。*NF1* 等位基因中一个失活可导致良性的神经纤维瘤，一对等位基因的失活即可导致神经纤维肉瘤，这也符合二次突变假说。

二、单克隆起源假说

肿瘤是由单个突变细胞增殖而成的，即肿瘤是突变细胞单克隆增殖群，这称为肿瘤的单克隆起源假说。肿瘤的细胞遗传学研究结果证实，所有的肿瘤几乎都是单克隆起源，也就是说患者的所有肿瘤细胞都起源于一个前癌细胞。最初是一个关键的基因突变或一系列相关事件导致单一细胞向肿瘤细胞的转化，随后产生不可控制的细胞增殖，最后形成肿瘤。

女性 X 连锁基因的分析为肿瘤的克隆性提供了最初的证据。*G6PD* 基因位于 Xq28，根据 Lyon 假说，女性胚胎发育早期，X 染色体发生随机失活，女性 X 染色体连锁的基因产物均为杂合性的。杂合子个体的一条 X 染色体上 *G6PD* 基因有活性，另一条 X 染色体上相应的等位基因失活。失活的 X 染色体可以通过依赖于 *G6PD* 活性的细胞染色得到验证。因此正常组织是包含有活性和失活的 *G6PD* 细胞的嵌合体。而在一些女性肿瘤的研究中，发现恶性肿瘤的所有癌细胞都含有相同 *G6PD* 失活的 X 染色体，表明它们起源于单一细胞。同时还有很多证据可证明肿瘤的克隆特性，对白血病和淋巴瘤的分子分析表明所有的淋巴瘤细胞都有相同的免疫球蛋白基因或 T 细胞受体基因的重排，提示其来源于单一起源的 B 细胞或 T 细胞。肿瘤中的标记染色体是支持肿瘤发生的单克隆假说的强有力证据，如 CML 的 Ph 染色体，急性髓系白血病的 t（8；21）、t（15；17）等也证实了肿瘤的单克隆起源假说。近年来，通过荧光原位杂交方法直接检测癌组织中突变的癌基因或肿瘤抑制基因也支持肿瘤的单克隆起源。

三、肿瘤发生的染色体畸变理论

1941 年，Boveri 提出肿瘤的染色体畸变理论，认为肿瘤细胞来源于正常细胞，染色体畸变是引起正常细胞恶性转化的主要原因。

从血液系统恶性肿瘤的研究结果来看，可以假定，在不同肿瘤中所见潜在转化序列（细胞的原癌基因）的结构和功能的改变可能是受染色体变化的影响。研究发现，神经母细胞瘤细胞的均质染色区和双微体可见 *N-MYC* 基因扩增，但是关于染色体介导的原癌基因改变在人类实体瘤中的作用还需要更多的实验证据来证实。

四、癌基因理论

M. Bishop 和 H. E. Varmus 因发现并阐明癌基因，共同获得 1989 年诺贝尔生理学或医学奖。细胞癌基因的发现是近年来医学和生物学的重大进展之一，是肿瘤研究的一个重大突破。现已证实，在机体中存在着与肿瘤发生密切相关的两类基因：一类为癌基因，另一类为抑癌基因。癌基因通过点突变、染色体易位、强启动子插入及基因扩增等机制被激活，促进细胞无限增殖而导致肿瘤发生，有关癌基因激活及导致肿瘤发生的机制详见本章第二节。

五、肿瘤发生的多步骤遗传损伤学说

1983年，R. Weinberg 等的研究证明，用具有强致癌性的 ras 基因和 myc 基因单独导入体外培养的大鼠胚胎成纤维细胞，并不能引起癌变，但将这两种基因共转染时，则使细胞发生癌变。细胞癌变是多个癌相关基因突变积累的结果，多个癌基因协同作用的现象，表明了致癌过程的多步骤性。与癌症发生相关的癌基因、抑癌基因与各种化学、物理、生物（如病毒）等致癌因素相互作用导致癌症的发生。随后的许多实验结果进一步促进了肿瘤的多步骤遗传损伤学说的形成和成熟。

根据肿瘤的多步骤遗传损伤学说，肿瘤的发生是一个分阶段、多步骤的过程，一个细胞的癌变至少需要两次或者两次以上，有的肿瘤则需经过多次遗传损伤后才能完成恶性转化，涉及一系列的基因结构和功能的改变，而且癌变往往需要多个肿瘤相关基因的协同作用，需要经过多阶段的演变，最终才能诱发肿瘤的形成。在肿瘤发生的过程中，环境因素的影响不容忽视，一些环境因素促进或抑制某些基因的表达。

对于结直肠癌的研究证实了肿瘤发生的多步骤遗传损伤学说。正常肠上皮细胞中 5q21 的抑癌基因 APC 发生杂合性丢失，导致肠上皮过度增生、发生腺瘤；进一步位于 12p12.1 的 K-RAS 突变，使得早期腺瘤进展为中期腺瘤；接着位于 18q21.3 的 DCC 基因发生杂合性丢失，中期腺瘤进展为晚期腺瘤；随后位于 17p13.1 的 TP53 基因发生杂合性丢失，使得晚期腺瘤发展为癌；最后由于肿瘤转移相关基因的突变，发生结直肠癌的转移（图 10-6）。由此可见，结直肠癌的发生、发展和转移是一个多基因参与的错综复杂的变化过程。

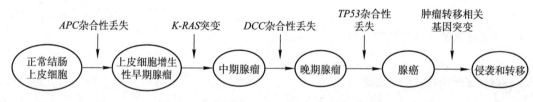

图 10-6　肿瘤发生的多步骤遗传损伤学说图解

肿瘤已经成为危害人类健康的重要疾病之一，肿瘤的发生机制、治疗等是人类面临的重大难题。近年来随着研究的深入，已经发现了一些癌基因及抑癌基因，部分肿瘤的发生机制也已经明确，但是由于肿瘤发生的复杂性及各种相关基因之间的相互调控，使得人类对大多数肿瘤的了解依然有限，需要更多的肿瘤研究者应用新技术、新思路，从多角度、多层次深入进行研究，才能取得新的突破和进展。如针对肿瘤细胞免疫逃逸机制开展的免疫治疗，目前已在黑色素瘤、非小细胞肺癌等多种肿瘤的治疗中显示了强大的抗肿瘤活性，成为肿瘤治疗中最具突破性的一种治疗方式。

深入学习 10-2
肿瘤的预防

（李　莉）

复习思考题

1. 归纳原癌基因的类型并简述原癌基因激活方式。
2. 有关肿瘤发生的遗传机制有哪些主要学说？
3. 比较癌基因和抑癌基因。
4. 什么是肿瘤发生的单克隆起源假说？有哪些支持证据？
5. 举例说明恶性肿瘤发生的多步骤遗传损伤学说。

网上更多……

本章小结　　开放性讨论　　自测题　　教学 PPT

第十一章
药物遗传学

关键词

药物遗传学　　　遗传多态性　　　药物不良反应

葡萄糖 –6– 磷酸脱氢酶缺乏症　　　恶性高热

药物基因组学　　个体化药物治疗　　氨基糖苷类抗生素性耳聋

　　　人们很早就发现有些人对某些药物异常敏感，仅服用常规剂量便出现异常药物反应。1957 年，A. Motulsky 等发现，某些患者服用抗疟药伯氨喹可引起溶血性贫血，是因为遗传变异致患者细胞内缺乏葡萄糖 –6– 磷酸脱氢酶的缘故，从而发现某些药物副作用可由酶的遗传缺陷引起，首先指出了某些异常的药物反应与遗传缺陷有关。1959 年，F. Vogel 正式提出药物遗传学这一名称。何为药物遗传学，药物代谢是怎样受遗传控制的，药物代谢的遗传变异有哪些等，是本章要介绍的内容。

思维导图

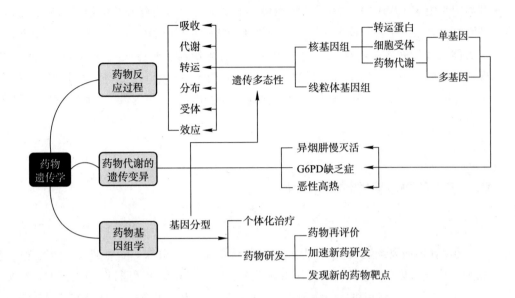

课程思政案例 11-1
我国遗传药理学和药物
基因组学奠基人——
周宏灏

药物遗传学（pharmacogenetics）研究遗传因素对药物在体内吸收、分布、代谢和排泄（药物代谢动力学）的影响，是药理学与遗传学相结合发展起来的边缘学科。1962 年，W. Carol 发表了与药物遗传学有关的著作，药物遗传学作为生化遗传学的一个分支逐渐分离出来。1973 年，世界卫生组织（WHO）综述了药物遗传学的基本内容。随着分子生物学、分子药理学和功能基因组学等相关学科和技术的发展，药物遗传学研究和应用的对象及范围在不断扩大，最初研究机体的遗传因素对药物反应的影响及其在合理用药、避免或减少不良药物反应中的应用，现在人们可应用基因组学从分子水平证明和阐述药物疗效以及药物作用的靶位、模式和毒副作用。药物遗传学的应用不仅能更合理地促进个体化用药，还可提供个性化的健康指导和体检指导等服务。

第一节　药物反应的遗传学基础

微课 11-1
药物反应的遗传学基础

药物在体内要经过吸收（从用药部位转运至血液）、分布（随血液循环转运至全身）、代谢（或称为生物转化，多数药物药理作用减弱或消失）、发挥效用（通过与细胞受体结合或直接进入细胞内产生效应，纠正机体的病理状态）和排泄（肾为主要途径），才能完成药物反应的全过程（图 11-1）。药物进入体内一般以代谢物或药物原形排出体外。

临床用药时常常发现不同患者对同一药物可能产生不同的反应，有些患者甚至可能出现严重的不良反应，产生这种现象的原因是由于药物反应过程中不同个体之间受遗传因素和环境因素影响而存在变异，其中遗传因素的影响可能起决定作用。由于环境因素、用药习惯和遗传背景不同，大多数药物在人体内反应在不同人群间还存在群体（种族）差异。基因多态性决定了其表型

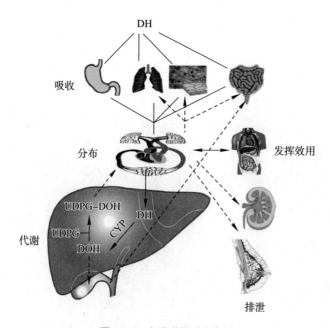

图 11-1　部分药物反应途径

DH：原型药物　DOH：代谢产物　CYP：细胞色素 P450 酶
UDPG：尿苷二磷酸葡萄糖醛酸
⟶ 表示代谢途径　- ➤ 表示代谢物排泄途径

的多样性。基因突变往往也会导致受体、载体或酶等药物反应相关蛋白活性升高、降低或丧失。药物反应任何一个环节的相关蛋白发生变异，都可能引起药物反应的差异。部分常见的基因变异导致的药物反应差异见表 11-1。

表 11-1　部分常见的基因变异导致的药物反应差异

表型变异	相关基因	突变方式	蛋白功能（或酶活性）变化
药物排泄能力下降	*MDRI*	C3435T	转运底物的能力明显降低
对药物产生耐受	*ADRB2*	A46G（Arg16Gly）	β_2 肾上腺素受体表达明显下调
快代谢型	*CYP2D6*	C1584G（*CYP2D6*2*）	酶活性增强
超快代谢型	*CYP2D6*	*CYP2D6*2* 基因重复	酶活性显著增强
慢代谢型	*CYP2D6*	2549A del	酶无活性
慢代谢型	*CYP2D6*	整个基因缺失	无酶产生
慢代谢型	*CYP2D6*	2613-2615 del AGA	酶活性减弱
慢代谢型	*CYP2D6*	C100T、C1039T、G1661C、GI4180C	酶活性减弱
慢代谢型	*CYP2D6*	T138ins	酶无活性
慢乙酰化型	*NAT2*	G191A、C282T、T341C C481T、G590A、A803G、G857A	乙酰化能力下降

一、细胞核基因组 DNA 遗传变异所致的药物反应差异

细胞核基因组 DNA 遗传变异可影响药物的吸收、分布、转运和代谢等环节，由此可引起异常药物反应。

（一）转运蛋白的遗传变异

人类 P- 糖蛋白（P-glycoprotein，P-gp）是 ATP 依赖性的膜转运蛋白，主要作用是将各类药物和代谢物从细胞中泵至体液并最终排泄至体外。*P-gp* 基因定位于 7q21，已发现多种突变。白种人中纯合型同义突变 C3435T 个体（*TT*）的 P-gp 在十二指肠内表达量比纯合野生型（*CC*）约低一半，转运底物的能力明显降低；而 G2677T 突变在体外能增强 P-gp 的转运作用，从而导致某些肿瘤的耐药性。

（二）受体的遗传变异

基因突变使受体数量或结构发生异常，药物与细胞间不能发生正常反应，或者改变其对药物作用的部位，出现异常产物并引起中毒。如人 β_2 肾上腺素受体基因定位于 5q31，存在 13 个点突变，其中 A46G（Arg16Gly）较常见并影响受体功能，等位基因频率为 0.4 ~ 0.6。Arg16Gly 突变个体因 β_2 肾上腺素受体表达明显下调，引起受体向下游信号传导障碍，容易对药物产生耐受。

（三）药物代谢酶的遗传变异

药物在体内代谢主要经过氧化、还原、水解和结合等反应过程，其中氧化、还原和水解为 I 相代谢，结合反应为 II 相代谢。I 相代谢中，原型药物经过羟基、氨基、羧基等极性基团的修

饰，形成极性更大、更易排泄的代谢物，是药物在体内消除的限速反应；许多原型药物或 I 相代谢物需与内源性小分子如葡萄糖醛酸、谷胱甘肽或乙酰基相结合（结合反应，即 II 相代谢）才能随尿液或胆汁排出体外。有些药物可以同时通过多种反应类型进行代谢。

药物代谢与各药物代谢酶的活性有着非常密切的关系。如果药物代谢酶基因发生突变，将影响药物代谢酶的合成和（或）结构，使其活性发生变化而有缺陷，最终导致异常的药物代谢反应：药物代谢（生物转化）速度减缓，药物或其中间代谢产物逐渐积累，损害正常生理功能；或药物转化加快，降低药物浓度，降低药效。药物代谢能力随个体中等位基因组合的不同而呈现出一定的规律性，表现出"正常基因纯合子 > 杂合子 > 突变基因纯合子"的变化趋势，其表型大致可分为 4 种：慢代谢型（poor metabolism，PM）、中间代谢型（intermediated metabolism，IM）、快代谢型（extensive metabolism，EM）和超快代谢型（ultrafast metabolism，UM）。一般认为，UM 型是由于功能基因的复制（3 ~ 13 个拷贝）或扩增所引起的酶活性增强，EM 型至少携带一个功能基因，IM 型携带一个功能缺陷基因和一个无功能基因，而大约 99% 的 PM 型都携带两个无功能等位基因。体内许多药物代谢酶都存在遗传多态性，多态性是导致药物反应个体差异的真正原因。

1. 单基因控制的药物代谢的遗传变异

肝是药物的主要代谢器官，富含各种 I 、II 相药物代谢酶，其中以催化 I 相反应的关键酶——细胞色素 P450 酶（cytochrome P450 enzyme，CYP）最为重要，它参与内源性物质和药物、环境化合物等外源性物质的代谢，其常见作用是使被代谢物质羟基化（或氧化），增加极性。

CYP 参与药物代谢的化学总反应式如下所示：

$$DH + NADPH + H^+ + O_2 \xrightarrow{\text{CYP}} DOH + H_2O + NADP^+$$

式中，DH 为原型药物，DOH 为代谢产物。

CYP 基因突变可造成 CYP 酶活性的缺失、降低或增强，影响许多药物的代谢速率。遗传多态性是 CYP 的一个重要特征。CYP 包含多种类型，已发现近 1 000 种 CYP 广泛分布于各种生物体内。根据蛋白质一级结构（氨基酸序列）的一致性，CYP 共有 20 个家族和多个亚家族。一级结构有 40% 以上相同者划为同一家族，以阿拉伯数字示于酶的英文缩写后；同一家族内有 55% 以上相同者划为一个亚家族，以英文字母示于家族符号之后；同一亚家族的单个同工酶再以阿拉伯数字示于亚家族符号之后；同一个酶有多个等位基因则在表示单个酶的阿拉伯数字后再加 "*"，其后再以阿拉伯数字从 1 开始编号，"1"表示野生型，"2"及以后的数字表示突变型，如"细胞色素 P450 酶第二家族 D 亚家族 6 号同工酶突变型"基因用 *CYP2D6*2* 表示。CYP1、CYP2 和 CYP3 三个家族具有底物结合的广谱性，可参与许多外源性底物（包括药物）的代谢。人体内有功能意义的 CYP 约 50 种，重要的有 6 种：CYP1A1、CYP1A2、CYP2C9、CYP2C19、CYP2D6 和 CYP3A4，因为它们参与 90% 以上常用药物的 I 相代谢。CYP 具有器官、组织特异性，同一药物在不同器官、组织的代谢途径和代谢产物可能是不同的。肝外 CYP，如肠壁成熟上皮细胞中的 CYP26、CYP2C9、CYP2C19、CYP3A4、CYP3A5 等，可代谢许多临床常用口服药物，造成许多口服药物血药浓度偏低。CYP 的多态性以 *CYP2D6* 最为典型。

人体 *CYP2D6* 是参与 70 多种药物 I 相代谢的主要细胞色素氧化酶，基因定位于 22q13.1。*CYP2D6* 是一个完整的功能基因，基因全长为 7 kb，含有 9 个外显子，编码序列全长 1 491 bp（编码 497 个氨基酸）。人群中共发现有 70 多个 *CYP2D6* 突变体。*CYP2D6*2*（C1584G）比野生型 *CYP2D6*1* 酶活性有所提高。此外，其他常见的 *CYP2D6* 等位基因突变方式主要有：①剪接位点替换形成无功能等位基因，使酶活性缺乏（如 *CYP2D6*4* 和 *CYP2D6*10*）；②整个基因缺失导致无酶产生（如 *CYP2D6*5*）；③终止密码子提前，使酶无活性（如 *CYP2D6*8*）；④无义突变致酶无活性（如 *CYP2D6*7*）；⑤错义突变致酶活性降低（如 *CYP2D6*9* 和 *CYP2D6*10*）等。*CYP2D6* 基因突变可形成 3 种主要表型：正常代谢型（normal metabolism，NM）、慢代谢型（PM）和超快代谢型（UM）。PM 存在药物毒性积累的风险，UM 则可能使血中的药物剂量达不到治疗效果。

抗高血压药异喹胍和抗心律失常药司巴丁体内主要由 *CYP2D6* 进行代谢，慢代谢型个体中 *CYP2D6* 酶活性较低，药物不能被迅速氧化，过量用药会导致中毒。不同种族中慢代谢型频率存在差异，与不同种族间 *CYP2D6* 基因多态性密切相关。

2. 多基因控制的药物反应的遗传变异

奎尼丁、普鲁卡因胺、水杨酸盐、利多卡因、洋地黄毒苷、保泰松和地高辛等药物的代谢具有类似多基因遗传性状的特点。

多种药物半衰期的遗传度相当高，如双香豆素为 0.97、安替比林为 0.98、保泰松为 0.99，可见许多情况下多基因遗传控制的血药浓度主要由遗传因素决定。目前，许多药物疗效不稳定，可能与这些药物的代谢属于多基因遗传性状有关，因此寻找快速、高效的多基因药物遗传分析方法是目前亟待解决的问题。

二、线粒体基因组 DNA 遗传变异所致的药物反应差异

氨基糖苷类抗生素（aminoglycoside antibiotics，AmAn）包括链霉素、庆大霉素、妥布霉素、新霉素和巴龙霉素等。AmAn 药用机制为：AmAn 直接结合到细菌核糖体小亚基 16S rRNA 的倒数第二个螺旋结构的 1409C—1491G 碱基对上，破坏细菌蛋白质合成从而达到抗菌效果。AmAn 具有严重的耳毒性，可使患者发生不可逆转的听力损失，导致氨基糖苷类抗生素性耳聋（aminoglycoside antibiotic induced deafness，AAID）。AAID 可发生于任何年龄阶段。不同个体对 AmAn 的耳毒性的反应差异很大，并存在家族性 AAID 现象，某些家族成员对 AmAn 特别敏感，且这种易感性可由母系遗传获得。1993 年，首次报道了 mtDNA 12S rRNA 基因上 1555 位点的突变与 AAID 的遗传易感性相关。除 1555 位点突变外，我国学者还发现一个 16S rRNA 基因第 2227 位 "AA" 插入突变的 AAID 家系。我国 AAID 的发生较西方常见，主要与不同种族的遗传背景有关。12S rRNA A1555G 突变更多见于亚洲大陆人群，白人少见。

在人类线粒体中，野生型的 12S rRNA 1555 位点是腺嘌呤 A，与大肠埃希菌的 16S rRNA 的 1494 位点相对应，当它发生突变而变成 G 时，就会与 1494 位点的 C 配对，使 12S rRNA 的二级结构与 *E. coli* 的 16S rRNA 结构类似，从而易于与氨基糖苷类药物结合而对药物敏感。12S rRNA A1555G 与 AmAn 结合阻碍了线粒体核糖体蛋白质的合成，使氧化磷酸化过程受阻而影响 ATP 的合成，使听毛细胞内依赖 ATP 提供能量的一系列生理过程无法进行而导致听毛细胞逐渐坏死，结果引起患者永久性的、不可逆的耳聋。因为 12S rRNA 是参与构成线粒体核糖体 30S 小亚基的分子，在没有氨基糖苷类药物的前提下，A1555G 突变也可造成不同程度的听力下降，从重度先天性耳聋到正常听力不等。但家族性耳聋的发生绝大多数是遗传因素和环境因素共同作用的结果，即 12S rRNA 的 A1555G 突变只是造成个体的易感性，再加之 AmAn 的诱导就会发生 AAID。

微课 11-2
氨基糖苷类抗生素致聋

第二节　常见药物代谢的遗传变异

药物代谢缺陷症是由于基因突变产生异常的药物代谢酶，或使药物代谢酶缺乏，影响药物代谢过程，导致机体对药物发生异常反应。某些基因位点还可能多次发生突变，形成复等位基因，因而产生多种突变类型。下述是一些常见的单基因控制的药物代谢缺陷症。

一、异烟肼慢灭活

除了 CYP，常见的多态性药物代谢酶还有 N- 乙酰基转移酶（N-acetyltransferase，NAT）。NAT 有 NAT1 和 NAT2 两种，NAT2 代谢的药物有异烟肼、普鲁卡因胺和磺胺类等。异烟肼（isoniazid）是常用的抗结核药，在体内 NAT2 通过乙酰化将异烟肼转变为乙酰化异烟肼而灭活。

$$\text{CONHNH}_2 \text{（吡啶环）} + \text{CH}_3\text{CO-SCoA} \xrightarrow{\text{NAT2}} \text{CONHNHCOCH}_3 \text{（吡啶环）} + \text{HSCoA}$$

（一）异烟肼代谢的遗传变异

异烟肼失活缓慢属于 AR 遗传。NAT2 野生型等位基因（R）为 $NAT2*4$，有 9 种最为常见的突变等位基因。突变等位基因（r）多数造成 1～3 个氨基酸的错义突变，最终使 NAT2 的酶活性下降。不同的 NAT2 等位基因构成不同的基因型，从而有快（EM）、中（IM）、慢（PM）乙酰化代谢个体的表型之分。EM 型患者的基因型为 $NAT2*4$ 的纯合子（RR）或小部分杂合子（Rr），具有较快的乙酰化速度；PM 型患者为各种突变等位基因的组合（rr，不含野生型等位基因），其乙酰化速度慢；而 IM 型患者则是 $NAT2*4$ 和其他突变等位基因构成的大部分杂合子（Rr），具有中等乙酰化速度。

异烟肼快、慢代谢型的发生率有很大的种族差异，白种人的 EM 型占 30%～50%，中国人为 70%～80%。通过查明快、慢乙酰化表型的分布率，有助于对经乙酰化代谢的药物的治疗效应或毒性作用进行控制。

（二）异烟肼代谢的遗传变异效应

结核病患者口服异烟肼后，EM 型患者药物半衰期短（0.75～1.8 h），故每周服药 1～2 次疗效较差；PM 型患者血液中保持异烟肼的时间较长，药物半衰期较长（2～4.5 h），反复给予异烟肼后容易引起蓄积中毒，80% 患者发生周围神经炎（EM 型患者仅 20%），这是由于异烟肼在体内可与维生素 B_6 反应，使后者失活，从而导致维生素 B_6 缺乏性神经损害。故一般服用异烟肼需同时服用维生素 B_6 以消除此副作用。此外，服用异烟肼后有个别患者可发生肝炎，甚至肝坏死。发生肝损害者中 86% 是 EM，其原因是乙酰化异烟肼在肝中可水解为异烟酸和乙酰肼，后者对肝有毒性作用。

NAT2 的活性和表达水平还受饮酒、大量摄取葡萄糖、激素治疗、肾衰竭、肝疾病等环境因素的影响而下降或上升，从而减弱或增强乙酰化反应。

动画 11-1
异烟肼慢灭活（快灭活）与毒性作用

二、葡萄糖 –6– 磷酸脱氢酶缺乏症

葡萄糖 –6– 磷酸脱氢酶（glucose–6–phosphate dehydrogenase，G6PD）缺乏症是一种常见的 X 连锁不完全显性遗传病，平时无或少症状，但在吃蚕豆、感染或服用某些氧化性药物后出现血红蛋白尿、高胆红素血症、贫血等急性溶血反应，是蚕豆病、药物性溶血、新生儿溶血、感染性溶血和慢性非球形细胞溶血性贫血（CNSHA）的遗传基础。我国 G6PD 缺乏症的研究起自 1952 年杜顺德报道的蚕豆病（favism），国外则始于 1956 年对黑人应用抗疟药伯氨喹导致个体溶血现象原因的调查，并发现溶血是红细胞 G6PD 缺乏所致。G6PD 缺乏症分布极广，全球约有 4 亿人受累。我国 G6PD 缺乏症发生率为 4% ~ 15%，呈"南高北低"的分布趋势，高发区集中在北纬 30° 以南地区，云南、海南、广东、广西、福建等地尤为高发。

微课 11-3
G6PD 缺乏症

（一）G6PD 缺乏症的遗传基础

G6PD 基因定位于 Xq28。1991 年，E.Y. Chen 等测得其基因全长为 20 114 bp，含 13 个外显子。根据酶活性水平和临床症状区分，G6PD 有 400 多种生化变异型。G6PD 生化变异型具有异质性。目前已鉴定 150 多种 *G6PD* 基因突变型。*G6PD* 基因突变绝大多数是点突变引起的单个氨基酸置换，并具有种族特异性。目前在中国人群中发现 20 多种基因突变型，其中 *G6PD*Canton（广东）（G13884T，酶活性减少 60%）、*G6PD*kaiping（开平）（G13896A，酶活性减少 98%）和 *G6PD*Gaohe（高鹤）（A95G，酶活性减少 90% 以上）3 种类型最常见，占总突变型的 61% ~ 83.9%，且仅在华人中存在。海外华人中均以 *G6PD*Canton（广东）突变为主。

目前确定的 *G6PD* 突变位点几乎覆盖了基因全长。有活性的 G6PD 以二聚体或四聚体形式存在，解聚后各亚基则失去蛋白酶活性（图 11-2）。

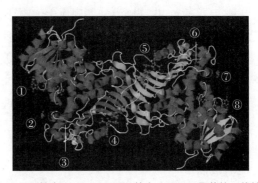

图 11-2　结合 NADP 和 G6P 的人 G6PD 二聚体的 X 线结构
图中数字所标球棍形结构为 NADP 或 G6P，其中①④⑤⑧为 NADP，②③⑥⑦为 G6P

（二）G6PD 缺乏症的遗传变异效应

G6PD 缺陷男性及纯合子女性均表现为 G6PD 显著缺乏。G6PD 缺陷女性杂合子则是 G6PD 缺乏和正常红细胞的嵌合体，两种细胞系的细胞数量比值决定了不同女性杂合子 G6PD 活性可接近正常亦可显著缺乏。WHO 根据 G6PD 的酶活性水平和临床症状，把 400 多种 G6PD 生化变异型分成 5 类：①酶活性严重缺乏（< 10%），伴有先天性非球形细胞溶血性贫血（CNSHA）。②酶活性严重缺乏（< 10%），有间断溶血发作。③酶活性轻中度缺乏（10% ~ 60%），常因感染或药物诱发溶血。④酶活性正常（> 60%）。⑤酶活性高于正常（> 200%）。在正常情况下，红细胞只使用其 G6PD 活性总量的 2%，所以除少数第①类和第②类的 G6PD 缺乏症患者酶活性总量不能满足正常生理需求外，多数患者通常无临床症状。我国 G6PD 缺乏症患者多为第②、③类，少部分为第④、⑤类变异型，一般无溶血现象。

G6PD 基因突变引起 G6PD 活性缺乏或降低的机制大致包括：①错义突变导致酶活性中心的改变而影响 G6PD 活性。②错义突变影响二聚体的形成。③错义突变影响 G6PD 空间结构形成及维持。

红细胞中葡萄糖约有 10% 经磷酸戊糖旁路代谢以产生 NADPH，G6PD 是该路代谢关键酶。

动画 11-2
G6PD 缺乏症

G6PD 对维持红细胞抗氧化功能有着极其重要的作用。G6PD 活性正常时，磷酸戊糖旁路可以生成足量 NADPH，从而保证红细胞中 GSH 含量和消除 H_2O_2 的能力。若 G6PD 缺乏或活性减弱，NADPH 生成不足，则红细胞 GSH 生成量减少。G6PD 缺乏者服用或接触某些具有氧化作用的药物、食用蚕豆或受感染时，导致 GSH 进一步被氧化损耗，使患者红细胞 H_2O_2 降解减弱而产生积聚。过多的 H_2O_2 可氧化血红蛋白（Hb）表面和内部的巯基（—SH）使 Hb 解聚、变性，变性 Hb（即光学显微镜下可见的 Heinz 小体）附着于红细胞膜上使其脆性增加；此外，H_2O_2 还可氧化红细胞膜上脂类和蛋白质的巯基，膜蛋白间以二硫键形式（—S—S—）广泛交联，使红细胞膜不稳定；上述变化使红细胞变形性降低，诱发膜带 3 蛋白磷酸化形成衰老抗原，并被自身抗体所识别进而被单核巨噬细胞所吞噬。由于以上原因，红细胞在血流冲击和血管挤压下易发生破溶，又易被脾（或肝）窦阻留破坏，引起血管内、外溶血。溶血过程呈自限性，因新生的红细胞 G6PD 活性较高，具有较强的抗氧化性，当衰老红细胞酶活性过低而被破坏后，新生红细胞即代偿性增加，故不再发生溶血。

深入学习 11-1
磷酸戊糖旁路代谢途径与谷胱甘肽和 H_2O_2

微课 11-4
蚕豆病

蚕豆病是指 G6PD 缺乏症患者摄入蚕豆或蚕豆制品后发生的急性溶血性贫血，除面色苍白、头晕、发热、呕吐、腹痛、烦渴等一般症状外，临床表现还有黄疸、血红蛋白尿（尿色浅者呈茶色，深者呈酱油色）、肝脾大、外周血白细胞计数增高、常见有核红细胞等。溶血过程中首先见到红细胞 GSH 下降，Heinz 小体形成，机械脆性增加。严重者重度溶血，出现少尿、神志改变，甚至出现循环衰竭及急性肾衰竭。蚕豆病多累及 2～5 岁的小儿，可经母乳使婴儿致病。蚕豆代谢物中富含蚕豆嘧啶（divicine）和异戊氨基巴比土酸（isouramil），两者均具有氧化剂性质。蚕豆嘧啶可使氧合血红蛋白变成高铁血红素和高铁血红蛋白，还可使 G6PD 缺乏红细胞膜蛋白发生"—S—S—"交联，影响红细胞的渗透脆性和变形能力。

临床聚焦 11-1
G6PD 缺乏症的表型、诊断、预防和治疗

三、恶性高热

恶性高热（malignant hyperthermia，MH）（OMIM #145600）是一种使用氟烷、异氟醚或氯琥珀胆碱（司可林）等麻醉药时诱发的骨骼肌异常高代谢状态的 AD 遗传病，其典型表现为高热、心动过速、呼吸急促、CO_2 排出增多、机体耗 O_2 增加、酸中毒、肌肉强直及横纹肌溶解等，病情发展迅速，不及时处理常危及生命。在使用麻醉剂的普通人群中，MH 的患病率为 1/100 000～1/5 000，而具有遗传异常基础的 MH 易感者（malignant hyperthermia susceptible，MHS）发病率达 1/3 000～1/2 000。各年龄段都可发病，男性发病率约为女性的 2 倍。MH 发病具有明显的种族差异，患者多为高加索人，日本、澳大利亚和新西兰也有发生。中国 30 多年来报道 200 余例 MH。

（一）MH 的遗传基础

MH 与 1 型兰尼碱受体（ryanodine receptor 1，RYR1）基因和 L 型电压门控钙通道 α1S 亚单位（CACNL1S）基因的突变密切相关，约有 25% 的 MHS 是由前者突变所致。RYR1 是一种主要分布于骨骼肌细胞肌质网终末池的同型四聚体 Ca^{2+} 通道蛋白，由 106 个外显子编码，含 5 000 多个氨基酸。已发现的 *RYR1* 突变中约有 30 种与 MH 相关，多为错义突变。CACNL1S 是一种电压

门控 Ca^{2+} 通道，分布于横小管系统，基因定位于 1q32，长 90 kb，含 44 个外显子，目前发现有 3 个 *CACNL1S* 的错义突变。RYR1 和 CACNL1S 在骨骼肌兴奋 – 收缩偶联的 Ca^{2+} 信号传递中起重要作用。

（二）MH 的遗传变异效应

CACNL1S 和 *RYR1* 突变导致 MH 的机制可能为：肌细胞膜去极化时，肌膜动作电位通过横小管系统 CACNL1S 传递给肌质网（SR）的 RYR1 后促进 Ca^{2+} 释放进入胞质中。*CACNL1S* 基因突变使 CACNL1S 异常而干扰了去极化信号传递给 SR 中 RYR1；*RYR1* 基因突变导致了骨骼肌 SR 上 RYR1（Ca^{2+} 通道）结构异常，受到氟烷、氯琥珀胆碱等刺激后持续开放，SR 中 Ca^{2+} 大量外流至肌质中，Ca^{2+} 浓度急剧升高导致肌动蛋白和肌球蛋白持续活化，诱发肌肉强直、ATP 和氧消耗过高、CO_2 及产热增加，最后使 ATP 枯竭，电解质、肌酸激酶、肌红蛋白泄漏，造成心脏等多器官衰竭而死亡。

临床聚焦 11-2
MH 的诊断、预防和治疗

微课 11-5
离子运输、肌肉收缩舒张与恶性高热

第三节　药物基因组学

药物基因组学（pharmacogenomics）是功能基因组学和分子药理学的有机结合，它应用基因组学来对药物反应的个体差异进行研究，从分子水平阐明药物疗效、作用靶位、作用模式和毒副作用，是药物遗传学的发展。药物基因组学将基因检测、表达分析等基因组学技术用于合理用药及药物开发的研究。

药物基因组学以研究遗传因素对药效的影响、确定药物作用的靶点及从表型到基因型的药物反应的个体多样性为目的。遗传多态性是药物基因组学的基础。药物遗传多态性可表现为药物反应全过程相关基因和蛋白质的多态性，如药物代谢酶（如 CYP、NAT）多态性、药物转运蛋白（如 P-gp）多态性、药物作用受体（如 β_2 肾上腺素受体）多态性等，这些多态性成为药效和副作用的个体差异的分子基础。

深入学习 11-2
药物遗传相关数据库
——Pharm GKB 数据库

一、药物基因组学与合理用药

个体化药物治疗是合理用药的核心。个体化药物治疗又称为个体化治疗（personalized therapy），是一种基于个体药物基因组学信息，根据特定人群甚至特定个体的病情、病因及遗传基因和基因表达信息，提供针对性治疗和最佳处方用药的新型疗法。在临床上可以根据患者药物遗传特点，实施合理用药。药物基因组学从基因水平证实了基因变异与药物反应的差异具有相关性，个体基因差异与药物效应差异的相关性能辅助医生在预测某一特定药物效应时，依据患者基因型对药物的代谢能力，使为患者选择最佳药物、确定最佳剂量成为可能，弥补了只根据血药浓度进行个体化治疗的不足。目前，已有将药物基因组学应用于心脑血管疾病、感染、高血压、内分泌、哮喘、高血脂和肿瘤等药物治疗中的成功病例。

微课 11-6
药物基因组学与个体化治疗

（一）*VKORC1*、*CYP2C9* 与华法林抗凝

华法林（warfarin）是临床治疗心脑血管栓塞性疾病最常用的抗凝药物，出血是其最严重的

并发症。人体内还原型维生素 K（reduced vitamin K，RVK）是许多凝血因子活化反应的辅因子，由维生素 K 环氧化物还原酶复合体（vitamin K epoxide reductase complex，VKORC）催化生成。华法林通过与维生素 K 竞争性结合 VKORC1 而使 RVK 生成减少，从而抑制凝血因子活化，达到抗凝目的。华法林由肝 CYP2C9 代谢为无活性的羟化产物。临床实践及研究表明，华法林的治疗剂量具有显著的个体差异，这种差异取决于 CYP2C9 活性及 *VKORC1* 表达量。

VKORC1 基因具有多态性，A1639G 突变可能导致 *VKORC1* mRNA 及蛋白表达水平的升高，含突变基因的 *GG* 和 *AG* 型患者与野生 *AA* 型患者相比，机体产生过量的 VKORC1 而表现为华法林耐受，*AA* 型患者则对华法林敏感。群体研究亦证实 *GG* 或 *AG* 型患者比 *AA* 型患者服用华法林维持剂量高。*CYP2C9* 基因存在着多态性，其中 *CYP2C9*2* 和 *CYP2C9*3* 变异型患者华法林清除率显著降低，代谢能力较 *CYP2C9*1* 野生型患者下降约 30%，临床用药时需要更低的剂量、更长的时间才能达到稳态浓度，出血的危险性大大增加。

患者对华法林的剂量要求个体差异较大，其剂量调整非常困难，剂量过高可导致严重的出血，而剂量不足则达不到治疗效果。因此在华法林用药时，除考虑 *CYP2C9* 和 *VKORC1* 在人群中分布呈遗传多态性及其种族、地域差异外，更应对患者个体的 *CYP2C9* 和 *VKORC1* 基因进行检测，并作为华法林给药剂量和维持剂量的指导依据，以获得最佳的治疗效果并将出血风险降到最低。2007 年，美国食品药品监督管理局（FDA）已将建议患者进行遗传学检测的信息添加到华法林的药物标签上，以提高医务工作者对个体患者华法林用药剂量初始估计的准确性并降低出血风险。

（二）mtDNA 12S rRNA 基因突变与抗感染

我国 AAID 的发生率较西方常见，与白种人 12S rRNA A1555G 突变少见有关。目前对遗传性耳聋缺乏有效的治疗手段，故而在我国开展 AAID 预防和治疗相关基础研究、降低 AAID 的发病率是十分必要的。为了尽可能避免或减少出现新的 AAID 患者，可通过遗传咨询、用药前进行 12S rRNA A1555G 突变筛查，筛选出的 AmAn 遗传易感性高的个体，对其本人及母方亲属进行抗感染用药时应特别注意禁止使用 AmAn，就能使 mtDNA 缺陷基因永远"潜伏"在易感个体中，这对防止耳聋的发生具有重要的作用。

（三）*CYP2D6* 与抗抑郁药阿米替林

阿米替林（amitriptyline）的主要代谢为 CYP2D6 催化的 2 或 10 位碳原子羟化（三环核氧化），氧化代谢产物 10- 羟阿米替林是该药活性成分，具有很强的抗抑郁效应。阿米替林过量急性中毒时，抗胆碱能效应引起心脏毒性，传导阻滞导致死亡；或引起不同程度的昏迷、呼吸抑制、体温过低、反射亢进和抽搐。

CYP2D6 基因的多态性对阿米替林的效能、药物间相互作用及毒副作用产生影响。携带有多重 *CYP2D6*1* 基因拷贝的患者体内 CYP2D6 活性更高，阿米替林代谢更快速，使用常规药物剂量时，10- 羟阿米替林含量更高、效能更高，因此需要更小的药物剂量。缺乏功能性 *CYP2D6* 基因的个体 CYP2D6 活性缺乏或更低，阿米替林代谢速率更低，一方面 10- 羟阿米替林含量更低，效能更低；另一方面由于阿米替林排泄慢（72 h 从尿及粪便约排泄给药量的 60%，停药 20 天后尿中仍可检出），发生过量急性中毒的风险更大。因此，测定抑郁症患者 CYP2D6 基因型对阿米替林的个体化给药具有重要意义。

一项有关美国精神病治疗的研究显示，*CYP2D6* 多态性对患者的治疗费用有很大的影响，

UM 和 PM 型患者的治疗费用平均每年比 EM 或 IM 型患者高出 4 000~6 000 美元。因此，对于接受单一或多重药物治疗的患者来说，相应代谢酶的基因型测定有助于临床诊断，避免不良的药物反应及药物间相互作用，更好地进行个体化药物治疗。

深入学习 11-3
生态遗传学（酒精中毒、吸烟与肺部疾病）

二、药物基因组学与药物研发

（胡启平）

复习思考题

1. 试从遗传学角度解释不同个体长期服用异烟肼会产生不同的毒副作用。
2. 简述葡萄糖 –6– 磷酸脱氢酶缺乏症患者的临床表现及代谢遗传基础。
3. 药物基因组学对药物研究的影响主要体现在哪几个方面？

网上更多……

本章小结　　开放性讨论　　自测题　　教学 PPT

第十二章

免疫遗传学

关键词

免疫遗传学	Rh 血型系统	孟买型	新生儿溶血症
T 细胞抗原受体	等位排斥	人类白细胞抗原	基因重排
单体型	连锁不平衡	体细胞基因重组	

1900 年，奥地利科学家 Landsteiner 在研究血液过程中首先发现 ABO 血型系统，这个发现不仅为临床安全输血和现代外科奠定基础，而且开创了免疫血清学研究。1924 年，Bernstein 提出 ABO 血型的三等位基因学说，成为免疫遗传学的奠基人。免疫遗传学（immunogenetics）是 20 世纪 70 年代中期发展起来的一门新兴学科，主要揭示机体免疫系统在识别自我与非我过程中一系列免疫反应的遗传基础与遗传调控，从分子水平阐明抗原、抗体、T 细胞受体等免疫分子的基因结构、遗传特性和遗传机制，从而为输血、器官移植、新生儿溶血和免疫缺陷病诊治等临床实践提供重要的理论基础。免疫系统中红细胞抗原系统、白细胞抗原系统的相关基因结构、遗传调控，T 细胞受体的遗传都是本章重点讨论的内容。

思维导图

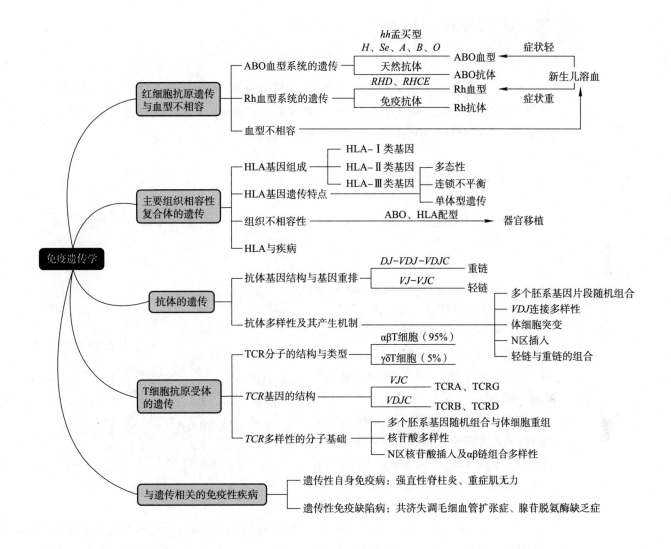

微课 12-1
红细胞抗原

深入学习 12-1
23 个红细胞血型系统

第一节　红细胞抗原遗传与血型不相容

自从 Landsteiner 发现 ABO 血型，将人类血液分为 A、B、AB 和 O 型 4 种血型以来，迄今人类已发现 400 多种红细胞血型抗原。按 1995 年国际输血会议命名原则，这些抗原可分为 23 个血型系统，其中 ABO 和 Rh 血型系统与临床关系最为密切。

一、ABO 血型系统的遗传

ABO 血型系统是正常人血清中唯一存在常规"天然抗体"的血型系统，该血型系统与输血和器官移植关系密切。

（一）ABO 抗原系统的基因及其编码分子

ABO 血型抗原由 3 个基因所编码，A、B、O 复等位基因位于 9q34.2，H、h 及 Se、se 等位基因位于 19q13.33（*182100，*211100）。H、Se 为显性基因，h 和 se 均为无编码产物的无效基因。

H 基因编码 L- 岩藻糖转移酶，该酶能将 L- 岩藻糖转移到 H 前体物质末端的半乳糖上形成 H 物质。H 物质是 A 抗原和 B 抗原的前体（图 12-1）。ABO 血型的遗传控制参见第五章。

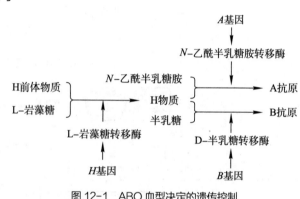

图 12-1　ABO 血型决定的遗传控制

深入学习 12-2
孟买血型的家系遗传

1952 年，Bhende 在印度孟买发现了一种 ABO 血型的变异体，这种个体由于缺乏 H 基因（hh 基因型），红细胞及组织细胞上不能形成 H 物质，即使有 A、B 基因也不能形成 A 或 B 抗原，表现为一种特殊的 O 血型，用 Oh 表示，称为孟买型（Bombay phenotype）（#616754），即孟买血型。

（二）ABO 血型的检测

临床上常规用血清学方法来鉴定 ABO 血型。目前已建立的 DNA 分型方法能直接确定一个个体的 ABO 血型的基因型。

二、Rh 血型系统的遗传

Rh 血型系统是与 ABO 血型系统同等重要的血型系统，也是造成新生儿溶血症的主要抗原。1940 年，Landsteiner 和 Wiener 在用恒河猴（*Macaca rhesus*）红细胞免疫家兔时发现，家兔抗恒河猴红细胞的抗血清不仅可以凝集恒河猴红细胞，而且能凝集 85% 的白种人的红细胞，因此可将人群划分为凝集与不凝集两大类。凝集抗原用 *rhesus* 的前两个字母命名为 Rh 抗原，凝集者为

Rh 阳性，不凝集者为 Rh 阴性，相关的血型系统称为 Rh 血型系统。

（一）Rh 基因及其编码产物

编码 Rh 抗原的基因定位于 1p36.11，由两个紧密连锁的结构基因 *RHD*（*111680）和 *RHCE*（*111700）组成，两者具有高度同源性，均含有 10 个外显子（图 12-2）。*RHD* 和 *RHCE* 基因的编码产物均含 417 个氨基酸。*JRHD* 基因产物有 D⁺ 和 D⁻ 两种表型，造成 Rh 阴性常见原因是 *RHD* 整个基因缺乏或 *RHD* 基因突变而不产生 D 抗原。*RHCE* 基因编码 C/c 和 E/e 抗原。在已发现的 5 种抗原中，D 的抗原性最强，其余依次为 E、C、c、e。D 为 Rh 血型系统的主要抗原。Rh 阳性（Rh⁺）个体，既有 *RHD* 基因，也有 *RHCE* 基因，红细胞表面有 D 抗原；Rh 阴性（Rh⁻）个体，仅有 *RHCE* 基因，红细胞表面无 D 抗原。

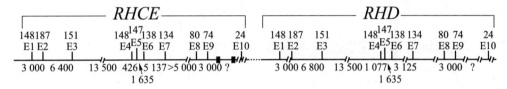

图 12-2　编码 Rh 抗原的 *RHCE-RHD* 基因结构

（二）Rh 血型抗体

绝大多数 Rh 抗体为免疫抗体，即 Rh 阴性个体接受 Rh 阳性抗原后，通过体液免疫产生相应抗体。免疫抗体是 IgG 单体小分子，能通过胎盘屏障进入胎儿的血液循环。目前发现 5 种 Rh 抗体，它们是抗 D、抗 C、抗 c、抗 E 和抗 e 抗体。

三、血型不相容

新生儿溶血症（hemolytic disease of the newborn，HDN）是以溶血为主的被动免疫性疾病，由于胎儿与母亲红细胞抗原不相容引起，发生在胎儿或新生儿期。由于胎盘渗血和分娩时胎盘剥离，使少量胎儿红细胞进入母体血液循环，若胎儿从父源遗传的血型抗原恰为母亲所缺乏，母亲将被致敏而产生免疫不完全性抗体 IgG，抗体可通过胎盘屏障进入胎儿血液循环，导致胎儿或新生儿红细胞大量凝集破坏，引起溶血性贫血。

（一）ABO 血型不相容

理论上任何母婴 ABO 血型不相容均可引起溶血，实际上 90% 以上发生于 O 血型母亲所生 A 血型或 B 血型婴儿。原因是 O 血型母亲通常在孕前已接触过自然界类 A 型和类 B 型血型物质的刺激，血清中产生相应的 A 抗体和 B 抗体。孕期 A 抗体和 B 抗体通过胎盘屏障进入胎儿的血液循环引起溶血，大约 50% ABO 溶血症发生在第一胎。另外，分娩过程中胎盘损伤，可导致本不能通过胎盘屏障的天然 A、B 抗体进入胎儿血液引起溶血。在临床上，ABO 新生儿溶血症虽然较为多见，但症状较轻，往往不需治疗，偶有水肿症状，严重者可致死亡。

（二）Rh 血型不相容

Rh 血型不相容引起的新生儿溶血称为 Rh 溶血症，常见于 Rh⁻ 母亲第二次孕育 Rh⁺ 胎儿的情况。母亲第一次妊娠时由于胎盘渗漏，少量胎儿红细胞进入母亲血液循环，胎儿 D 抗原刺激母亲产生抗 D 抗体。由于初次免疫反应产生的抗体效价较低，大多是 IgM 型抗体，不能通过胎盘，因此第一胎 Rh⁺ 胎儿一般不受影响。当母亲再次怀孕 Rh⁺ 胎儿时，当一定量胎儿红细胞再次进入母体，引发二次免疫应答，产生大量的 IgG 型抗 D 抗体，可通过胎盘屏障致胎儿或新生儿溶血。Rh 溶血症一般症状较重，妊娠分娩次数越多，抗体产生越多，胎儿患病机会也越大，病情也越重，甚至出现新生儿核黄疸或宫内死亡。为预防 Rh⁻ 母亲被 Rh⁺ 胎儿致敏，可在 Rh⁻ 母亲分娩第一胎 Rh⁺ 婴儿后的 72 h 内，给母体注射抗 D 血清制剂用以破坏血流中的胎儿红细胞，以预防下一胎 Rh⁺ 新生儿患溶血症。

极少数 Rh 溶血症可发生在第一胎，通常是 Rh⁻ 孕妇本人出生时，被其母亲的 Rh⁺ 血液致敏，或 Rh⁻ 孕妇在妊娠前输入 Rh⁺ 血液，体内产生了 Rh 抗体。临床上一旦发生新生儿溶血，可用换血疗法挽救婴儿。

第二节　主要组织相容性复合体的遗传

微课 12-2
主要组织相容性复合体的遗传

主要组织相容性抗原（major histocompatibility antigen，MHA）存在于所有脊椎动物的有核细胞表面，是一组与器官移植成功与否有关的主要抗原，代表供体与受体组织的相容程度。编码这类抗原的基因位于同一条染色体上，是一组高度多态、紧密连锁的基因群，称为主要组织相容性复合体（major histocompatibility complex，MHC）。人类的 MHC 也称为人类白细胞抗原（human leucocyte antigen，HLA）复合体或 HLA 系统。

一、HLA 复合体基因组成、编码分子及其遗传特点

研究进展 12-1
在线 HLA 数据库

人类 HLA 复合体定位于 6p21.31，长约 4 000 kb，是由一系列紧密连锁的基因座组成的最具多态性的复合遗传系统，该区域共确认了 224 个基因位点，其中 128 个为功能基因。HLA 复合体的特点包括：①是免疫功能相关基因最集中、最多的一个区域，功能基因中 39.8% 基因产物具有免疫功能。②是基因密度最高的一个区域，平均每 16 kb 就有一个基因。③是最富有多态性的一个区域，截至 2022 年 3 月，HLA 各基因座已命名的等位基因数目多达 33 490 个。④是与疾病关联最为密切的一个区域。

动画 12-1
HLA 复合体的基因组成

根据编码 HLA 分子的分布、多态性与功能的不同，HLA 复合体基因分为 3 个区：HLA-Ⅰ 类基因区位于复合体最远端，长约 200 kb；HLA-Ⅱ 类基因区靠近着丝粒，长约 1 000 kb；HLA-Ⅲ 类基因区位于 Ⅰ 类和 Ⅱ 类基因区中间（图 12-3）。

（一）HLA-Ⅰ 类基因及其编码分子

HLA-Ⅰ 类基因包括经典的 HLA-Ⅰ 类基因（HLA-Ⅰa）、非经典的 HLA-Ⅰ 类基因（HLA-Ⅰb）、假基因和 MIC 基因（MHC class I chain-related，MIC）家族。

1. 经典的 HLA-Ⅰ 类基因

此类基因是指最早发现的 HLA-A、HLA-B 和 HLA-C 基因（图 12-3）。HLA-Ⅰa 基因（*142800）具有高度多态性，至 2022 年 3 月，已命名的等位基因数分别为：A 位点 7 452 个、B 位点 8 849 个和 C 位点 7 379 个。每个位点基因均编码 HLA-Ⅰ 类抗原分子重链（α 链）。抗原分子轻链

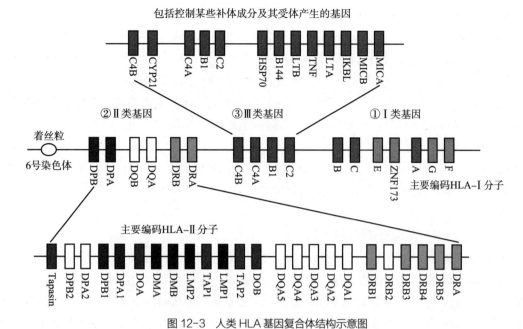

图 12-3　人类 HLA 基因复合体结构示意图

（β 链）为 β2- 微球蛋白，其编码基因位于 15 号染色体。

2. 非经典的 HLA-Ⅰ类基因

此类包括 *HLA-E*（*143010）、*HLA-F* 和 *HLA-G* 3 个基因位点（图 12-3），因其多态性有限，编码产物的局限性不同于经典的 HLA-Ⅰ类基因而得名，基因产物为 HLA-Ⅰ b。HLA-E、F、G 基因位点已命名的等位基因数分别为 310 个、50 个和 102 个。

3. 假基因

HLA-Ⅰ类区域存在 12 个假基因位点，已命名的假基因有 *HLA-H*、*HLA-J*、*HLA-K*、*HLA-L*、*HLA-N*、*HLA-P*、*HLA-S*、*HLA-T*、*HLA-U*、*HLA-V*、*HLA-W* 和 *HLA-Y* 等。

4. MIC 基因家族

已发现 MIC 基因家族有 5 个基因位点，分别命名为 *MIC A*、*B*、*C*、*D*、*E*。*MICA* 和 *MICB* 为功能基因，其余为假基因。*MICA*（*600169）和 *MICB*（*602436）具有高度多态性，已确定的等位基因数分别为 388 个和 237 个。

（二）HLA-Ⅱ类基因及其编码分子

HLA-Ⅱ类基因区域含有 DR、DQ、DP、DO 和 DM 等亚区（图 12-3）。

1. DR 亚区

DR 亚区包括 3 个 *DRA* 基因（*142860）和 9 个 *DRB* 基因（*DRB1—DRB9*）。不同个体携带的 *DRB* 基因位点不同，但所有个体均有 *DRB1* 基因位点。*DRB1* 等位基因已达 3 196 个，是Ⅱ类区域中多态性最丰富的基因。

2. DQ 亚区

DQ 亚区包含 2 个 *DQA* 基因和 3 个 *DQB* 基因。其中 *DQA1*（*146880）和 *DQB1* 为功能基因，均具有高度多态性，已被正式命名的等位基因数分别为 442 个和 2 230 个。*DQA2*、*DQB2* 和 *DQB3* 均为假基因。

3. DP 亚区

DP 亚区包含 2 个 *DPA* 基因（*603200）和 2 个 *DPB* 基因。只有 *DPA1* 和 *DPB1* 为功能基因。*DPA1* 和 *DPB1* 具有高度多态性，已确定的等位基因数分别为 406 个和 1 958 个。*DPA2* 和 *DPB2* 为假基因。

DQ、DR、DP 分子主要分布在 B 淋巴细胞、巨噬细胞、朗格汉斯细胞、胸腺上皮细胞及激活的 T 淋巴细胞表面，均具有高度多态性，被称为经典的 HLA-Ⅱ类基因。

4. DM 亚区

DM 亚区包含 *DMA*（*142855）和 *DMB* 两个基因，亦称为非经典的 HLA-Ⅱ类基因。*DMA* 和 *DMB* 基因的多态性较低，含有的等位基因数分别为 7 个和 13 个。

（三）HLA-Ⅲ类基因及其编码分子

HLA-Ⅲ类基因及其编码分子无论在结构还是在功能上都与经典的 HLA-Ⅰ类和 HLA-Ⅱ类基因不同。此类基因是人类基因组中基因密度最大的区域，平均 15 kb 就有一个基因，大部分基因功能不清。该区域包含一群与 HLA 无关的、编码分泌型蛋白的基因，主要基因有补体基因、21-羟化酶基因、*HSP* 基因、肿瘤坏死因子基因、淋巴毒素 *A* 和 *B* 基因。HLA-Ⅲ类基因的编码分子主要存在于血清和体液中。

（四）HLA 复合体基因的遗传特点

1. 多态性

HLA 复合体由紧密连锁基因群组成，基因呈现高度多态性（polymorphism）。截至 2022 年 3 月，*HLA-A*、*HLA-B*、*HLA-C* 和 *DRB1* 基因位点分别有 7 452 个、8 849 个、7 393 个和 3 196 个等位基因，新的等位基因还不断被发现。正是 HLA 的高度多态性，使每一个体都有自己独特的生物学"身份证"，因此在人群中除去同卵双生子，几乎不可能存在各基因座完全相同的 HLA 单体型。HLA 复合体多态性是人类遗传学研究、个体识别的遗传标记，但该特性也使组织配型完全相容的概率大为降低，使器官移植更为困难。

2. 连锁不平衡

HLA 系统在人群中显著的遗传特点是不同基因座位点上的等位基因存在明显的连锁不平衡（linkage disequilibrium）现象，即单体型基因非随机组合，某些基因总是较多地组合在一起，而另一些基因较少组合在一起。

3. 单体型遗传

在同一条染色体上 HLA 各基因座等位基因的构成称为单体型。单体型为一个单位遗传给子代，称为单体型遗传（haplotype inherited）。HLA 复合体是一组紧密连锁基因群，同源染色体间很少发生交换。每个人从父母各获得一个单倍型，所以子代和亲代总有一单体型是相同的。同胞间 HLA 基因半相同的概率为 1/2，HLA 基因完全相同的概率为 1/4。

深入学习 12-3
单体型遗传

二、HLA 与器官移植

组织不相容性是指两个个体间进行器官移植时，移植物被宿主免疫系统识别为"异己"物质，从而产生免疫排斥反应的特性。HLA 抗原是主要的组织相容性系统，因此器官移植前要严格配型，降低组织不相容性，提高移植物的成活率和成活时间。

1. HLA 配型

临床上异体器官移植时，除同卵双生子外，供体和受体的 HLA 基因位点完全相同的可能性很小。因此，HLA 基因位点相同越多，相容性越好，移植物存活可能性越大。尤其 HLA–Ⅱ类抗原的相容性对避免和减轻移植物抗宿主反应及器官长期存活非常重要。另有资料显示，HLA–DR 抗原较 HLA–A 或 B 抗原更为重要。因此，组织配型时上述 3 个位点编码的抗原应同时检测。

2. HLA 抗原和等位基因的检测

细胞表面的 HLA 抗原，如 HLA–A、B、C 及 HLA–DR、DQ、DP 抗原可用血清学方法检出其特异性，常用补体依赖的微量淋巴细胞毒试验，也可用分子生物学方法直接检测 HLA 等位基因多态性或直接测序来确定个体的 HLA 基因型。常用的方法有 PCR–RFLP、PCR–SSP（序列特异性引物）、PCR–SSO（序列特异寡核苷酸探针）和 PCR–SBT（序列直接分型）等。

临床聚焦 12-1
HLA 关联疾病及发病机制

第三节　抗体的遗传

抗体（antibody，Ab）是由 B 淋巴细胞分泌的与相应抗原特异性结合的一类免疫球蛋白（Ig）分子，在体液免疫中发挥重要作用。Ig 分子以分泌型和跨膜型两种形式存在。所有 Ig 单体结构类似，由两条重链（H）和两条轻链（L）组成，重链分 γ、α、μ、δ 和 ε 5 类，相应 Ig 分子命名为 IgG、IgA、IgM、IgD 和 IgE。轻链分 κ 链和 λ 链，分别构成 κ 型和 λ 型 Ig 分子。

微课 12-3
抗体遗传

一、抗体的基因结构与基因重排

人体内 Ig 分子至少有 10^{12} 种，细胞核 DNA 怎样编码种类如此众多的抗体分子呢？1976 年，日本学者利根川进提出抗体多样性的产生是基于 B 细胞发育成熟过程中编码 Ig 的基因发生突变和重排，并因此获得 1987 年诺贝尔生理学或医学奖。

课程思政案例 12-1
抗体多样性遗传机制的发现获得诺贝尔生理学或医学奖

抗体分子由 3 个不连锁的 κ 链基因、λ 链基因和 H 链基因所编码，每条肽链由 V 区基因和 C 区基因编码，Ig 基因长 800 ~ 2 000 kb。人的 H 链基因（*147100）定位于 14q32.33，κ 链基因（*147200）定位于 2p11.2，λ 链基因（*147220）定位于 22q11.22。

（一）Ig 重链基因的结构和重排

在 Ig 胚系基因中重链基因家族被分隔成 V、D、J、C 4 组基因片段，总长度约 1 300 kb。V_H 基因片段约有 100 个，其中 50 个为功能基因片段，编码 Ig 可变区肽链；D_H 基因片段有 23 个功能基因片段，编码 Ig 多变区肽链；J_H 基因片段有 9 个基因片段，其中 6 个为功能基因片段，编码链接区和 V 区部分肽链；C_H 基因片段有 11 个基因片段，其中 9 个为功能基因片段，编码 Ig 恒定区肽链。在每个 V_H 基因片段上游都有一个 L_H 基因片段，编码的信号肽可引导重链穿过内质网膜进入内质网腔。

深入学习 12-4
抗体的基本结构

Ig 基因重排，H 链基因重排在先，首先发生 D_H 和 J_H 基因片段的连接，形成 DJ 基因片段；接着 V_H 基因片段与 DJ 基因片段连接，形成 VDJ 基因片段，编码完整的重链可变区；最后和 C_H 区基因相连，形成一个完整的功能性 H 链基因（图 12-4）。

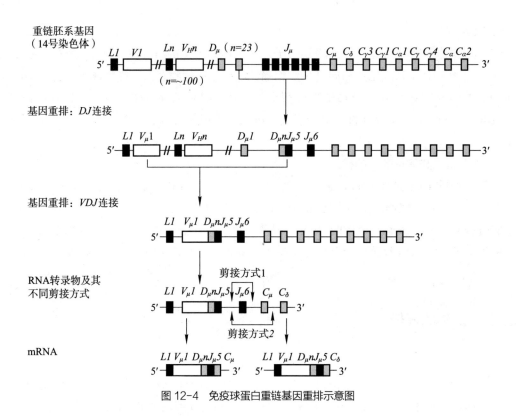

图 12-4　免疫球蛋白重链基因重排示意图

深入学习 12-5
免疫球蛋白基因结构
及重排示意图

（二）Ig 轻链基因的结构和重排

人胚系 κ 链和 λ 链基因家族长分别为 2 000 kb 和 880 kb，均可分为 V（V_κ、V_λ），J（J_κ、J_λ）和 C（C_κ、C_λ）3 个基因片段。κ 链基因家族约有 90 个 V_κ 基因片段（其中 60 个为功能基因片段），5 个 J_κ 基因片段和 1 个 C_κ 基因片段；λ 链基因家族约有 60 个 V_λ 基因片段（其中 30 个为功能基因片段），7 个 J_λ 基因片段和 7 个 C_λ 基因片段（其中 4 个为功能基因片段）。V 基因片段编码 V_L 氨基酸序列，C 基因片段编码 C_L 氨基端序列，J 基因片段编码 V 与 V 区的连接肽段。

Ig 重链重排成功后，可诱导轻链可变区发生重排。首先 κ 链基因重排，如果重排无效，随即发生 λ 链基因重排。κ 链重排首先进行 V 与 J 连接，然后 VJ 再与 C 区基因连接，构成有转录活性的 κ 链基因。λ 链基因重排与 κ 链基因重排相似。

（三）等位排斥

在 B 细胞分化、成熟过程中，同源染色体中如果一条染色体上的 Ig 基因重排成功，其表达产物会抑制另一条染色体上 Ig 基因重排，这种现象称为等位排斥（allelic exclusion）。若两条同源染色体都不能成功重排，则 B 细胞克隆可因细胞凋亡而被清除。

（四）免疫球蛋白类型的转换

Ig 类型转换（class switch）简称为转类或同种型转换，指一个 B 淋巴细胞克隆在分化过程中 V_H 基因片段保持不变而发生 C_H 基因片段重排，即 Ig 的 V 区基因可分别与 C_γ、C_α 或 C_ε 基因相连，产生不同类或亚类的 Ig 分子。转类后该免疫球蛋白识别抗原特异性不变。转类的发生可能是通过 DNA 缺失模型和 RNA 差异剪切来实现。

二、抗体多样性及其产生机制

抗体具有极丰富的多样性，外界环境中各种抗原物质均可使机体产生相应的特异性抗体，称为抗体库。一个个体抗体库的抗体可达 $10^9 \sim 10^{12}$ 种。抗体多样性产生的机制包括以下几个方面。

动画 12-2
体细胞重组抗体多样性

1. 多个胚系基因片段的随机组合

在 B 淋巴细胞分化成熟过程中，各基因片段重排产生高度多样性。重链基因的 *V*、*D*、*J* 基因片段重排种类可达 6 000 多种（$50 \times 23 \times 6$），κ 链基因的 *V*、*J* 基因片段重排种类约有 300 种（60×5）；λ 链基因的 *V*、*J* 基因片段重排种类可达 200 多种（30×7）。因此，重、轻链重排种类可多达 3.5×10^6 种。

2. *VDJ* 连接的多样性

Ig 胚系基因重排过程中，轻链基因 *VJ* 连接点、重链基因 *DJ* 及 *VDJ* 连接点产生不同的连接方式，使重链 VDJ 和轻链 VJ 的多样性分别增加 100 和 30 倍，两条链多样性增加 3 000 倍。

3. 体细胞突变

体细胞突变是指成熟的 B 淋巴细胞受到抗原刺激，重排后 V 区基因发生突变。V 区是发生突变的热点区，突变率要比其他基因自发突变率高得多，V 区基因的突变在不同情况下可重复发生。体细胞突变扩展了原有胚系基因片段的多样性。

4. N 区的插入

N 区插入是指在 Ig 重链基因重排过程中，在重排后的 *D* 基因片段两侧，即 V_H-D_H 或 D_H-J_H 连接处插入几个核苷酸构成 N 区，结果导致移码突变，从而增加了抗体的多样性。

5. 轻链与重链的组合

Ig 的轻链和重链可以随机组合成不同的 Ig 分子，这将进一步增加抗体的多样性。

总之，通过上述机制使 B 淋巴细胞产生至少 10^{12} 种具有独特抗原特异性的抗体分子。

深入学习 12-6
TCR 分子及基因结构

第四节　T 细胞抗原受体的遗传

微课 12-4
T 细胞抗原受体遗传

第五节　与遗传相关的免疫性疾病

遗传性自身免疫病和遗传性免疫缺陷病是人们研究得较为清楚的与 HLA 有关的疾病。

一、遗传性自身免疫病

常见与遗传相关的自身免疫病有强直性脊柱炎、重症肌无力、类风湿关节炎、胰岛素依赖型糖尿病等，其中强直性脊柱炎是第一个发现与 HLA 抗原有强关联的疾病。

深入学习 12-7
原发性丙种球蛋白缺乏症

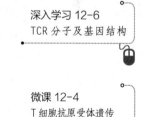

（一）强直性脊柱炎

强直性脊柱炎（ankylosing spondylitis）有明显的遗传性，家族中遗传阳性率达 23.7%，强直性脊柱炎患者的家族发病率为正常人的 30 倍。HLA-B27 分子在强直性脊柱炎发病中起重要作用，95% 的强直性脊柱炎患者表达 B27 分子，现在确定 B27 抗原是否表达已经成为强直性脊柱炎的诊断标准之一。临床主要表现为腰、背、颈、臀、髋部疼痛、僵硬感及关节肿痛，严重者可发生脊柱畸形和关节强直。

（二）重症肌无力

重症肌无力（myasthenia gravis，MG）（#254200）是一种自身免疫性疾病，遗传因素与重症肌无力有着非常密切的联系。重症肌无力的发病与 HLA-DR7 和 DR3 的表达有关，其与 DR3 的相对危险度为 5。临床主要表现为部分或全身骨骼肌无力和易疲劳，活动后症状加重。患者会出现眼睑下垂、复视、斜视、面无表情、表情淡漠、不能鼓腮吹气、咀嚼无力、呼吸困难等，一般患者的病况多在下午更明显。

二、遗传性免疫缺陷病

由于遗传因素导致的免疫缺陷称为遗传性免疫缺陷病，分为细胞免疫缺陷、体液免疫缺陷、颗粒性白细胞缺陷病和补体缺乏综合征。

（一）共济失调毛细血管扩张症

共济失调毛细血管扩张症（ataxia telangiectasia，AT）（#208900）是一种较少见的 AR 遗传病，发病率为（0.5 ~ 1.0）/10 万。它是累及神经、血管、皮肤、单核巨噬细胞系统、内分泌的原发性免疫缺陷病，具有自发性染色体断裂和重排的特征。Savitsky 等（1995 年）克隆了共济失调毛细血管扩张症的基因（ATM，*607585），ATM 基因定位于 11q22.3。共济失调毛细血管扩张症的首发症状为小脑性共济失调，婴儿期即出现，之后进行性加重。约 33% 患儿出现智力缺陷，身体发育迟滞，表现为智力、身高、体重明显低于同龄儿。外周血淋巴细胞培养可见染色体断裂、易位。

（二）腺苷脱氨酶缺乏症

腺苷脱氨酶缺乏症（adenosine deaminase deficiency，ADD）（#102700）是一种严重的免疫缺陷病，属常染色体隐性遗传病。腺苷脱氨酶的缺乏可使 T 淋巴细胞因代谢产物的累积而死亡，从而导致严重的联合性免疫缺陷病。通常导致婴儿出生几个月后死亡。

腺苷脱氨酶基因（ADA，*608950）位于 20q13.12，编码一条含 363 个氨基酸残基的多肽链。腺苷脱氨酶缺乏可导致细胞中腺苷酸、脱氧腺苷酸、脱氧腺苷三磷酸及 S- 腺苷同型半胱氨酸浓度的增加和 ATP 的耗尽，进而导致成熟 T、B 淋巴细胞的严重不足，引发联合性免疫缺陷病。患者的症状可通过注射腺苷脱氨酶得到一定程度的缓解，通过移植相容的正常骨髓得到纠正。该病是 1990 年第一个实施体细胞基因治疗的人类遗传缺陷性疾病。

（杨宇杰　杨保胜）

复习思考题

1. 试以 Rh 血型不相容引起的新生儿溶血症为例，概述新生儿溶血症发生的遗传机制及防治原则。

2. 请说明共济失调毛细血管扩张症的特征及发病机制。

3. 何谓 HLA 复合体？它有何特点？简述其在医学和生物学等方面的应用。

4. 哪些情况下会导致胎 - 母血型不合新生儿溶血症？怎样预防？

5. 试述抗体多样性产生的分子机制。

网上更多……

📇 本章小结　　👥 开放性讨论　　📝 自测题　　⬇ 教学 PPT

第十三章
发育遗传学与出生缺陷

关键词

发育遗传学   模式生物   形态发生   发育调控

Hox 基因家族   *Sox* 基因家族   出生缺陷   先天畸形

精子与卵子的结合，启动了令人惊叹的胚胎发育过程。对人类来说，在母体中9个月的历程对于出生，甚至之后若干年的生命质量都产生着极为重要的影响。这一过程有许多未解之谜，这就是众多遗传学家都好奇并想探究的机制——生命早期的发育调控机制。这是一个由 DNA 编码序列提供的遗传信息、表观遗传信息和环境因素相互作用的编程过程。在这一过程中，任何环节的异常都可能导致出生缺陷的发生。因此，了解发育的调控机制、熟知基因功能的异常如何影响患者发育、明确环境因素对发育过程的影响是临床正确诊断、治疗和预防出生缺陷的基础所在。本章对发育遗传学作概要性介绍，包括正常发育过程及其调控机制、发育异常所导致的出生缺陷概述及其发生机制、出生缺陷的监测和预防等内容。

思维导图

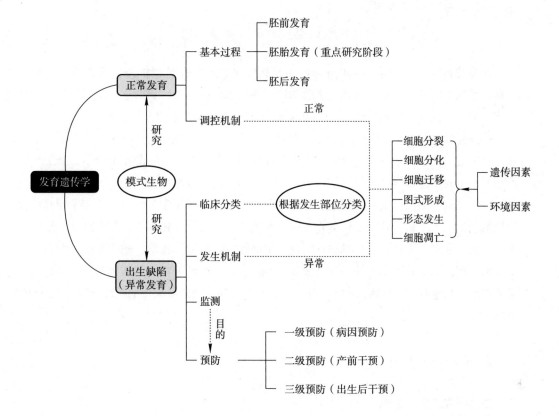

第一节　发育遗传学概述

发育遗传学（developmental genetics）是研究生物体发育过程中遗传机制的一门遗传学分支学科，旨在阐明发育中基因表达的调控机制，探讨多种体内外因素对遗传信息表达和发育过程的影响，揭示导致出生缺陷的遗传和环境因素的作用。

课程思政案例 13-1
因发现器官发育及细胞凋亡基因调节，获 2002 年诺贝尔生理学或医学奖

和遗传学其他分支学科一样，发育遗传学所关注的核心问题仍然是基因如何决定性状，但却侧重于研究这些性状在生命早期发生的遗传调控机制。近年来，随着发育生物学、分子生物学、基因组学和生物信息学等学科的发展，以及发育遗传学研究技术和方法的不断更新，现代发育遗传学已经发展成为一门由发育生物学、分子细胞生物学及基因组学等学科与遗传学相互结合、相互渗透的新兴交叉学科，其核心任务在于研究细胞增殖、系统分化和个体发育规律，阐明生命的发生、生长、发育、成熟和死亡机制；探讨出生缺陷发生的遗传背景，阐明基因改变在出生缺陷发生中的作用；识别导致出生缺陷的主要环境危险因素，并开展相应的病因及发生机制研究；利用各种多能干细胞向组织及器官定向分化，以替代发育功能缺陷或病变的组织细胞，达到治愈疾病的目的。

一、发育的基本过程 🖱

二、发育研究的模式生物

发育遗传学研究在人类的实验方面存在着严肃的伦理问题和较大的局限性，如不可能人为制备突变体，或对患者进行实验操作，或强制具有某种畸形表型的患者婚配等。因此，发育遗传学研究的动物模型主要集中于果蝇、线虫、斑马鱼、小鼠和鸡等模式生物（model organism）。生物由共同祖先演化而来，在进化过程中保留了许多作为发育基础的基因及通路，许多控制发育的遗传机制在所有物种间都极为相似，可以通过对模式生物基因结构和功能的探讨来推测人类相应基因的功能；通过对模式生物正常和异常发育过程的研究，来阐明包括人类在内许多物种的遗传规律。目前已知的发育机制大多来源于对这些模式生物的研究结果。此外，近年来迅速发展的基于胚胎干细胞诱导的"类器官"和"类胚胎"等技术，也越来越受到人们的重视，并对帮助理解人的胚胎发育提供了越来越大的帮助。

微课 13-1
发育遗传学的模式生物

深入学习 13-1
发育遗传研究中常用的模式生物

模式生物通常都具有生命期短、体积小、繁殖力强、易于养殖、易于细胞和遗传学实验操作、有较完备的基因组信息、可以直接对基因组中的基因进行遗传修饰并进行相应的分子机制研究等共同特点。每种模式生物又因其个体特点的不同而被应用于发育遗传学研究的不同领域。

三、发育的细胞和分子机制

发育是生物界最为复杂的过程之一，对发育机制的探讨可以帮助人们理解发育的本质问题，从而服务于临床，有效避免和预防各种出生缺陷的发生，或在此基础上建立起出生缺陷疾病的现代治疗手段。

（一）发育的细胞生物学机制

从细胞水平来说，发育通常包括细胞分裂、细胞分化、细胞迁移、图式形成、形态发生、细胞凋亡等几种主要的机制，这些机制间相互协调、彼此有机联系，共同控制着发育过程。

1. 细胞分裂

细胞分裂（cell division）是发育的基础。生物通过减数分裂形成生殖细胞，受精以后，受精卵接着进行一系列细胞有丝分裂过程，形成数目庞大、在遗传本质上相同的细胞。细胞分裂持续存在于发育的不同阶段，细胞分化、图式形成、形态发生等事件都是通过细胞分裂完成的。

2. 细胞分化

细胞分化是发育的核心，胚胎通过细胞分化在结构和功能上出现差异，从而形成上皮细胞、肌细胞和血细胞等不同的细胞类型。细胞分化的实质是基因组时空表达模式的特化，即细胞的基因组 DNA 并不全部表达，而是按一定的时空顺序在不同的细胞或同一细胞不同的发育阶段发生差异表达，从而导致细胞特异性蛋白质的产生，这些特异性蛋白质赋予了各分化细胞不同的特征。与此同时，细胞分化过程还可以受环境所诱导，如胚胎各细胞间的相互作用。细胞分化可分为细胞特化（cell specification）和细胞命运决定（cell fate determination）两个阶段。在细胞特化阶段，尽管细胞已经存在自主的向特定命运分化的倾向和潜能，但其周围环境仍然可以改变其最终分化命运。细胞命运决定是细胞完成分化的前奏。

3. 细胞迁移

细胞迁移（cell migration）是多细胞生物发育和形态发生的基本要素之一，是指单个细胞或一组细胞在特定化学或物理信号诱导下的定向运动。在个体发育、成熟及衰老的整个过程中，细胞迁移都发挥着重要的作用，并参与多种病理、生理过程。有实验表明，肿瘤的转移，"劫持"了胚胎发育过程中的多种细胞迁移信号通路。

4. 图式形成

图式形成（pattern formation）是指发育过程中控制胚胎细胞的行为使其在正确的空间位置上形成特定结构的过程，包括胚胎身体前后端和背腹面的确立，以及细胞在不同胚层中的分配等。图式形成与细胞分化关系密切，例如人的上下肢拥有相同类型的分化细胞（如都有骨、肌肉、皮肤等），但其排列方式在上肢与下肢中却差异很大，即相同类型的细胞可以在不同的部位出现不同的排列方式。

5. 形态发生

组织器官的形态和结构是其行使功能的基础。细胞通过一系列增殖、变形、迁移、黏着、凋亡等活动，最终形成复杂组织、器官和个体形状的过程称为形态发生（morphogenesis）。形态发生使生物体的身体在多维时空中精确构建成形，并最终发育成为具有正常大小和形状的胚胎。

6. 细胞凋亡

细胞凋亡是细胞程序性死亡（programmed cell death）的一种，由特定信号诱导发生，在发育中起着非常重要的作用，是许多结构的形态发育所必需的，可使个体细胞保持一定的数量和处于正确的位置。例如，人胚胎早期手指和脚趾间有组织相连，这些组织将经历细胞凋亡，从而将胎儿的手指和脚趾完全分开。

（二）发育的分子遗传机制

从分子水平来说，基因是发育过程中的主要调控因子，在发育的不同时空存在着不同组合的特定基因的表达，它们形成一个复杂、立体的调控网络，从而控制着胚胎发育过程。在这一复杂过程中，人类基因组的两类遗传信息均起着非常重要的作用：一类是传统意义上的遗传信息，即 DNA 编码序列所提供的遗传信息；另一类是表观遗传信息，表观遗传信息并不改变基因的序列，而是通过 DNA 甲基化、组蛋白修饰及非编码 RNA 调控等方式来调节和保障基因组信息正确的时空表达。可以这样说，遗传学信息提供了生命构造所必需的蛋白质的模板，而表观遗传信息是基因组信息精细的调节方式，提供了何时、何地和怎样应用遗传学信息的指令（详见第十四章）。正常发育取决于两类遗传信息彼此协调、准确无误地运行，任何遗传信息的异常都可能导致出生缺陷的发生。

与此同时，环境因素也参与了发育过程的调控。对人类而言，从出生前胚胎发育所依赖的母体子宫环境，到出生后个体发育所面对的外界环境，多种内、外环境因素都对发育过程起着调控作用，不良的环境因素可能导致出生缺陷的发生。

目前人们对于发育过程中的基因调控机制仍不完全清楚，但通过对果蝇、线虫、斑马鱼、小鼠、鸡等模式生物的基因研究，已经明确了发育相关基因家族在早期发育过程中的作用。这些基因在进化上都十分保守，多为调控基因，广泛存在于从低等到高等的各类生物体内，通过调节一组目的基因的表达来控制性状的表现，从而调控发育过程。此外，发育过程需要细胞间的相互协调，以精确安排组织和细胞亚型所需的空间，这种协调是通过不同的细胞信号通路来完成的。

深入学习 13-2
早期胚胎发育过程中的
关键形态素蛋白家族

1. *Hox* 基因家族

Hox 基因（*Hox* gene）是控制发育的主要基因，对动物的细胞分化和器官发生等过程均起着关键作用。该基因首先发现于果蝇，决定果蝇每一体节的性质与形态特征，其突变可使果蝇身体的一部分结构转变为相似的另一部分结构，如使果蝇的触角发育成腿。随后，在线虫、鱼类、鸟类和哺乳类中都发现了 *Hox* 基因的同源基因。这些 *Hox* 基因在进化上高度保守，都有一段 180 bp 的同源框（homeobox）序列，其蛋白质产物称为同源域，同源域可以与 DNA 特异性结合，作为转录因子激活或抑制靶基因的表达。大量研究表明，*Hox* 基因家族成员在哺乳动物的发育过程中，参与了躯干前后轴的模式化、神经系统的发育、肢体发生的位置、各个重要器官系统的形成和转化、体细胞遗传病的发生等多个过程。*Hox* 基因的突变、过表达或缺失均可能导致出生缺陷。

研究进展 13-1
Hox 基因与疾病

2. *Sox* 基因家族

Sox 基因家族是一类以 *SRY* 基因为基本成员的控制发育的基因家族。1990 年，Sinclair 等克隆到人类 Y 染色体上的性别决定基因 *SRY*，此后在果蝇、鱼类、鸟类、哺乳类等多个物种中都发现了 *SRY* 基因的同源基因，后来把这类与 *SRY* 基因同源的基因称为 *Sox* 基因（SRY-box gene）。*Sox* 基因家族成员都含有一个编码 79 个氨基酸的保守区域，即 HMG 盒，可以与 DNA 特异性结合，参与基因的表达调控。现有研究表明，*Sox* 基因家族在发育中的作用主要是参与性别决定与分化、早期胚胎发育、神经系统发育、骨形成和生血细胞的发生等过程。*Sox* 基因的突变、缺失等都有可能导致发育异常或先天性疾病。

3. *Pax* 基因家族

Pax 基因（paired box gene）也是一个进化上保守的基因，普遍存在于从果蝇到人类的各种

生物体中。*Pax* 基因家族中各成员均编码一个 128 个氨基酸的成对结构域，可以和 DNA 特异性结合，并由此行使转录抑制调节作用。研究表明，*Pax* 基因在发育过程中参与骨骼系统、眼、胸腺、甲状旁腺、泌尿生殖系统等器官系统的发育，其主要作用包括调控发育基因的转录、促进细胞增殖和自我更新、抑制细胞凋亡、引导细胞前体的定向迁移和分化等。*Pax* 基因的异常表达会导致多种器官或组织的畸形发育。

4. *Wnt* 信号通路

Wnt 基因是从鼠类乳腺癌病毒诱导的小鼠乳腺癌细胞中克隆出的一种原癌基因，其家族成员广泛存在于从线虫到脊椎动物的许多物种中。*Wnt* 家族基因产物与其他相关基因的蛋白质组成了一条复杂的信号转导途径，在动物胚胎分化、控制胚胎轴向的正常发育、细胞极性决定、传递生长和发育信息等方面起着关键的调控作用。中枢神经系统、雌性生殖管、乳腺、肾、肢端、毛发及牙齿的发育都需要 *Wnt* 信号的参与。此外，该通路还与胚胎干细胞及多种组织干细胞的自我更新和分化调控密切相关。*Wnt* 途径的失调将会导致胚胎夭折或发育缺陷的发生。

5. *Hh* 信号通路

Hh 基因由 Nüsslein-Volhard 等在筛选引起果蝇突变的基因时发现，其突变可使果蝇胚胎发育呈毛团状，似受惊刺猬。现有研究表明，*Hh* 信号通路是一条广泛存在于从果蝇到人类的多个物种中高度保守的信号通路，参与了胚胎发育过程中细胞增殖、细胞决定及多种组织的图式形成，特别与头面部、毛发、肢芽的形态发生及神经管的形成密切相关。

6. 性别决定基因

对人类而言，正常的性发育包括 3 个连续事件：①受精时染色体性别的确定（XX 或 XY）。②性腺的发育和分化（睾丸或卵巢）。③适当性别表型和第二性征的发育（男性或女性）。这 3 个事件中，受精卵的染色体组成是性别决定的物质基础，但在胚胎发育早期，XX 和 XY 个体的性腺并无差异，且既有能向睾丸发育的潜能，又有能向卵巢发育的潜能。具有双重发育潜能的生殖腺发育分化为睾丸或卵巢的过程，涉及多个性别决定基因的共同参与，有着极为复杂的调控机制。近年来通过大量在性别分化与发育异常患者和基因敲除小鼠中的研究，人们不断识别 *SRY*、*SOX9*、*FGF9*、*DMRT1*、*WT1*、*SF1*、*WNT4* 等性别决定基因（表 13-1），各个基因在特定的时间和空间上严格定量表达，共同调控性别分化过程。这一过程中任何基因表达时空甚至剂量的变化均可能导致性别分化机制的异常。

表 13-1　人类主要的性别决定基因

基因	基因定位	目前已知的主要功能
SRY	Yp11.2	在胚胎发育早期决定性腺分化和睾丸形成，在性别分化中起着开关的作用
SOX9	17q24.3	*SRY* 的同源基因，在胚胎发育早期决定性腺分化及睾丸形成，*SRY* 通过 *SOX9* 来调控睾丸发育
FGF9	13q12.11	*SRY* 的下游基因，在睾丸细胞增殖、Sertoli 细胞分化及中肾细胞迁移中发挥作用
DMRT1	9p24.3	在决定性腺分化和睾丸的形成中发挥作用
WT1	11p13	在间质细胞形成睾丸的过程中发挥作用
SF1	11q13.1	*WT1* 的下游基因，在睾丸和肾上腺的发育中发挥作用
WNT4	1p36.12	常染色体上潜在的卵巢决定基因，抑制雄性性别分化，抑制雄激素合成

第二节 出生缺陷

课程思政案例 13-2
国家高度重视，出台
全国出生缺陷综合防
治方案

出生缺陷是发育遗传学研究的重要内容。近年来随着环境污染的加重，出生缺陷的发生率呈上升趋势，我国出生缺陷总发生率约 5.6%，严重影响儿童的生存和生活质量，已成为早期流产、死胎、围产儿死亡、婴幼儿死亡、先天畸形的主要原因，给家庭和社会带来了沉重的负担，并严重影响着人口素质和人类资源的健康存量。

一、出生缺陷的概念及分类

出生缺陷（birth defect）是指婴儿出生前发生的身体结构、功能或代谢等方面异常的统称，其疾病种类繁多，既包括人类出生时的各种结构畸形，也包括代谢、功能异常及行为发育等方面的异常；既可于出生时就表现出来，也可在出生后一段时间才显现出来，如智力障碍等。目前已知的出生缺陷病种至少有 8 000 ~ 10 000 种，最常见的是先天性畸形（以形态结构异常为主要特征的出生缺陷）、染色体异常、遗传代谢性疾病及功能异常，如盲、聋和智力障碍等。

出生缺陷的分类方式多样，研究人员从不同学科角度和分类目的出发，提出了许多不同的命名分类法，但目前应用较为广泛的是世界卫生组织（WHO）2018 年出版的第 11 版《国际疾病分类指南》（International Statistical Classification of Disease，ICD-11），根据畸形发生的部位进行分类。

深入学习 13-3
ICD-11

深入学习 13-4
出生缺陷的类型（根据
畸形的严重程度分类）

在 ICD-11 中，先天性畸形被列为第 20 章——发育异常，编码为 LA00 ~ LD9Z，并按照发生部位的不同进行了相应的分类编码，共分为 22 大类（表 13-2）。而一些先天性代谢性疾病、先天性肿瘤等则被列在其他章节的分类编码中，如先天性代谢性缺陷的分类编码为 L25C5 ~ L25D2Z。

表 13-2 国际疾病分类（ICD-11）——发育异常

分类	编码
神经系统结构发育异常	LA00 ~ LA0Z
眼发育异常	LA10 ~ LA1Z
耳发育异常	LA20 ~ LA2Z
面部、口腔或牙齿结构发育异常	LA30 ~ LA5Z
颈部结构发育异常	LA60 ~ LA6Z
呼吸系统结构发育异常	LA70 ~ LA7Z
循环系统结构发育异常	LA80 ~ LA9Z
横膈、腹壁或脐带结构发育异常	LB00 ~ LB0Z
消化道结构发育异常	LB10 ~ LB1Z
肝、胆道、胰腺或脾结构发育异常	LB20 ~ LB2Z
泌尿系统结构发育异常	LB30 ~ LB3Z
女性生殖系统结构发育异常	LB40 ~ LB4Z

续表

分类	编码
男性生殖系统结构发育异常	LB50～LB5Z
乳房结构发育异常	LB60～LB6Z
骨骼结构发育异常	LB70～LB9Z
皮肤结构发育异常	LC00～LC7Z
肾上腺结构发育异常	LC80～LC8Z
单系统受累为主的结构发育异常	LD0Y～LD0Z
多种发育异常或综合征	LD20～LD2Z
染色体异常，除基因突变外	LD40～LD7Z
以智力发育障碍为相关临床特征的情况	LD90.0～LD90.Z
其他发育异常	LD9Y–LD9Z

此外，也有一些畸形学家在临床上将出生缺陷分为单发畸形和多发畸形两类，前者又分为畸形、畸化、变形和发育异常，后者又分为序列征、综合征和关联征等。

二、出生缺陷的发生机制

生物体的发育过程是在一定的环境中依据其特有的遗传特性而完成的，这一过程中任何一个环节或影响因素的异常均可能导致出生缺陷。

（一）出生缺陷的影响因素

造成出生缺陷的主要影响因素为遗传因素、环境因素或两者的相互作用。由遗传物质变异导致的出生缺陷约占 40%，由单纯环境因素引起的出生缺陷占 5%～10%，而原因不明或两者相互作用引起的出生缺陷约占 50%。

微课 13-2
出生缺陷的影响因素

1. 遗传因素

遗传物质的改变将引起胚胎发育异常，导致出生缺陷。引起出生缺陷的遗传因素包括基因突变和染色体畸变。

（1）基因突变　基因是发育过程中的主要调控因子，不同组合的特定基因的程序化启动与关闭，控制着组织器官的形成与个体发育，这一过程中基因功能的异常将导致多种出生缺陷的发生（表 13-3）。单基因病、多基因病、线粒体遗传病等均为基因功能异常的不同表现形式（详见本书相关章节内容）。

表 13-3　部分基因与出生缺陷

基因	基因定位	基因异常引起的主要出生缺陷	基因	基因定位	基因异常引起的主要出生缺陷
HOXD13	2q31.1	多指、并指畸形	*GLI3*	7p14.1	多指、并指畸形
HOXA13	7p15.2	多指、肾和生殖系统缺陷	*SHH*	7q36.3	前脑无裂畸形
SOX2	3q26.33	眼部畸形、食管闭锁	*ALMS1*	2p13.1	视网膜异常

续表

基因	基因定位	基因异常引起的主要出生缺陷	基因	基因定位	基因异常引起的主要出生缺陷
SOX9	17q24.3	性别分化异常、肢体发育异常	FGFR3	4p16.3	软骨发育不全
SOX10	22q13.1	先天性巨结肠	KIT	4q12	局部皮肤色素减弱
PAX3	2q36.1	色素减弱、听力障碍	RET	10q11.21	先天性巨结肠
PAX6	11p13	眼部发育异常	WT1	11p13	隐睾、肾缺陷
PAX9	14q13.3	牙齿畸形	IFT80	3q25.33	骨骼异常

（2）染色体畸变　由于大多数染色体畸变会涉及多个基因的增减或位置改变，破坏了基因组平衡。因此，染色体畸变患者常表现为多器官的发育畸形、智力低下、发育迟缓等一系列严重的临床症状（见第四章）。

2. 环境因素

胚胎或胎儿在发育过程中虽然有绒毛膜、羊膜和胎盘屏障的保护，但仍会直接或间接地受到环境中某些因子的干扰而导致出生缺陷。影响胚胎发育的主要环境因素有：①胚胎所处的微环境，包括羊水、胎盘、胎膜等。②母体自身的内环境，包括疾病、代谢、营养等。③母体周围的外环境。致畸因子可直接或间接影响这些环境，从而作用于胚胎或胎儿。造成出生缺陷的环境因素主要包括物理因素、化学因素和生物因素等。

（1）物理因素　主要包括电离辐射、高温、噪声、机械性压迫和损伤等。电离辐射会使 DNA 双链分子的断裂频率和各种错误性修复概率增加，改变细胞的正常迁移和彼此联系，从而造成胎儿生长迟缓、小头畸形和智力低下等；高温可干扰神经上皮细胞的正常增殖、迁移和黏着过程，使神经生长因子及其受体减少，导致神经管畸形等出生缺陷；噪声可对机体细胞分裂和 DNA 合成造成不良影响，从而损害胎儿听觉发育，引起内耳损伤，甚至造成脑细胞发育萎缩、脑细胞死亡等。

（2）化学因素　随着工业的高速发展，环境污染日益加重，各类化学致畸原对出生缺陷的影响越来越大。农药、重金属、有机溶剂、药物等化学物质均可能导致出生缺陷。①农药：根据美国国家环境保护局的报告，在已登记农药的 1 500 种活性成分中，约 1/3 有胚胎毒性，1/4 可致畸。例如，有机磷农药可以通过胎盘屏障直接作用于胚胎组织，或者通过抑制胎盘中脂酶的活性，使胎儿产生肢体畸形等出生缺陷；除草醚的立体结构与甲状腺素相似，可干扰甲状腺素功能，引起心脏、膈、肾畸形和肺发育不全等。②重金属：主要包括铅、汞、镉等。铅对体细胞和生殖细胞的 DNA 与染色体均有损伤作用，并可损伤细胞纺锤体，影响细胞分裂；汞可通过胎盘屏障，与胚胎细胞中核酸结合，延迟细胞分裂和成熟，从而影响胚胎发育。③有机溶剂：主要包括苯类物质、二硫化碳、麻醉剂等。孕妇定期吸入甲苯会导致胎儿畸形，发生与胎儿酒精综合征相似的畸形表现；二硫化碳可引起先天性心脏病、中枢神经系统缺陷和腹腔缺陷等。④药物：由于胎盘特殊的生理构造，大部分药物可通过不同形式进入胚胎或胎儿体内，从而影响其生长发育。目前已知多数抗癌、抗惊厥药物，包括白消安、氨蝶呤、氨甲蝶呤、6-巯基嘌呤、苯妥英钠、丙戊酸、三甲双酮等，均可对胎儿产生致畸作用；抗生素中如四环素、链霉素、庆大霉素等也有一定的致畸作用。美国食品药品监督管理局（FDA）根据药物对胎儿的危害性将妊娠期用药分为 A、B、C、D、X 5 类（危害性依次增大，X 类药物是孕期禁用药物），从而对孕妇的临床药物使用提供安全性方面的指导。

临床聚焦 13-1
反应停事件与孕妇用药

临床聚焦 13-2
FDA 的《妊娠期使用药物危险性等级》

（3）生物因素 包括弓形虫、巨细胞病毒、风疹病毒、疱疹病毒和梅毒螺旋体等。妊娠期母体感染的病原生物，可以通过胎盘、羊水或产道等感染胚胎或胎儿，导致流产、死胎、早产及胎儿宫内发育迟缓、先天畸形等出生缺陷。其中，巨细胞病毒可导致大量细胞死亡及处在 S 期和 M 期细胞的阻滞，细胞出现染色体数目或结构的改变，从而导致胚胎发育异常；风疹病毒可破坏细胞的有丝分裂，干扰组织器官的生长发育，从而导致自发流产、死产及心脏畸形、先天性白内障等出生缺陷。

（4）母亲疾病及营养等其他因素 ①疾病：孕妇患有糖尿病可导致子代发生小头畸形、心脏缺陷、肾积水等；孕妇患有苯丙酮尿症，妊娠期若不用特殊饮食控制苯丙氨酸水平，可导致后代小头畸形、智力发育不良等。②营养：孕妇的热量和蛋白质供给严重不足，会导致胎儿大脑发育不良等；母体缺乏叶酸会导致后代神经管缺陷。③不良生活方式：妇女如果在妊娠期酗酒、吸烟等均可能导致胎儿宫内发育迟缓，从而导致出生缺陷。④心理因素：孕妇在妊娠早期遭受突然的心理打击，可能导致胎儿颅骨畸形和心脏结构缺陷。动物实验显示，孕期母体心理应激可使子代头颅发育异常、神经毒性损害等。

临床聚焦 13-3
胎儿酒精综合征

3. 遗传因素和环境因素的相互作用

多数出生缺陷是遗传因素和环境因素结合后相互影响、共同作用所产生的后果。一方面，当遗传因素起决定作用时，常是因为环境因素诱发了基因突变或染色体畸变，即环境致畸因子通过改变遗传物质的构成或干扰、破坏遗传物质正常的时空表达而导致出生缺陷；另一方面，当环境因素起决定作用时，缺陷的发生也常与胚胎和母体的基因型有关。例如，在使用链霉素的孕妇中，仅有少数新生儿出现听神经的损害，这意味着胚胎的基因型将决定和影响胚胎对环境致畸因子的易感程度。化学致畸剂的吸收、代谢、解毒和排泄等过程是通过体内一系列酶和转运蛋白完成的，这些蛋白质编码基因的多态性可导致致畸因子易感性的个体差异。因此，出生缺陷的表现类型和发生概率受胚胎和母体基因的调控，并且与基因和环境致畸因子间的相互作用方式密切相关。

4. 出生缺陷的致畸敏感期

出生缺陷的发生除决定于致畸因子的性质和胚胎的遗传构成等因素外，还决定于胚胎受致畸因子作用时所处的发育时期。致畸因子作用于不同发育时期的胚胎不仅引起反应程度的不同，而且所累及的器官和发生的畸形类型也有很大差别。例如，妊娠第 5～10 周感染风疹病毒会引起心脏畸形，而第 4～6 个月感染风疹病毒则会引起中枢神经系统的异常，这说明胚胎在不同发育时期对致畸因子的敏感性不同。了解畸形发生的敏感期，是对畸形做出正确诊疗和预防的前提。

受精后第 1～2 周是一个非畸形易发期，这一时期细胞处于最初的分裂增殖阶段，受致畸因子作用后表现出"全"或"无"的现象：一种情况是仅有少量细胞被致畸因子所影响，其余细胞正常分裂增生，代偿力强，胚胎正常发育，不发生畸形；另一种情况是致畸因子作用强，胚胎受损死亡而发生早期自然流产，据统计约有 50% 的胚胎在这一时期死亡。

受精后第 3～8 周为致畸敏感期，此期胚胎细胞分化明显，器官多数原基分化出现，胚体形成，对致畸因子最为敏感，最易受到干扰而发生器官的形态结构异常。不同器官由于分化和形态发生时间不同，因而各有自己的致畸敏感期，这导致同一种致畸因子作用在不同时期可引起不同器官的畸形（图 13-1）。此外，由于各器官系统的致畸敏感期有重叠，故可出现多种畸形并存的情况。

从受精后第 9 周直至胎儿出生，初步形成的各器官进行组织及功能的分化，功能逐步完善，受致畸因子作用后易出现器官的功能障碍。同时，这一时期虽不是致畸敏感期，但仍能引起少数器官发生结构上的畸形，如外生殖器官和神经系统的异常（图 13-1）。

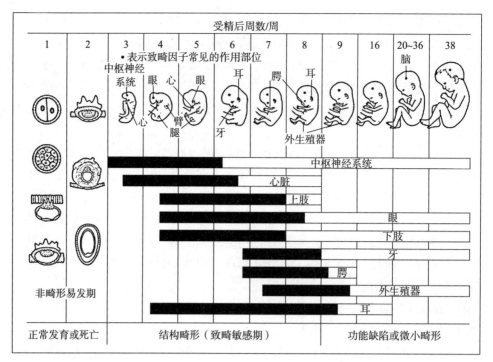

图 13-1　胚胎发育时期与畸形发生的关系示意图（改绘自朱军，2008）
黑框：致畸敏感期，可发生严重结构畸形　白框：可发生功能缺陷和其他非严重畸形

（二）出生缺陷的发生

判断某一致畸因素对胚胎或胎儿是否造成损害，应从致畸因子与体内基因相互作用的机制、接触剂量、接触致畸因子时的胎龄、各组织对致畸因子的致畸倾向、与其他物质的联合作用及胎儿和母亲的基因型等多方面进行综合分析，才能客观评价。总体来说，出生缺陷是遗传因素的异常、环境因素的异常或两者相互作用后的异常而导致细胞分裂、细胞决定、细胞分化、图式形成、细胞迁移或形态发生等事件发生紊乱。其发生机制可分为以下几类：

（1）形成过程受阻　器官形成中有许多形态变化过程，若其中某一步骤受阻则可造成相应的出生缺陷。如前、后神经孔未闭合，将会导致神经管缺陷。

（2）迁移异常　器官形成过程中有细胞迁移和器官定位的变化，若上述过程出现异常将导致畸形。例如，睾丸不下降至阴囊将导致隐睾的形成。

（3）诱导作用异常　胚胎发育过程中存在诱导和被诱导的关系。如脊索诱导神经管的发生，若同时出现两个脊索，就可能诱导出两个神经管，从而导致双头畸形。

（4）发育阻滞　由于组织分化异常而导致的一类畸形，发生时间较晚。如结肠发育期间，若肌间神经节细胞未及时分化出来，结肠不蠕动，将导致结肠极度膨大，形成巨结肠。

（5）吸收不全　胚胎发育过程中，某些结构形成后要经历一个再吸收的过程，即细胞凋亡过程。细胞凋亡使不该存在的结构消亡，食管闭锁、肛门闭锁、并指（趾）等都是由于再吸收不全而导致的出生缺陷。

三、出生缺陷的监测及预防

（一）出生缺陷的监测

出生缺陷的监测是指连续、系统地对人群中所发生的出生缺陷相关资料进行收集、整理、分析和利用的过程。其目的在于及时发现致畸因素，有针对性地提出干预措施，从而降低出生缺陷的发生率。

出生缺陷包含的病种极其繁多，每个国家根据不同具体情况制定出适宜本国的出生监测项目。目前，世界各国仍然将先天畸形作为出生缺陷监测的最主要内容，截至 2017 年常规监测约 35 种出生缺陷，我国重点监测围产儿中 23 类常见的结构畸形、染色体异常及少部分遗传代谢性疾病（如苯丙酮尿症和先天性甲状腺功能低下症等）。这 23 类常见的结构畸形和染色体异常为：无脑畸形、脊柱裂、脑膨出、先天性脑积水、腭裂、唇裂、唇裂合并腭裂、小耳（包括无耳）、外耳其他畸形、食管闭锁或狭窄、直肠肛门闭锁或狭窄、尿道下裂、膀胱外翻、马蹄内翻足、多指（趾）、并指（趾）、肢体短缩［包括缺指（趾）、裂手（足）］、先天性膈疝、脐膨出、腹裂、联体双胎、Down 综合征及先天性心脏病。

深入学习 13-5
国际出生缺陷监测和研究情报交换所概况及我国围产期出生缺陷发生率顺位

临床聚焦 13-4
常见的出生缺陷

（二）出生缺陷的预防

2006 年，美国发布的《全球出生缺陷报告》中估计：全球每年新增加出生缺陷人数约 800 万，每年有 330 多万 5 岁以下的儿童死于出生缺陷，有 320 万儿童终生残疾。《中国出生缺陷防治报告（2012）》中显示：目前我国的出生缺陷发生率在 5.6% 左右，每年新增出生缺陷数约 90 万例，其中出生时临床明显可见的出生缺陷约有 25 万例。根据 2021 年我国出生缺陷监测中心的通报，2010—2019 年期间，先天性心脏病、多指（趾）是我国出生缺陷前 2 位高发畸形，从第 3 位开始，不同年份是不同的出生缺陷病种。由此可见，出生缺陷已成为一个不容忽视的健康问题，一方面造成胎儿或婴儿的死亡，另一方面导致大量的儿童患病或长期残疾。如何有效地预防出生缺陷，已成为各国政府高度重视的问题。WHO 针对出生缺陷的预防和控制，提出了三级预防的策略。

微课 13-3
出生缺陷的预防

临床聚焦 13-5
我国出生缺陷预防的措施

1. 一级预防

一级预防又称为病因预防，旨在防止出生缺陷的发生。其主要策略集中包括：①通过对决策制定者、医务人员、公众和媒体广泛开展出生缺陷防治的健康教育和宣传，建立不同地区的健康教育干预模式，提高出生缺陷干预措施的知晓率。②提倡妇女选择最佳生育年龄妊娠，减少 35 岁以上高龄妇女怀孕比例和无计划怀孕比例。③推广孕前及孕早期合理保健，包括合理营养、避免接触各类有害因子、避免感染、谨慎用药、改正不良的生活习惯等。④控制妇女感染和慢性疾病，以防止由此导致的出生缺陷。⑤推广增补小剂量叶酸以预防神经管缺陷的措施。⑥对有遗传病或出生缺陷家族史的人群开展孕前遗传咨询，以帮助他们制订合理的婚育计划。⑦开展孕前筛查，以明确胎儿未来的患病风险。

2. 二级预防

二级预防又称为产前干预，是对一级预防的补充。其主要策略为：①对孕早期疑有接触不良因素或后代有某些遗传病患病风险的妇女，在孕期采取产前筛查和产前诊断措施，以便尽早发现胎儿异常，有必要时及时终止妊娠，减少严重出生缺陷患儿的出生。目前临床常用的产前诊断方法有超声检查、绒毛膜取样术、羊膜腔穿刺术、脐静脉穿刺术等。②对某些疾病开展相应的手术或非手术宫内治疗。如对先天性膈疝胎儿行宫内外科手术，给孕妇服用洋地黄以治疗胎儿心动过速等。

3. 三级预防

三级预防又称为出生后干预，指对出生后的婴儿进行早诊断和早治疗，从而提高患儿的生活质量，减少致残率，促进健康。主要措施包括：①对某些发病率高、危害大、早期治疗可取得较好疗效的疾病，如苯丙酮尿症、先天性甲状腺功能低下症、葡萄糖-6-磷酸脱氢酶缺乏症、先天性肾上腺皮质增生症等进行新生儿筛查，对筛查出的患儿进行及时的饮食或内科治疗，以最大限度减轻疾病所造成的危害。②对患有唇裂、腭裂、尿道下裂、马蹄内翻足等疾病的患儿进行及时的手术治疗和康复。③通过新生儿听力筛查和相应的干预措施使轻型的听力障碍得到矫正，重型的听力障碍得到减轻。

（徐鹏飞）

复习思考题

1. 为什么发育机制的研究多用模式生物来完成？模式生物所具有的共同特点有哪些？
2. 怎样理解基因在发育过程中的时空调控机制？
3. 对出生缺陷的主要影响因素应怎样综合评价？
4. 出生缺陷预防的三级策略是什么？

网上更多……

👤=本章小结　　👥👥开放性讨论　　📝自测题　　⬇教学 PPT

第十四章
表观遗传学

关键词

表观遗传学	DNA 甲基化	CpG 岛
组蛋白乙酰化	组蛋白修饰	染色质重塑
X 染色质失活	非编码 RNA	

奥利维亚和伊莎贝拉是一对同卵双胞胎姐妹。她们具有相同的遗传学特征且生活在同一个家庭环境中，可两个女孩的命运却完全不同。2005 年 6 月，1 岁的奥利维亚忽然高烧不退，检查后诊断为急性白血病。由于两姐妹是同卵双生子，考虑到遗传因素在白血病发病中的重要作用，医生尽快对伊莎贝拉也进行了检查，结果发现并无异常。类似这样的例子不胜枚举，为何同卵双生子们拥有完全相同的 DNA 序列和同样的成长环境，却可以表现出明显的个体差别？这个问题长期以来一直使遗传学家们感到困惑。随着研究不断深入，这些问题的答案也逐渐浮出水面。一些经典遗传学理论无法解释的生物现象发生机制，有望通过表观遗传学得以揭示。

思维导图

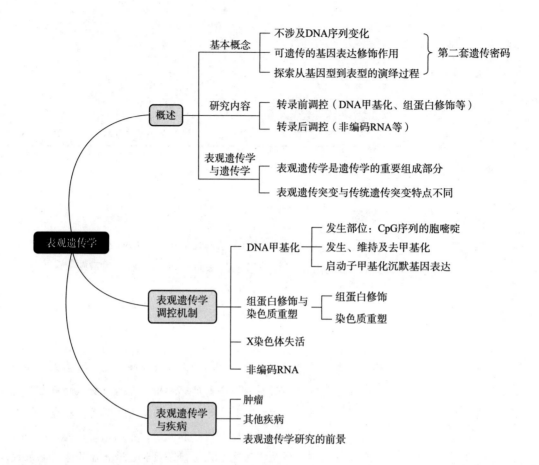

　　由祖先传递而来有关生长、发育和进化的信息不仅仅存在于 DNA 碱基排列顺序之中，还可以各种其他形式（如化学修饰）存在于基因序列之外。决定生物性状的不是基因本身，而是基因表达模式，这种基因表达模式可以通过细胞分裂传递，并且具有组织和细胞特异性。研究发现一些不涉及 DNA 序列改变的基因表达模式与生物表型密切相关。这可以对遗传学上完全相同的个体（如同卵双生子）间存在表型差异的生物学现象进行解释：在遗传信息完全一致的情况下，基因表达模式不同导致个体间生物性状并不完全相同。

深入学习 14-1
同卵双生子遗传学与
表观遗传学差异

微课 14-1
什么是表观遗传学

第一节　表观遗传学概述

　　表观遗传学探索从基因型演绎为表型的过程和机制，与生物发育及多种人类疾病（包括肿瘤、心血管疾病、代谢性疾病及免疫性疾病等）的发生有关。目前，表观遗传学研究成果已广泛应用于疾病临床早期诊断、治疗及预后监测等方面。

一、表观遗传学的概念

　　1939 年，发育生物学家 Waddington 在《现代遗传学导论》中提出"表观遗传学"是研究基因型到表型演绎过程的学科。1999 年，Wollfe 把表观遗传学定义为研究没有 DNA 序列变化的、可遗传的、影响基因表达模式的修饰作用。

深入学习 14-2
克隆实验与表观遗传

　　表观遗传学（epigenetics）是研究不涉及基因结构及 DNA 序列变化的基因表达调控的可遗传修饰作用，探索从基因型到表型的过程和机制。表观遗传学把 DNA 序列以外的化学修饰方式看做是基因组的第二套遗传密码，这种暂时的、动态变化的表观遗传密码决定何时、何地、以何种方式来执行基因组中的遗传信息指令，参与基因表达调控，对于生命体健康及表型特征具有重要生物学意义。

课程思政案例 14-1
结合辩证唯物主义观，
深入理解表观遗传学

二、表观遗传学研究的内容

　　真核基因表达调控机制非常复杂，包括遗传调控和表观遗传调控。表观遗传调控（epigenetic regulation）是真核基因组一种独特的调控机制。表观修饰作用在周围环境因素影响下可以发生变化。每个生物体都有一个特定的基因组与无数个动态的表观基因组，表观基因组在不改变 DNA 序列的情况下激活或关闭基因的表达，进而决定不同类型细胞的分化方向。而这种由表观基因组调控的基因表达与人们的生活环境密切相关，日常生活中接触到的食物、饮水、空气甚至精神因素作用均可对基因表达产生影响。

　　根据对基因表达的影响，可以把表观遗传调控分为以下几个不同水平。

（一）转录前调控

1. DNA 甲基化

　　DNA 甲基化（DNA methylation）是在 DNA 甲基转移酶（DNA methyltransferase，DNMT）的作用下，将胞嘧啶转化为 5- 甲基胞嘧啶的反应。DNA 甲基化状态可以直接影响基因启动子与转录因子的结合，还可以与组蛋白修饰作用、非编码 RNA 等协同作用，从而影响基因的转录活性。

2. 组蛋白修饰

组蛋白修饰（histone modification）包括组蛋白乙酰化与去乙酰化、甲基化与去甲基化、磷酸化及泛素化等，这些修饰因素单一或共同作用均可调节基因表达。

（二）转录后调控

如非编码 RNA 和 RNA 编辑等，可以和 DNA 甲基化、组蛋白乙酰化等发生交互作用，彼此影响，从而构成复杂的基因表观调控网络。

三、表观遗传学与遗传学

传统遗传学认为遗传信息储存于 DNA 碱基排列序列中，它主要研究基因序列改变所致的基因表达蛋白功能上的变化，可以将基因的遗传学改变看作是一种质变；表观遗传学则将 DNA 甲基化形式、组蛋白修饰形式及非编码 RNA 等作为遗传信息，研究具有相同 / 相似序列的结构基因表达水平上的差异，可以将基因的表观遗传学改变看作是一种量变。

遗传学和表观遗传学有共同的理论基础，即它们都承认在遗传连续性基础之上存在个体差异性。在整个生命过程中，遗传学信息负责提供合成一切生命活动（包括表观遗传学修饰）所需各种蛋白质的蓝图；而表观遗传学信息则负责提供一组适当的表达基因并决定其表达程度，即表观遗传学信息提供何时、何地和如何应用遗传学信息指令。只有两者彼此协同，生命过程才能按照正常程序进行，否则就会出现异常。因此遗传学和表观遗传学既相区别又彼此影响、相辅相成，共同确保细胞的正常生理功能。

（一）表观遗传学是遗传学的重要组成部分

表观遗传学属于研究表观遗传变异的遗传学分支学科。整个基因组通过 DNA 精确的复制、转录和翻译，保证遗传信息的稳定性和连续性；同时又通过表观遗传调控机制选择性表达基因组遗传信息，最终形成生物性状。在整个生命过程中，表观遗传机制能对激素、生长因子、转座子等调节分子传递的环境信息做出反应。表观遗传把遗传基础和环境条件结合起来，使基因组这样复杂的生物学系统不仅具有高度的稳定性，而且具备精确的反应性和强大的适应性。

（二）表观遗传突变与传统遗传突变特点不同

传统意义的遗传突变是以核酸序列为基础的，无论是基因突变还是染色体变异，归根到底都是核酸碱基排列顺序或数目发生改变。这种 DNA 序列的变化将最终导致合成蛋白质活性丧失或者功能发生改变，而蛋白质功能改变是表型变化的主要原因。表观遗传突变是发生在核酸碱基序列之外的突变方式，以 DNA 和组蛋白的化学修饰及广义上的基因表达调控为基础，这种调控同样使基因的活性或者功能发生改变，从而进一步影响蛋白质活性，导致生物性状发生改变（图 14–1）。

表观遗传突变也能遗传，并具有重要的表型效应，与传统遗传突变相比具有以下特点：①表观遗传学是渐变的遗传过程而非突变的过程。②表观遗传突变具有可逆性。③表观遗传突变多发生在基因调控区（如启动子），而遗传突变多发生在编码区内。

深入学习 14-3
遗传突变与表观遗传突变

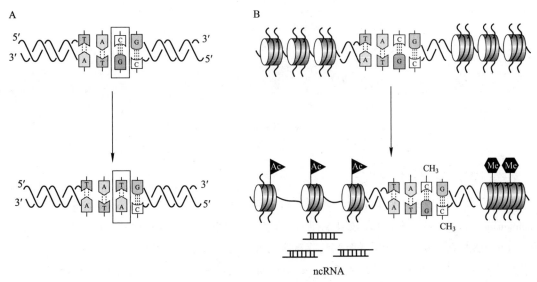

图 14-1 传统遗传突变（A）与表观遗传突变（B）的比较

深入学习 14-4
环境因素通过表观遗传机制调控基因表达进而影响生物性状

四、表观遗传学研究的意义

第二节 表观遗传学调控机制

  人类基因组中大约有 2.5 万个编码基因，每个细胞都具有全息性，即含有全部的 DNA 信息。但是不同组织器官的不同细胞其表达基因是有差别的。维持细胞的正常功能，取决于一组基因的功能，而不是全部基因，正是这种不同基因的表达使得不同的细胞发挥不同的功能。这就是表观遗传学调控——基因组外的分子信号决定细胞发育和增殖过程中哪些基因会被激活，哪些基因会选择沉默。

  研究选择性基因表达的机制是表观遗传学研究的核心内容之一。表观遗传学调控机制主要包括：DNA 甲基化、组蛋白修饰、染色质重塑、X 染色体失活及非编码 RNA 等。

一、DNA 甲基化

微课 14-2
什么是 DNA 甲基化

  DNA 甲基化是最重要的表观遗传学修饰方式之一，是由 DNMT 介导的一种化学修饰作用。

（一）DNA 甲基化的定义

动画 14-1
DNA 甲基转移酶催化胞嘧啶 5 位甲基化

  真核生物 DNA 甲基化主要发生在 CpG 二核苷酸序列的胞嘧啶上，在 DNMT 的作用下，以 S- 腺苷甲硫氨酸作为甲基供体，在胞嘧啶（C）的第 5 位碳原子上添加一个甲基基团而形成 5-甲基胞嘧啶（5mC）（图 14-2）。

  哺乳动物基因组 DNA 胞嘧啶中有 3%～5% 为 5mC，绝大多数甲基化发生于 CpG 岛（CpG island）。CpG 岛是一段富含 CpG 二核苷酸序列的 DNA 片段，长度一般为 1～2 kb，主要位于基因 5′ 端启动子区和第一外显子区。有 40%～60% 的哺乳动物基因启动子含有 CpG 岛，其甲基化会阻碍转录因子复合体与启动子的结合，从而抑制基因的表达。

深入学习 14-5
何谓 CpG 岛

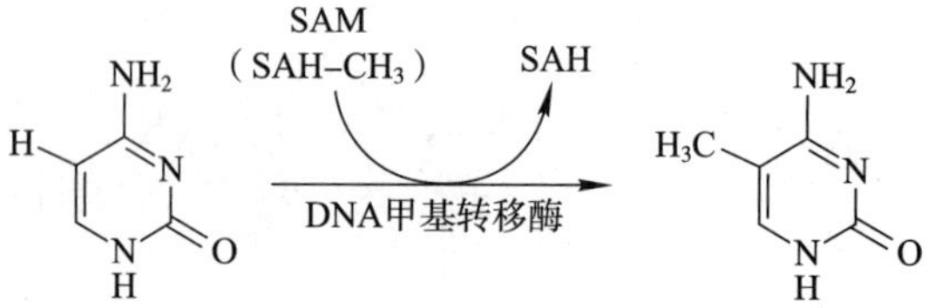

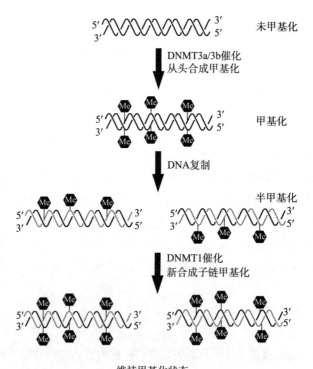

图 14-2　DNA 甲基转移酶催化胞嘧啶 5 位甲基化

SAM. *S*-腺苷甲硫氨酸（甲基基团供体）　SAH. *S*-腺苷半胱氨酸

（二）DNA 甲基转移酶

DNA 甲基化由 DNMT 催化完成。真核生物细胞中主要有两类 DNMT：一类发挥维持甲基化（maintenance methylation）的作用，如 DNA 甲基转移酶 1（DNMT1），在模板链的指导下，它能使半甲基化的 DNA 双链分子上与甲基胞嘧啶相对应的胞嘧啶甲基化，在细胞分裂过程中维持 DNA 甲基化状态；另一类发挥从头合成甲基化（*de novo* methylation）的作用，主要包括 DNA 甲基转移酶 3a 和 3b（DNMT3a、DNMT3b），它们能在未发生甲基化的 DNA 双链上进行甲基化，并且不需要模板链的指导（图 14-3）。

动画 14-2
DNA 甲基化状态维持机制

图 14-3　DNA 甲基转移酶作用机制

DNA 甲基化是一个动态可逆的过程。一般认为 DNA 去甲基化（DNA demethylation）有两种方式：一种是被动去甲基化。在 DNA 复制时 DNMT 酶活性被抑制从而导致甲基化的 DNA 双链在细胞分裂过程中被逐步稀释，甲基化状态无法维持。临床上常用的去甲基化药物（如 5-Aza-2′-deoxycytidine，5- 氮杂 -2′- 脱氧胞嘧啶）大多通过介导这一途径来实现去甲基化作用。另一种是主动去甲基化。主要由 TET 双加氧酶催化完成，将 5mC 氧化成 5- 羟甲基胞嘧啶（5hmC），继续氧化成 5- 甲酰胞嘧啶（5fC）和 5- 羧基胞嘧啶（5caC）。最后在胸腺嘧啶 DNA 糖基化酶（TDG）的协助下，通过切除修复去除甲基化（图 14-4）。

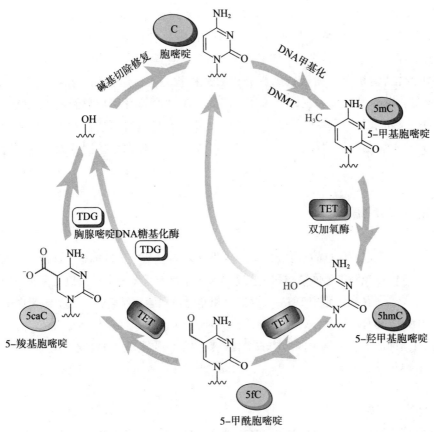

图 14-4　主动去甲基化

（三）DNA 甲基化与基因表达

　　DNA 甲基化虽然并未改变核苷酸顺序及组成，却可以影响基因表达。发生在基因启动子或其附近区域的甲基化将直接阻碍 AP-2、c-Myc、E2F 和 NF-κB 等转录因子与启动子的结合，使基因不能转录或者大大降低基因的转录活性。同时，基因 5′ 端的调控元件发生甲基化后能结合特定甲基化 CpG 结合蛋白（methyl-CpG binding domain protein，MBD），继而招募组蛋白去乙酰化酶（histone deacetylase，HDAC）形成复合体，间接阻遏转录（图 14-5）。

　　另外，DNA 甲基化对基因表达的影响还能够随细胞分裂而传递下去。在哺乳动物细胞的基因组 DNA 中，约有 70 % 的 5- 甲基胞嘧啶参与了 CpG 序列的形成，而非甲基化的 CpG 序列则

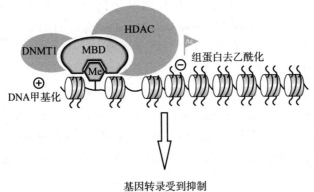

图 14-5　DNA 甲基化与基因表达

与管家基因（house keeping gene）及组织特异性表达基因有关。因而 CpG 甲基化与否在基因表达中具有重要作用。在细胞分裂过程中，高度甲基化的基因（如印记失活基因、X 染色质等）将处于失活状态；而管家基因则始终处于低甲基化状态，一直具有转录活性。

在生物个体发育的某一阶段或细胞分化的某种状态下，原先处于高甲基化状态的基因，也可以被诱导去除甲基化而表现转录活性。因此，DNA 甲基化可以导致基因沉默，而去甲基化可以作为一个沉默基因重新激活的开关。DNA 甲基化的这种可逆性对于应用表观遗传学手段（如应用 DNA 甲基转移酶抑制剂干扰 DNMT1 酶活性）外源性控制基因表达具有重要指导意义。

二、组蛋白修饰与染色质重塑

组蛋白作为表观遗传信息的重要载体之一，其末端氨基酸共价修饰是表观遗传学的重要修饰方式。组蛋白修饰在控制染色体结构和调控基因转录中具有重要意义，可以看做是决定基因表达与否的控制开关。在真核细胞中 DNA 与组蛋白和非组蛋白紧密结合在一起。组蛋白形态的改变使染色质处于松弛和开放的状态，而使各种转录因子、RNA 聚合酶与 DNA 结合，有利于基因的转录。组蛋白修饰能够引起核小体结构的变化，导致染色质重塑，影响各类转录因子与 DNA 的结合，进而影响基因的转录。

微课 14-3
什么是组蛋白修饰作用

（一）组蛋白修饰

核小体由核心组蛋白八聚体（H2A、H2B、H3、H4 各两分子）及缠绕其外周长度 146 bp 的 DNA 组成。核心组蛋白是一类小分子碱性蛋白质。组蛋白作为真核生物染色体的基本结构蛋白，具有两个活性末端：羧基端（C 端）和氨基端（N 端）。其 N 端尾部暴露在核小体的表面并可在翻译完成后发生共价修饰，从而对基因表达进行调控。

深入学习 14-6
核小体组蛋白的构成

常见的组蛋白修饰方式有乙酰化、甲基化、磷酸化和泛素化等，都是构成组蛋白密码的基本元素。这些修饰作用可以改变组蛋白的电荷，从而改变组蛋白与 DNA 的结合；还可以被一系列特定的蛋白质所识别，并将其转换成一种特定的染色质状态以实现对特定基因表达的调节。

深入学习 14-7
组蛋白修饰酶

1. 组蛋白乙酰化与去乙酰化

乙酰化与去乙酰化是最重要的组蛋白修饰方式，对于维持组蛋白的功能和 DNA 转录是必需的。组蛋白乙酰化的失衡将引起相应的染色体结构和基因转录水平的改变。组蛋白乙酰化主要发生于 N 端保守的赖氨酸（Lys）残基上，如组蛋白 H3 上的第 9 位和第 14 位赖氨酸残基（H3K9 和 H3K14）及 H4 上的第 5 位、第 8 位、第 12 位和第 16 位赖氨酸残基（H4K5、H4K8、H4K12、H4K16），由组蛋白乙酰基转移酶（histone acetyl- transferase，HAT）和组蛋白去乙酰化酶（histone deacetylase，HDAC）协调催化完成。HAT 将乙酰 CoA 的乙酰基部分转移到核心组蛋白氨基端特定 Lys 残基的氨基基团上，氨基上的正电荷被消除，这时 DNA 分子本身所带有的负电荷有利于 DNA 构象的展开，核小体的结构变得松弛。这种松弛的结构可以促进转录因子和协同转录因子与 DNA 分子的接触，因此组蛋白乙酰化可以激活特定基因的转录过程。HDAC 则移除组蛋白 Lys 残基上的乙酰基，恢复组蛋白的正电性，带正电荷的 Lys 残基与 DNA 分子的电性相反，增加了 DNA 与组蛋白之间的吸引力，使启动子不易接近转录调控元件，从而阻碍基因转录的顺利进行。

深入学习 14-8
组蛋白乙酰化作用位点

2. 组蛋白甲基化与去甲基化

甲基化也是组蛋白修饰的重要方式之一，多发生于组蛋白 H3、H4 的赖氨酸和精氨酸残基上，由特异的组蛋白甲基转移酶（histone methyltransferase，HMT）催化完成，可以通过改变染色体的形态，进而调节基因的转录。而组蛋白的去甲基化由赖氨酸去甲基酶 1（lysine-specific demethylase 1，LSD1）催化完成。

3. 其他组蛋白修饰形式

（1）组蛋白磷酸化　是最重要的蛋白质翻译后修饰之一，蛋白质磷酸化和去磷酸化为真核细胞提供了调节机制。组蛋白 H3 氨基端第 10 位丝氨酸残基（H3S10）的磷酸化见于真核细胞的整个分裂过程中，自 DNA 复制开始直到开始分裂都可看到。在细胞周期的其他时相，H3S10 磷酸化则只见于与基因表达相关的染色体部位。组蛋白磷酸化可拮抗邻近部位的赖氨酸甲基化，即组蛋白的磷酸化修饰对其邻近部位的赖氨酸甲基化有调节作用。

（2）组蛋白泛素化　涉及泛素激活酶 E1、泛素结合酶 E2 和泛素连接酶 E3 的一系列反应，主要发生于组蛋白 H2A、H2B、H3 及 H1 的 C 端赖氨酸部位。

组蛋白的各种修饰方式不是彼此独立的，而是相互联系的，并可以通过协同或拮抗来发挥作用。不同组蛋白修饰之间的"交叉对话"既决定了组蛋白密码的特异性，又直接关系到组蛋白密码的多样性。例如，H3S10 的磷酸化可以促进 H3K14 乙酰化，而 H3K9 的甲基化则会阻止 H3S10 的磷酸化。

组蛋白修饰作为一种重要的表观遗传标志，与某些非组蛋白修饰作用相互关联，构成了一个调节基因转录的复杂网络。例如，组蛋白甲基化可与 DNA 甲基化联合作用共同参与基因沉默，H3K9 甲基化与 DNA 甲基化在基因的沉默机制中有协同作用；而 H3H4 甲基化拮抗 DNA 甲基化所产生的基因沉默。另外，在哺乳动物中 DNA 甲基化是一个优先事件，组蛋白甲基化需要在 DNA 甲基化的指导下才能完成。综上，组蛋白修饰是一种非常精细复杂的基因表达调控方式。

研究进展 14-1
组蛋白密码

（二）染色质重塑

真核生物染色质是一切遗传学过程的物质基础，染色质构型局部和整体的动态改变，是基因功能调控的关键因素。染色质重塑（chromatin remodeling）是指染色质位置和结构的变化，主要涉及在能量驱动下核小体的置换或重新排列，它改变了核小体在基因启动子区的排列，增加了基因启动子的可接近性。

研究进展 14-2
表观遗传学和记忆
——动态染色质的扩展作用

染色质重塑过程可以由组蛋白修饰复合体介导。对核心组蛋白 N 端进行共价修饰，尤其是对组蛋白 H3 和 H4 进行修饰，进而通过影响核小体的结构，为其他蛋白提供与 DNA 结合的靶点。染色质重塑主要包括两种类型：一类是含有 HAT 和 HDAC 的化学修饰；另一类是依赖 ATP 的物理修饰，利用 ATP 水解释放的能量解开组蛋白和 DNA 的结合，使转录得以进行。

组蛋白修饰对于维持组蛋白的功能和 DNA 转录是必需的，其失衡将引起相应的染色体结构和基因转录水平的改变，并影响细胞周期、分化和凋亡。

三、X 染色体失活

X 染色体失活是一个典型的表观遗传修饰过程，在这个过程中 X 染色体会被包装成异染色质而失去转录活性。X 染色体失活发生在胚胎发育的早期，由 X 失活中心（X-inactivation center，

Xic）控制。*Xic* 长约 1 Mb，位于其内的 X 染色体失活特异性转录因子（X-inactive specific transcript，*Xist*）是 X 染色体上启动转录最早的基因，其转录产物长约 17 kb，但并不指导蛋白质的翻译。一般情况下，雌性哺乳动物体细胞中两条 X 染色体的 *Xist* 基因都可以稳定转录成 Xist RNA，但是随后一条 X 染色体转录的 Xist RNA 很快降解，而另一条 X 染色体转录的 Xist RNA 则与这条染色体上的特定蛋白质结合进而将 X 染色体包裹，并启动异染色质化和失活过程。X 染色体失活从 Xic 区段开始启动，继而扩展到整条 X 染色体，DNA 甲基化和组蛋白修饰随之发生，这对 X 染色体失活的建立和维持具有重要作用。另外，*Xic* 还有辨别 X 染色体数目的功能，即保持每个细胞中仅有一条 X 染色体具有活性，其余全部失活，失活的染色体依旧持续合成 Xist RNA，维持本身的失活状态。

四、非编码 RNA

广义的非编码 RNA（non-coding RNA，ncRNA）是指不翻译成蛋白质的全部 RNA 分子。其中包括 rRNA、tRNA、端粒酶 RNA（HTR）及 scRNA 等功能性非编码 RNA，还包括 snRNA、microRNA 等调节性非编码 RNA。

目前所说的 ncRNA 多指调节性非编码 RNA，根据长度可以将之分为 3 种类型。

（一）长链非编码 RNA

长链非编码 RNA（long non-coding RNA，lncRNA）长度通常大于 200 nt。在人类基因组中分布广泛，种类多，作用模式复杂。可以在核糖核蛋白复合物中作为催化中心，通过改变染色质结构调控基因表达，还可以通过顺式或反式作用来激活或沉默特定基因甚至某整条染色体。其生物学功能主要包括以下几个方面。

（1）组成染色质支架 lncRNA 参与支持复杂的染色质复合物的包装，如 HOTAIR、ANRIL 等。

（2）应激信号分子 细胞针对外界刺激（如温度改变）可以表达特定 lncRNA，作为信号分子引起细胞功能的改变，如 Kcnq1 等。

（3）分子诱饵作用 某些 lncRNA 被转录后，可以与转录因子或染色质修饰分子结合并使之脱离原结合部位，从而调控特定基因表达，如 MALAT1 等。

（4）引导作用 这一类 lncRNA 能够引导核糖核蛋白复合物中的分子定位到特定的染色体区域，如 XIST 等。

（二）中链非编码 RNA

中链非编码 RNA（medium non-coding RNA，mncRNA）长度通常为 50~200 nt，主要包括核仁小分子 RNA（snoRNA）和核内小 RNA（snRNA），如启动子相关小 RNA（promoter-associated small RNA，PASR）、转录起始点相关 RNA（transcription start site-associated RNA，TSSa-RNA）等。其中 snoRNA 研究最多，其功能与 rRNA 等转录后加工有关。

（三）短链非编码 RNA

短链非编码 RNA（small non-coding RNA，sncRNA）也称非编码小 RNA（small non-messenger RNA，snmRNA），长度通常为 19~31 nt，通过与 Argonaute 蛋白家族的不同成员结合形成 RNP 复合物，在转录或转录后水平沉默基因的表达，在调节真核基因组表达中发挥关键作用。根据

sncRNA 分子的起源、结构、所结合的效应子，可将其分为干扰小 RNA（small interfering RNA，siRNA）、微 RNA（microRNA，miRNA）和 Piwi 相互作用 RNA（Piwi-interact RNA，piRNA）3 类。

深入学习 14-9
miRNA 与 siRNA 作用机制对比

　　siRNA 和 miRNA 的前体是双链分子，而 piRNA 的前体则是单链分子。miRNA 为内源性基因调节子，迄今已知超过 30% 人类基因表达受到 miRNA 的调节；siRNA 主要针对外源性核酸起作用；而 piRNA 则集中在生殖细胞中行使功能。总之，非编码 RNA 在表观遗传调控中发挥重要作用，在基因组水平及染色体水平对基因表达进行调控，决定细胞分化的命运。

　　须强调的是真核细胞中存在的多种表观修饰作用并非彼此独立、互不干扰，而是相互作用、相互影响的。如甲基化 DNA 序列可以与甲基化结合蛋白（MBP）形成复合体，影响染色质重塑；非编码 RNA 能够介导序列特异性 DNA 甲基化等。总之，由 DNA 甲基化、组蛋白修饰和非编码 RNA 系统共同组成一个表观遗传修饰网络，有序地调控基因特异性表达。

研究进展 14-3
非编码 RNA 介导的表观遗传调控

第三节　表观遗传学与疾病

　　许多表观遗传学改变（如 DNA 异常甲基化）被证实是导致包括肿瘤在内的多种疾病及发育异常发生的重要分子机制。表观遗传学修饰构建了个体的表观基因型（epigenotype），具体由 DNA 甲基化状态、组蛋白修饰及非编码 RNA 所组成。疾病可能由突变基因型所致，也有可能由突变的表观基因型所致。

临床聚焦 14-1
表观遗传治疗

一、表观遗传学与肿瘤

　　肿瘤细胞中往往存在许多表观遗传学变化特征，这为临床肿瘤的预防、检测、分型、治疗及预后判断等提供了新的思路。

（一）DNA 异常甲基化与肿瘤

　　肿瘤相关基因的异常甲基化在肿瘤的形成及发展过程中发挥重要作用。肿瘤细胞 DNA 甲基化特点主要体现为：①全基因组水平广泛低甲基化状态。这种低甲基化可以发生在异染色质 DNA 重复序列中，如微卫星 DNA、长散布元件、Alu 顺序等；也可以发生在单一序列上，如一些癌基因的启动子或者内含子区域。低甲基化将造成基因组不稳定性增加，并增强某些癌基因（如 C-MYC、RAS 及 S100A4 等）的表达水平。②某些特定染色体区域（抑癌基因 5′ 启动子区）的异常高甲基化状态。这是肿瘤发生过程中抑癌基因失活的重要机制之一（图 14-6）。

临床聚焦 14-2
DNA 异常甲基化与肿瘤发生

　　研究证实，多种恶性肿瘤都不同程度地存在一个或多个抑癌基因启动子区 CpG 岛异常高甲基化，包括 P16、hMLH1、CDH1、COX-2、RASSF1A、Runx3 及 APC 等基因，影响细胞分化、凋亡、细胞周期、DNA 损伤修复及参与肿瘤转移和血管生成。在一个肿瘤细胞中，可能有多种基因同时发生了异常甲基化；同样一种基因也可能在不同的肿瘤细胞中均表现出异常甲基化状态。

（二）组蛋白修饰与肿瘤

　　组蛋白乙酰化 / 去乙酰化对于维持组蛋白的功能和调控 DNA 转录是必需的。乙酰化和去乙

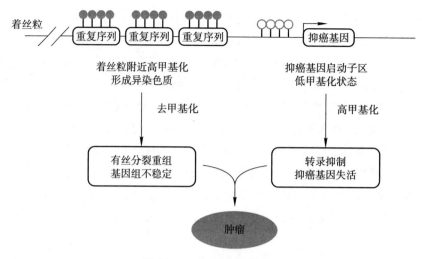

图 14-6　DNA 甲基化与肿瘤

酰化之间存在着一种动态的平衡，其失衡将引起相应的染色体结构和基因转录水平的改变并影响细胞周期、分化和凋亡，进而与肿瘤发生密切相关。

一般认为 HAT 具有肿瘤抑制功能，其功能改变或活性降低可能导致肿瘤的发生，研究者在多种肿瘤细胞中发现了编码 HAT 的基因发生易位、扩增、过量表达或点突变，如 *p300/CBP* 基因的突变及易位与结肠癌和胃癌等多种实体瘤相关。

而当平衡倾向于去乙酰化时则往往意味着恶性肿瘤的发生。HDAC 可通过对组蛋白去乙酰化，使 DNA 结构更加紧密，从而成为调控基因表达的关键蛋白酶。除了直接抑制外，HDAC 还可通过对转录因子如 p53、GATA-1、TFF1 和 TFF2 等的去乙酰化作用间接调节基因表达。当 HDAC 数量增加或活性增强时，组蛋白乙酰化状态的平衡将偏向去乙酰化，从而导致基因表达水平降低。急性早幼粒细胞白血病（acute promyelocytic leukemia，APL）患者肿瘤细胞中可发现 HDAC 活性异常增强的现象。在 APL 患者中由于易位产生的融合癌基因产物通过异常招募 HDAC 从而去除核心组蛋白上的乙酰基团，将染色质重塑为抑制转录的构型。这会导致粒细胞成熟障碍甚至不成熟，血细胞增殖失控，引起 APL 的发生。

（三）非编码 RNA 与肿瘤

临床聚焦 14-3
长链非编码 RNA（lnc RNA）及其在人类疾病中的作用

目前在非编码 RNA 研究领域中探索比较多的是 miRNA。miRNA 是一类长度为 20～24 nt 的非编码单链小分子 RNA，它可以通过与靶 mRNA 完全或不完全的互补配对，促进目标 mRNA 降解或抑制蛋白质翻译，从而在基因表达调控中发挥重要作用。已有研究表明，miRNA 在细胞增殖、分化、凋亡及肿瘤的发生发展过程中发挥重要作用。miRNA 可能是一组新的致癌基因或抑癌基因。miRNA 既可作为抑癌基因，下调原癌基因的活性；也可作为癌基因，下调抑癌基因的活性。

深入学习 14-10
解开肿瘤的表观密码

研究人员在原发性恶性胶质瘤、乳腺癌中发现 miR-21 的表达上调，表明 miR-21 可能是通过抑制关键性的凋亡相关基因的表达而促进恶性肿瘤的形成。在肿瘤发生过程中还有一些 miRNA 的表达是降低的，如 miR-15 和 miR-16。

二、表观遗传学与其他疾病

早在 1979 年 Holliday 就提出 DNA 甲基化改变可能参与肿瘤的形成，继而提出了表观遗传病（epigenetic disease）的概念。除肿瘤外，表观遗传病还包括多种复杂综合征、心血管疾病和免疫性疾病等。

（一）表观遗传学与复杂综合征

Rett 综合征是一种严重影响儿童精神运动发育的疾病。临床通常只见女性发病，表现为进行性智力障碍、孤独症行为及头颈四肢的共济失调。Rett 综合征（#312750）的致病基因位于 X 染色体上，其编码产物甲基化 CpG 结合蛋白 2（methyl–CpG–binding protein 2，MeCP2）是一种甲基结合蛋白（methyl-binding proteins，MBP），能专一性地识别甲基化 CpG 岛并与之结合，其功能是作为分子榫头将染色质修饰复合物和 DNA 甲基化区域连接在一起，从而抑制基因转录表达。Rett 综合征是由编码 MeCP2 转录因子的基因发生突变而导致的表观遗传失调性疾病。

（二）表观遗传学与心血管疾病

研究认为高半胱氨酸抑制了 S– 腺苷甲硫氨酸（DNA 甲基转移酶的作用底物）的正常转化，从而影响 DNA 甲基化反应。DNA 低甲基化对动脉粥样硬化（AS）的恶化作用是促使血管平滑肌细胞增殖及纤维沉积，同样外部损伤也会引起新生血管内膜组织 DNA 低甲基化，从而引起 AS 发生。还有研究显示 AS 患者雌激素受体 –α（ER-α）基因甲基化程度明显增高，进而降低其抑制血管平滑肌细胞异常生长的能力，最终导致平滑肌细胞增殖。

（三）表观遗传学与免疫性疾病

免疫防御系统在人类不断适应环境变化的长期进化过程中留下了许多表观痕迹。对环境因素改变所造成的表观修饰改变进行深入研究后发现，表观遗传机制对于维持免疫系统的正常发育和功能具有重要作用。如果外界因素影响使表观遗传在免疫反应中出现不平衡，就会导致基因异常表达，从而使免疫系统发生紊乱，在有些情况下可以导致自身的先天性免疫疾病的发生。如 T 淋巴细胞中的 IL-4、IFN-γ、ITGAL 及 TNFSF7 等基因的甲基化方式会改变 T 细胞免疫功能，从而导致系统性红斑狼疮、某些皮肤病、动脉炎和心包炎等自身免疫性疾病的发生。再如控制 DNA 从头甲基化的 DNMT3b 基因突变可以导致 ICF 综合征的发生，主要表现是不同程度的免疫缺陷，并伴以面部畸形和智力低下。其发病机制与 DNA 甲基化异常有关。

（四）表观遗传学与衰老

启动子异常甲基化会导致特定基因表达沉默并丧失相关的生理功能。同样，基因去甲基化也会激活基因的表达，这种在衰老过程中发生的表观遗传学改变是许多年龄相关性疾病（如高血压、冠心病等）发生的主要原因。早在 1973 年 Vanyushin 等发现大脑和心脏中的 5mC 随着年龄的增加而减少，1987 年 Wilson 等指出人支气管上皮细胞的 DNA 甲基化程度随着年龄的增加而降低。随着基因组 5mC 检测技术的不断发展，年龄相关的 DNA 甲基化变化的证据也愈来愈多。多数证据显示随着衰老会出现两种甲基化变化：①基因组整体水平 5mC 逐渐减少；②特定基因发生高甲基化，如 ER-α、MLH1、MYOD、PAX6、RARβ2 和 IGF2 等基因位点。

三、表观遗传学研究的前景

继人类基因组计划之后，人类表观基因组计划（human epigenome project，HEP）的实施与完成，标志着与人类发育和疾病密切相关的表观遗传学和表观基因组学研究跨上了一个新的台阶，成为临床诊断、治疗、预后判断及个体化表观遗传学药物的应用研究的重要资源。表观遗传干预研究已经显示了其在神经疾病、恶性肿瘤、代谢紊乱及免疫异常等临床疾病治疗中的潜在力量。

由于表观遗传学改变具有可逆性和可诱导性，使临床应用去甲基化药物调控特定基因表达模式成为可能。有些表观药物（如 DNA 甲基化抑制剂 5- 氮杂胞苷等）已在骨髓增生异常综合征等血液系统恶性肿瘤的临床治疗中取得明确效果。随着相关研究不断进展，个性化表观遗传治疗已经成为精准医学的一个重要组成部分。人们越来越认识到表观遗传学机制在重新编程细胞／组织过程中的重要作用，这也直接引发了再生医学和干细胞治疗领域出现激动人心的进展。表观遗传学研究领域日益拓宽，在将来临床医学实践中的潜在应用前景异常广阔。

（张开立）

复习思考题

1. 比较传统遗传学与表观遗传学的概念和研究内容有何不同。
2. 常见的表观遗传学调控机制有哪些？其对基因表达有何影响？
3. 试举例说明与表观遗传学异常有关的疾病及其发生机制。

网上更多……

📋 本章小结　　👥 开放性讨论　　📝 自测题　　⬇ 教学 PPT

第十五章
遗传病的诊断

关键词

临症诊断　　　细胞遗传学检查　　生化检查　　　基因诊断　　　症状前诊断
产前诊断　　　有创性产前诊断　　无创性产前诊断　伦理学问题

　　　遗传病的诊断是开展遗传病预防与治疗的前提和基础。在绝大多数遗传病尚无理想治疗方法的现状下，遗传病的诊断（特别是产前诊断和症状前诊断）显得尤为重要。这是一项复杂的工作，需要多学科的密切配合。如何在个体发育的不同时期进行有效的遗传病诊断？可以采用哪些方法和技术？这些方法和技术各自的优缺点是什么？它们分别适用于哪些遗传病？又涉及怎样的伦理学问题？这都是本章要探讨的内容和学习重点。

思维导图

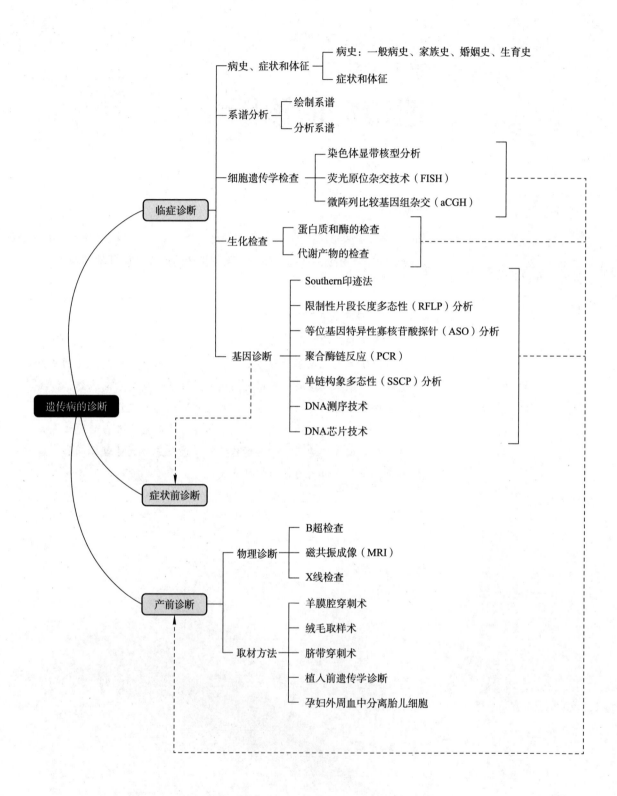

- 遗传病的诊断
  - 临症诊断
    - 病史、症状和体征
      - 病史：一般病史、家族史、婚姻史、生育史
      - 症状和体征
    - 系谱分析
      - 绘制系谱
      - 分析系谱
    - 细胞遗传学检查
      - 染色体显带核型分析
      - 荧光原位杂交技术（FISH）
      - 微阵列比较基因组杂交（aCGH）
    - 生化检查
      - 蛋白质和酶的检查
      - 代谢产物的检查
    - 基因诊断
      - Southern印迹法
      - 限制性片段长度多态性（RFLP）分析
      - 等位基因特异性寡核苷酸探针（ASO）分析
      - 聚合酶链反应（PCR）
      - 单链构象多态性（SSCP）分析
      - DNA测序技术
      - DNA芯片技术
  - 症状前诊断
  - 产前诊断
    - 物理诊断
      - B超检查
      - 磁共振成像（MRI）
      - X线检查
    - 取材方法
      - 羊膜腔穿刺术
      - 绒毛取样术
      - 脐带穿刺术
      - 植入前遗传学诊断
      - 孕妇外周血中分离胎儿细胞

遗传病的诊断是指利用遗传学知识与技术、方法，通过对患者及其家系成员实施遗传学检查，对是否患有某种遗传病或是否携带致病基因（或异常染色体）作出诊断，是遗传病预防与治疗的基础。系谱分析、细胞遗传学检查、生化检查及基因诊断等都是遗传病诊断常用的方法。

根据诊断时间的不同，遗传病的诊断可分为临症诊断、症状前诊断和产前诊断。

第一节 临症诊断

临症诊断（symptomatic diagnosis）是指遗传病患者的临床症状出现后作出的诊断，其内容包括了解患者的病史、症状及体征，结合系谱分析进行相应的遗传学检查（包括细胞遗传学检查、生化检查或基因诊断）。其中，遗传学检查结果是确诊的主要依据。

一、病史、症状及体征

（一）病史

遗传病大多有家族聚集现象，因此病史的采集极为重要。在病史采集过程中应遵循准确、详尽的原则。除了解一般病史外，还要着重了解患者的家族史、婚姻史和生育史。

1. 家族史

家族史即整个家系患同种疾病的历史，对分析疾病是否为遗传病及可能的遗传方式非常重要。家族史应充分反映父系和母系各家族成员的发病情况，应确保准确性、真实性和完整性，应特别注意避免因患者和代诉人文化程度、记忆力、判断力及精神状态而使家族史的描述不够全面和准确的情况。

2. 婚姻史

着重了解结婚的年龄、结婚次数、配偶健康状况及是否近亲结婚等。

3. 生育史

着重了解生育年龄、子女数目及健康状况，有无流产史、早产史和死产史，孕早期是否患过病毒性疾病，有无接触过电离辐射、药物及有害化学物质等致畸因素，患者出生时是否有过产伤、窒息等情况，从而帮助判断患者所患疾病是由遗传因素还是由环境因素所导致。

（二）症状与体征

症状和体征是患者就诊的主要原因，也是遗传病诊断的重要线索。

遗传病既有与其他疾病相交叉的症状和体征，又有其特殊的临床表现。染色体病由于涉及较多基因的缺失或重复，往往表现为同时累及多个组织器官的症候群。例如 Down 综合征大多伴有特殊面容、智力低下及异常皮纹等。而大多数单基因病的临床表现则较为单一，如地中海贫血以溶血性贫血为主要表现，Duchenne 型肌营养不良则以进行性肌无力、肌萎缩为主要表现。

由于大多数遗传病在婴儿期或儿童期就可能出现相应的症状和体征，因此，了解身体发育快慢、体重增长速度、智力发育情况、生殖系统及第二性征的发育状态等也可作为遗传病诊断的辅助指标。

二、系谱分析

在遗传病的诊断中，根据病史、症状和体征的采集结果绘制系谱及分析系谱可用于判断患者是否患有遗传病，确定其可能的遗传方式。

绘制系谱时应注意：①完整性。一个完整的系谱应包括 3 代以上家族成员的患病情况、婚姻情况及生育情况。死亡者要尽可能查清死因，近亲婚配、流产、死胎等也应详细记录在系谱中。②可靠性。由于患者或代诉人受文化水平、精神状态等因素的影响而表述不准确，或因某些原因如重婚、再婚、非婚生子女、养子女等有顾虑而隐瞒真实情况或提供虚假资料，造成系谱不真实等情况时，应耐心劝说主诉者配合，并尽可能对相关成员进行逐个查询和资料核实。

分析系谱时应注意：①常染色体显性遗传病中由于外显不全可能呈现隔代遗传现象，应注意与隐性遗传病相鉴别；②延迟显性的遗传病，某些年轻患者尚未表现出症状，不应误认为是正常人；③家系中病例"散发"应首先考虑隐性遗传病，但也不能排除新发基因突变导致显性遗传病的可能；④注意显性与隐性概念的相对性，同一种遗传病可能因为采用不同的观察指标而得出不同的遗传方式；⑤注意区分由遗传异质性、遗传印记和动态突变等因素导致的遗传现象。

三、细胞遗传学检查

细胞遗传学检查主要适用于染色体病的诊断，当患者出现下列情况之一时，可考虑进行细胞遗传学检查：①智力发育不全者及其父母；②生长迟缓或伴有其他先天畸形者；③夫妻中有染色体异常，如平衡易位、嵌合体等；④家族中已有染色体异常或先天畸形的个体，计划再次生育；⑤多发性流产的夫妇；⑥原发性闭经和女性不育症；⑦无精子症和不育男性；⑧内、外生殖器畸形者；⑨35 岁以上的高龄孕妇。

微课 15-1
染色体病的诊断

细胞遗传学检查标本可取自外周血、骨髓、活检组织等身体的各种组织细胞及胎儿的脐带血、羊水脱落细胞、绒毛细胞、受精卵卵裂细胞等。目前临床采用的检查技术包括染色体显带核型分析、荧光原位杂交技术及微阵列比较基因组杂交技术等。

（一）染色体显带核型分析

染色体显带核型分析是确诊染色体病的主要方法，该技术历经多年发展，已建立起包括 G 带、Q 带、R 带、C 带、N 带及高分辨显带等在内的多种显带方法（详见第三章第二节），目前临床最常采用的是染色体 G 显带核型分析。

深入学习 15-1
皮纹分析

染色体显带核型分析可以准确识别染色体数目异常和较为明显的染色体结构异常。随着高分辨染色体显带技术的出现和改进，该技术能更为准确地发现和判断更多的染色体结构异常。染色体显带核型分析也有其局限性：仅能分析中期细胞，故需进行细胞培养，培养时间长；分辨率有限，常规显带核型分析不能有效检出 < 5 Mb 的微缺失，尚需采用其他检测技术予以确诊。

（二）荧光原位杂交技术

应用于染色体检测的荧光原位杂交（fluorescence *in situ* hybridization，FISH）技术是把某条染色体或某个区带的特异 DNA 用带有荧光染料的地高辛、生物素等标记为探针，与分裂期的染色体或间期的染色质进行杂交，继而在荧光显微镜下观察杂交后的颜色信号，以此来检测染色体的方法。

FISH 技术具有以下优点：①应用于间期细胞的 FISH 检测不需进行细胞培养，避免了细胞培养的烦琐和耗时步骤，能够对常见的常染色体三体综合征和性染色体异常疾病进行快速诊断；②应用于分裂期细胞的 FISH 检测可以准确识别染色体微小结构异常，特异性强、分辨率高；③可以运用分布于不同染色体或不同区带的多色荧光素组合标记探针，通过计算机软件辅助，采用一系列荧光素特异滤光片来检测特定的 24 种染色体。

FISH 技术对设备的要求和实验成本均较高，且临床检测通常需要事先确定目标染色体探针，大多不能覆盖全基因组。因此，FISH 技术通常作为染色体显带核型分析的后续检测技术。

（三）微阵列比较基因组杂交技术

微阵列比较基因组杂交（array comparative genomic hybridization，aCGH）技术是把大量已知的寡聚核苷酸序列（基因探针）有规律地排列固定在支持介体（如玻片）上，做成二维 DNA 阵列基因芯片，采用不同的荧光染料分别标记患者和正常对照的 DNA 样本，再与微阵列基因芯片杂交，运用激光共聚焦显微扫描技术和先进的计算机分析软件，比较患者和正常对照样本的荧光强度和分布，快速检测和判断患者基因拷贝数量和序列的变化。

aCGH 技术具有以下优点：①取材为基因组 DNA，不需进行细胞培养，可用于任何组织和细胞的检测；②避开了复杂的染色体结构，所杂交的靶序列仅为包含了少数基因的短 DNA 片段，能检测出染色体微重复和微缺失，具有更高的灵敏度和精确度，对研究人类拷贝数变异具有重大意义；③可实现高通量和高效率的自动化检测及分析，具有明显的优势和更大的发展潜力。

aCGH 技术也存在相应的局限性：如成本较高，对染色体平衡易位、平衡倒位等染色体结构异常无法准确识别等。

四、生化检查

基因突变引起的某些遗传病往往表现为酶和蛋白质的质和量的改变或缺如。遗传病的生化检查主要是对蛋白质和酶分子结构或功能活性的检测，还包括酶促反应过程中底物或产物的检查。该方法对遗传性代谢缺陷、免疫缺陷病等遗传病的诊断尤为适用。

（一）蛋白质和酶的检查

蛋白质和酶的检查既包括对蛋白质含量的变化和酶活性的变化进行直接测定，也包括对蛋白质和酶的结构变异做出鉴定。常用技术包括电泳技术、酶学分析、免疫学技术及蛋白质序列分析技术等。

检查的标本主要取材于血液，有时也必须取自活检组织、尿、脱落细胞及阴道分泌物等。由于某些基因只在特定的发育阶段和特定的组织中表达，所以某种蛋白质或酶的异常不一定在所有发育阶段和所有组织中都能进行检测。例如苯丙氨酸羟化酶必须用肝组织活检，在血细胞中则检测不到到该酶的活性。

深入学习 15-2
常见通过酶活性检测的遗传性代谢缺陷

（二）代谢产物的检查

基因突变导致酶缺陷，酶缺陷引起机体一系列生化代谢紊乱，从而造成代谢底物、中间产物、终产物或旁路代谢产物发生变化。因此，对某些代谢产物的分析可间接反映酶的变化，从而对遗传病作出诊断。例如，苯丙酮尿症（PKU）患者血清苯丙氨酸浓度增高，尿苯丙酮酸、苯乳

深入学习 15-3
部分通过血清或尿液检测的遗传性代谢缺陷

酸、苯乙酸含量增加。代谢产物检查的常用技术包括高效液相色谱技术、质谱分析技术等。

五、基因诊断

微课 15-2
遗传病的分子诊断

遗传病的基因诊断（gene diagnosis）是指利用分子生物学技术，检测致病基因或疾病相关基因（DNA 或 RNA）的改变，从而对遗传病作出诊断的方法。相较于传统的表型诊断方式而言，基因诊断越过产物（酶和蛋白质），直接从基因型推断表型，故又称为逆向诊断（reverse diagnosis）。

课程思政案例 15-1
科学家简悦威教授与基
因诊断

1978 年，华裔遗传学家简悦威博士首次利用限制性片段长度多态性分析法对镰状细胞贫血进行基因诊断，揭开了基因诊断的序幕。近年来，随着学科发展和技术进步，基因诊断技术不断改进完善，诊断病种不断丰富，在遗传病的诊断中发挥着越来越重要的作用。

基因诊断具有以下特点：①以特定基因为目标，特异性强；②微量标本即可进行诊断，灵敏度高；③不受个体发育阶段和基因表达的组织特异性影响，只要获得有核细胞，都可以进行基因诊断，适应性强。

（一）基因诊断的策略

遗传病种类繁多，涉及不同致病基因和疾病相关基因的改变，有的致病基因已被成功克隆，基因序列被测定，致病时的基因改变也较为清楚；但大部分基因的功能表达和突变情况尚不清楚。因此，选择合适的诊断策略是首先要解决的问题。基因诊断的策略包括直接诊断和间接诊断。

1. 直接诊断

直接诊断是指利用分子生物学技术对致病基因本身进行直接分析，适用于已知基因异常的疾病诊断。常用技术包括聚合酶链反应及相关技术、分子杂交、DNA 测序、基因芯片技术、等位基因特异性寡核苷酸探针分析等。直接诊断一般无需对家系成员进行分析，但条件是基因异常的性质已清楚，该异常与疾病之间的关系已明确。

2. 间接诊断

间接诊断是指对受检者及其家系进行连锁分析，从而推断受检者是否获得了带有致病基因的染色体。适用于致病基因虽然已知但其异常未知，或致病基因本身未知的疾病。所谓连锁分析，是基于紧密连锁的基因或遗传标记通常一起传递给子代的特点，通过检测基因内或基因两侧的一些遗传多态性位点的传递状态，从而间接判断待检者是否获得致病基因。在该策略中，遗传多态性位点的选择是关键，常用的遗传多态性位点包括限制性片段长度多态性、短串联重复序列（short tandem repeat，STR）和单核苷酸多态性（single nucleotide polymorphism，SNP）。近年来，STR 和 SNP 应用较为广泛。

从发展历程来看，在对疾病致病基因了解非常有限的时期，基因诊断多采用间接诊断策略，而随着越来越多的致病基因被定位，更多的疾病开始采用直接诊断策略。

（二）基因诊断的技术

基因诊断常用的技术主要包括 Southern 印迹法、限制性片段长度多态性分析、等位基因特异性寡核苷酸探针分析、聚合酶链反应、单链构象多态性分析、DNA 测序技术、DNA 芯片技术等多种方法。

1. Southern 印迹法

Southern 印迹法（Southern blot）是将经过凝胶电泳分离的 DNA 转移到适当的膜（如硝酸纤维素膜、尼龙膜等）上，再与标记的特异核酸探针进行杂交的技术，是一种经典的 DNA 杂交方法。其过程如图 15-1 所示：①细胞中提取基因组 DNA 后，用限制性内切酶将其切割成许多长短不等的 DNA 片段。②混杂在一起的 DNA 片段通过凝胶电泳进行分离，相对分子质量小的片段泳动较快，相对分子质量大的片段泳动较慢。③电泳后凝胶经过 DNA 变性处理，将凝胶上的单链 DNA 转移到硝酸纤维素膜上。转移是原位的，即 DNA 片段的位置保持不变。④ 80℃烘烤，将 DNA 原位固定于膜上。⑤标记的 DNA 探针经变性成单链状态后与膜在液相中进行特异性的分子杂交。⑥杂交后洗去膜上未结合的探针。⑦检测杂交信号：放射性核素标记探针在暗盒中进行放射自显影，非放射性标记探针直接在膜上通过酶促反应显色。结合了探针的 DNA 片段所在部位将显示杂交带，基因的缺失或突变则可能导致带的缺失或位置改变。

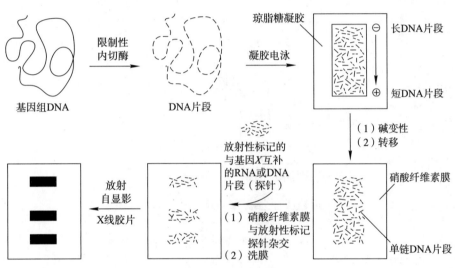

图 15-1　Southern 印迹杂交示意图

2. 限制性片段长度多态性分析

限制性片段长度多态性（restriction fragment length polymorphism，RFLP）是指不同个体或种群间的基因组 DNA 经同样一种或几种限制性内切酶消化后所产生的 DNA 片段的长度、数量各不相同的现象。某些基因突变可以通过限制性内切酶酶切或结合基因探针杂交的方法将突变找出，例如镰状细胞贫血、血友病 A 和 α 地中海贫血的基因诊断。

镰状细胞贫血是由于编码 β 珠蛋白链的第 6 位密码子由 GAG 变为 GTG，从而使缬氨酸取代了谷氨酸，可用限制性内切酶 *Mst* Ⅱ 进行检测。由于这一突变使正常存在的 *Mst* Ⅱ 切点消失，引起 DNA 酶切片段长度发生改变，使正常情况下存在的 1.15 kb 和 0.2 kb 片段变成 1.35 kb 片段。因此，当酶切正常人 DNA 和患者 DNA 后，再用标记的珠蛋白基因作为探针进行 Southern 杂交时，就会出现不同的 DNA 条带。正常人产生 1.15 kb 和 0.2 kb 条带；患者形成 1.35 kb 条带；杂合子则既有 1.15 kb 条带，也有 1.35 kb 条带（图 15-2）。

血友病 A 是凝血因子Ⅷ（*F8*）基因缺陷引起的 X 连锁隐性遗传病，用凝血因子Ⅷ（*F8*）基因的 cDNA 片段作为探针与待检者 DNA 酶切片段进行杂交，可以检出 *F8* 基因部分缺失的男性患者和女性携带者。图 15-3 中，用两种不同的内切酶和探针组合对其家系成员作 RFLP 分析，使用 *Bcl* Ⅰ／探针 2，患者不出现 1.2 kb 和 4.4 kb 片段。使用 *Sst* Ⅰ／探针 1，患者和其母亲（杂合子）

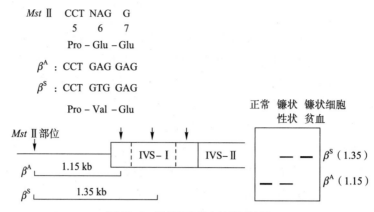

图 15-2　镰状细胞贫血的基因诊断

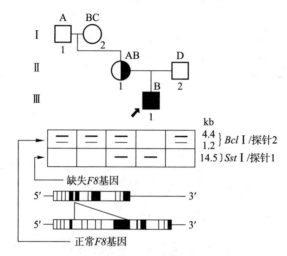

图 15-3　*F8* 基因部分缺失所致血友病 A 的基因诊断

探针 1 是 *F8* 基因 1.7 kb *Kpn* I cDNA 片段，包括 1~12 外显子；探针 2 是 *F8* 基因 4.7 kb *Eco*R I cDNA 片段，包括 14~25 和部分 26 外显子。A，B，C，D 分别代表来源于不同亲本的 X 染色体。患者无 *Bcl* I/探针 2 1.2 kb 和 4.4 kb，但有 *Sst* I/探针 1 14.5 kb

出现异常的 14.5 kb 片段。结果表明，*F8* 基因 3′ 端部分缺失后，其 5′ 端残留部分可由 *Sst* I/探针 1 检出。杂合子兼有 *Bcl* I/探针 2 检出的 1.2 kb、4.4 kb 片段与 *Sst* I/探针 1 检出的 14.5 kb 片段。

α 地中海贫血主要是由于体内 α 基因缺失或缺陷所导致，缺失的基因可以有 1~4 个，缺失的 α 基因越多，病情越严重。用 *Bam*H I 切割正常基因组，可以得到一个 14 kb 的片段，而缺失一个 α 基因时切点向 5′ 端移位，*Bam*H I 切割得到一条 10 kb 的带。因此，当用 α 基因探针与基因组 DNA 进行 Southern 杂交时（图 15-4 右），正常人（αα/αα）可见一条双拷贝的 14 kb 的带，轻型地贫（αα/−−）中可见一条单拷贝的 14 kb 的带，静止型地贫（αα/α−）中可见一条 14 kb 和一条 10 kb 的带，HbH 病（−−/α−）可见一条 10 kb 的带，而 Hb Bart's 胎儿水肿综合征（−−/−−）则无任何杂交带。

RFLP 分析也有其局限性：首先必须有酶切位点的变化才能得到不同长度的酶切片段，且该技术大多需要结合 Southern 印迹法才能完成，实验操作较为烦琐。

3. 等位基因特异性寡核苷酸探针分析

等位基因特异性寡核苷酸（allele specific oligonucleotide，ASO）是能与靶向 DNA 突变热点区

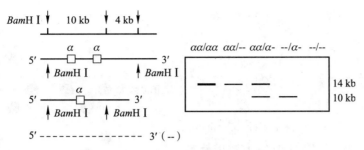

图 15-4　α 地中海贫血基因缺失的诊断
左图示 16 号染色体上携有数目不同的基因，箭头示 *BamH* Ⅰ 之切点
右图为用 α 基因探针杂交的结果

互补的人工合成的寡核苷酸序列，长度约 20 个核苷酸，其序列覆盖目的等位基因发生突变位置的两侧。用同位素或非同位素标记 ASO，使之成为探针时，由于探针比较短，当被检 DNA 序列与探针不完全互补时，只要有一个碱基的差异，杂交分子就不能稳定形成，杂交信号将明显减弱甚至消失。因此，ASO 分析法可用于鉴定等位基因的单碱基突变，具有灵敏度好、特异性强的特点。

用于检测点突变时一般需要合成两种探针，即正常探针和突变探针，两种探针的区别仅为一个碱基。正常探针仅与正常基因序列完全互补，稳定杂交；而突变探针仅与突变基因序列稳定杂交。所以，一个待检 DNA 样本如能与正常探针杂交而不能与突变探针杂交，则待检个体为正常个体，反之则为患者。如与两种探针都能杂交，则为杂合子。

例如，用 ASO 分析法诊断镰状细胞贫血时，需分别合成 β^A 基因探针和 β^S 基因探针，与不同基因型样本杂交后检测结果见图 15-5。

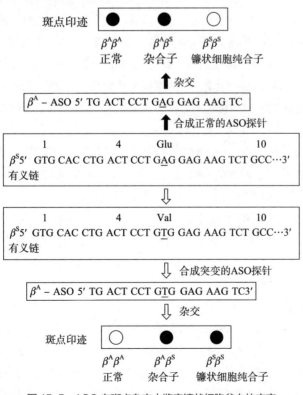

图 15-5　ASO 在斑点杂交中鉴定镰状细胞贫血的突变

图 15-6 中，3 对夫妇采用 ASO 分析法对胎儿进行苯丙酮尿症（AR）产前诊断，结果表明，A 和 B 家系的胎儿为致病基因携带者，而 C 家系的胎儿为患者。

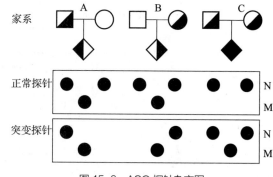

图 15-6　ASO 探针杂交图

4. 聚合酶链反应

聚合酶链反应（polymerase chain reaction，PCR）是一种体外扩增特定 DNA 片段的技术，通过变性、退火、延伸的循环周期，使特定的基因或 DNA 片段在短短的 2~3 h 内拷贝数扩增至数十万乃至百万倍，在提高敏感性的同时，大幅缩短了诊断时间。

目前，PCR 技术已成为基因诊断的主要方法，并衍生出适用于不同目的的多种相关技术，如逆转录 PCR、多重 PCR、实时荧光定量 PCR、三引物 PCR、巢式 PCR 及反向 PCR 等。

此外，利用 PCR 技术能在体外简便快速地扩增 DNA 片段这一特点，将 PCR 技术与其他诊断技术相结合，可为遗传病的诊断提供更为便捷的方式。例如 PCR-ASO，先将含有点突变基因的 DNA 片段进行体外扩增，然后再与 ASO 探针进行点杂交，即可用极少量的基因组 DNA 完成检测。PCR 结合其他诊断技术的应用实例还包括 PCR- 限制性片段长度多态性（PCR-RFLP）、PCR- 单链构象多态性（PCR-SSCP）、多重连接探针扩增技术（multiplex ligation-dependent probe amplification）、PCR- 高分辨熔点曲线分析（PCR-high-resolution melting analysis，PCR-HRM）等。

深入学习 15-4
PCR 反应的原理

5. 单链构象多态性分析

单链构象多态性（single-strand conformation polymorphism，SSCP）是指 DNA 经变性形成单链后，由于单链核苷酸序列不同，在中性聚丙烯酰胺凝胶电泳中因其构象差异而呈现不同的泳动速率。相同长度的 DNA 片段之间即使仅相差一个碱基，也会形成不同的构象，导致不同的电泳迁移率。这意味着在相同的条件下，当被检 DNA 电泳条带与已知序列的对照 DNA 电泳条带位置不同时，可以认为被检 DNA 序列与对照 DNA 不同。SSCP 分析在实验过程中通常会首先采用 PCR 技术扩增产物，因此又称为 PCR-SSCP。该技术曾被广泛应用于基因未知变异的筛查，但其只能提示变异的存在，不能证实变异的位置与性质，必须通过其他检测手段如 DNA 测序进行诊断。

6. DNA 测序技术

DNA 测序（DNA sequencing）是指对 DNA 分子的核苷酸排列顺序的测定，可以诊断已知和未知的点突变及小片段核苷酸的缺失和插入，广泛应用于遗传病的基因诊断。从 1977 年第一代测序技术（Sanger 测序）问世以来，DNA 测序技术发展迅速。

第一代测序技术中最常用的是 Sanger 测序（Sanger sequencing），是以 2,3- 双脱氧核苷三磷酸为底物，快速测定 DNA 中核苷酸序列的方法，是目前基因突变检测的"金标准"。其优点是读取序列长，准确性高。缺点是测序离不开 PCR 扩增，只能分析单个 DNA 片段，检测速度慢、检测成本高，无法满足大规模测序的要求。

第二代测序技术又称为高通量测序（high-throughput sequencing），是一种大规模平行测序技术，可以同时对几十至几百万条 DNA 短片段进行独立的大规模平行测序，配合下游的生物信息学分析来实现基因组测序。目前，高通量测序技术已经广泛应用于全基因组测序、外显子组测序、转录组测序和表观基因组测序等方面，在孟德尔病和复杂疾病的研究及疾病的基因诊断中发挥着重要的作用。高通量测序大幅降低了测序成本，提高了测序速度。然而，该技术存在读取序列短（读长短），建库及测序依赖 PCR 扩增，进而导致基因组覆盖不全、对基因组某些复杂区域的解析不够精准等问题。

第三代测序技术又称为单分子测序（single molecule sequencing），是基于单个分子信号检测的 DNA 测序方法。具有读长较长、无需 PCR 扩增、高通量、运行时间短、直接检测表观修饰位点等特点，弥补了高通量测序读长短等局限性。

7. DNA 芯片技术

DNA 芯片（DNA chip）又称为 DNA 微阵列（DNA microarray），是将许多特定的寡核苷酸片段或 cDNA 片段作为探针，有规律地排列固定在玻片、硅片或尼龙膜等固相支持物上，形成高密度的阵列（几平方厘米的面积中可以包含上万个不同序列的寡核苷酸或 cDNA 点阵）。将待测样品 DNA/RNA 标记荧光物质后与芯片上的探针杂交，再通过荧光检测系统对芯片进行扫描，计算机系统分析处理所得信息。

DNA 芯片技术可一次性对样品大量序列进行检测和分析，解决了传统核酸印迹杂交技术操作繁杂、操作序列数量少、自动化程度低、检测效率低下等问题，具有高通量、自动化和集成化等优点，可用于大规模的核酸分子杂交分析。此外，通过设计不同的探针阵列，使用特定的分析方法可使基因芯片技术具有多种不同的应用价值，如基因表达谱测定、突变检测、多态性分析、基因组文库作图及杂交测序等。

在基因诊断中，各种遗传病的基因异常类型不同，同一遗传病也可以有不同的基因异常。不同的基因异常需采用不同的诊断技术（表 15-1）。

表 15-1 遗传病基因诊断技术的选用原则

基因异常类型	常用的基因诊断技术	检测条件
基因缺失	Southern 印迹法	缺失基因的探针
	PCR 技术	引物包括缺失或在缺失部位内
	DNA 测序技术	正常基因序列已知
	DNA 芯片技术	缺失基因的探针
点突变	RFLP 分析	突变导致其切点改变的限制酶
	ASO 杂交	正常和异常的 ASO 探针
	PCR 产物的多态性分析	引物扩增序列包括点突变部位
	DNA 测序技术	正常基因序列已知
基因已知但异常不明	SSCP 分析	在已知位点测定新的等位基因类型，等位基因类型多于两类
	基因内或旁侧序列多态性连锁分析	基因内或旁侧序列探针或引物
基因未知	与疾病连锁的多态性	与疾病连锁的多态位点探针或引物

第二节 症状前诊断

症状前诊断（presymptomatic diagnosis）是指在遗传病的临床症状出现之前作出的诊断。某些常染色体显性遗传病的杂合子个体往往发病年龄延迟，如果能在杂合子个体出现症状前或生育前就作出诊断，可达到以下目的：①避免严重遗传病患者的出生。这是症状前诊断最重要的医学目的之一。例如 Huntington 舞蹈症杂合子的平均发病年龄在 30～40 岁，这时的杂合子个体大多已经结婚生子，致病基因传给子代的概率为 1/2，子代患病风险较高。因此，对 Huntington 舞蹈症家系的高风险个体进行症状前诊断，有利于杂合子个体提前做好生育安排。②早预防、早治疗。少数延迟显性遗传病可以对症治疗，如家族性多发性结肠息肉的症状前诊断可以帮助患者及早作出医疗安排，避免结肠癌的发生。③职业选择：延迟显性的神经系统遗传病一旦发病，病情进行性发展会严重影响患者的工作能力，症状前诊断有利于提前做好职业规划。但值得注意的是，症状前诊断存在着一些医学伦理学问题，对于未成年人的症状前诊断应根据有益无害的原则进行。

AD 杂合子个体的症状前诊断主要依靠家系调查和系谱分析估计出家系中各成员的杂合子风险后，对风险高的个体进行相应的基因诊断予以确诊。

图 15-7 为一例 Huntington 舞蹈症家系，I_1 和 II_1 已经发病，其他成员尚未发病，是否带有致病基因可通过基因诊断予以确诊。以 Hind III 酶切家系成员的 DNA 样本，用与 Huntington 舞蹈症基因连锁的 G8 探针进行分子杂交，结果如表 15-2 所示，检出 4 种分子单倍型。

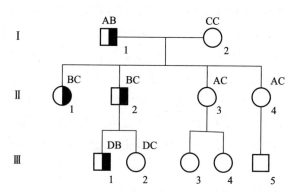

图 15-7　Huntington 舞蹈症家系成员症状前连锁 DNA 分子单倍型诊断

Huntington 舞蹈症与分子单倍型 B（Hind III/G8 探针：4.9 kb、17.5 kb）连锁，II_2 和 III_1 为症状前患者

患者 I_1 和 II_1 均有分子单倍型 B（17.5 kb），提示分子单倍型 B 与 Huntington 舞蹈症基因连锁。家系中其他成员中，II_2 和 III_1 也具有分子单倍型 B，说明他们为杂合子，将来会发病，应做好预防工作。

表 15-2　Huntington 舞蹈症基因连锁 G8 探针分子单倍型

分子单倍型	Hind III 酶切部位 1	酶切片段 /kb	Hind III 酶切部位 2	酶切片段 /kb
A	–	17.5	+	3.7
B	–	17.5	–	4.9
C	+	15.0	+	3.7
D	+	15.0	–	4.9

第三节　产前诊断

产前诊断（prenatal diagnosis）又称为出生前诊断或宫内诊断，是对胚胎或胎儿在出生前是否患有某种遗传病或先天畸形作出的诊断。遗传病的产前诊断可以追溯到 1966 年，Steele 和 Berg 发现通过羊水细胞的培养可以获得胎儿的染色体。随着物理诊断、生化诊断和基因诊断的发展，产前诊断得到越来越广泛的应用，已成为预防遗传性和先天性疾病患儿出生的重要措施。

目前能够进行产前诊断的遗传病主要包括：①染色体病；②可进行基因诊断的某些单基因

病；③特定酶缺陷的某些先天性代谢缺陷病；④多基因遗传的神经管缺陷（NTD）；⑤有明显结构改变的先天畸形。

微课 15-3
产前诊断

一、产前诊断的对象

根据遗传病的严重程度和发病率的高低，通常认为有以下情况之一者应进行产前诊断：①羊水过多或者过少；②胎儿有可疑畸形；③妊娠早期接触过可能导致胎儿先天缺陷的物质；④夫妇一方患有先天性疾病或遗传性疾病，后代有患病风险；⑤曾经分娩过严重先天性缺陷婴儿；⑥不明原因的反复流产、死胎或新生婴儿死亡；⑦ 35 岁以上的高龄孕妇；⑧产前筛查高风险；⑨夫妇一方为染色体平衡易位携带者；⑩ XR 致病基因携带者孕妇。

在进行产前诊断前，医生有必要让孕妇及家属了解以下内容：①胎儿患某种遗传病的风险有多大；②该种遗传病的特征及可能的后果；③所施行的产前诊断技术的危险性及局限性；④为产前诊断所进行的细胞遗传学检查、生化检查或基因诊断所需要的时间或周期；⑤如果本次产前诊断失败，重复这些实验的可能性和必要性；⑥诊断结果的可靠性及局限性；⑦对可能出现的结果，医生所提供的医学建议；⑧孕妇及家属需要做好的心理准备。

二、产前诊断的技术

产前诊断的策略是利用 B 超、磁共振成像等物理诊断技术观察胎儿的结构是否存在先天畸形；利用绒毛取样、羊膜腔穿刺、脐带穿刺等取材技术获取胚胎或胎儿的组织细胞等物质，并以其为实验材料进行细胞遗传学检查、生化检查或基因诊断。实验室所涉及的细胞遗传学检查、生化检查及基因诊断详见本章第一节。

（一）物理诊断

1. B 超检查

B 超具有反光点大、图像清晰、分辨率强等物理特性，产前 B 超检查正是应用上述物理特性，对胚胎和胎儿进行的影像学检查。该方法具有无创、实时、快捷等优势，是目前首选的产前诊断方法。

产前 B 超检查可对胎儿心脏、颅脑、神经系统、肢体、泌尿生殖系统、骨骼系统、颜面部等各个器官系统进行观察，对无脑儿、严重脑膨出、严重开放性脊柱裂、严重胸腹壁缺损伴内脏外翻、单腔心、致死性软骨发育不良等严重畸形和存在明显结构异常的畸形作出诊断。但不是所有胎儿结构畸形都能通过系统产前超声检查检出，需要胎儿异常明显到足以让 B 超影像所识别。

此外，产前 B 超检查还可进行胎盘定位、显示羊水情况、选择羊膜腔穿刺部位、引导绒毛采集和脐带血标本采集等。

2. 磁共振成像

近年来，随着磁共振成像（magnetic resonance imaging，MRI）技术的发展，MRI 已开始应用于评价胎儿畸形。MRI 具有较高软组织对比性、分辨率高、可多方位成像等优点，可提供一些 B 超检查无法提供的额外诊断信息。

MRI 检查可以诊断的胎儿结构异常包括：①中枢神经系统异常，如侧脑室扩张、胼胝体发育不良等；②颈部结构异常，如先天性颈部畸胎瘤等；③胸部病变，如先天性膈疝、先天性肺发育不全等；④腹部结构异常，如肠管异常、泌尿生殖系统异常等。

胎儿MRI并不作为常规诊断方法，只对B超检查发现异常，但不能明确诊断的胎儿实施。MRI安全性较高，目前尚未发现有磁场对胎儿造成危害的报道。但为确保胎儿安全，对妊娠3个月以内的胎儿尽可能避免MRI检查。

3. X线检查

深入学习15-5
胎儿镜检查

X线检查可诊断无脑儿、脑积水、脊柱裂、小头畸形、软骨发育不全等。因X线对胎儿有不良影响，现已很少用于产前诊断，但在妊娠晚期观察胎儿的骨骼发育方面具有其他检查手段所不可替代的优点，主要用来检查妊娠18周以后胎儿的骨骼发育情况。

（二）产前诊断的取材方法

产前诊断需要采集胎儿的一些组织、细胞或体液作为实验室检测样本，可靠的取材是诊断得以顺利实施的前提和保障。产前诊断的取材方法主要分为有创性方法和无创性方法两大类，前者包括羊膜腔穿刺术、绒毛取样术、脐带穿刺术及植入前遗传学诊断，后者包括从孕妇外周血中分离胎儿细胞。

1. 羊膜腔穿刺术

羊膜腔穿刺术（amniocentesis）是在B超引导下，使用带有针芯的穿刺针经孕妇腹壁、宫壁进入到羊膜腔，抽取淡黄色清亮的羊水20~30 mL（图15-8）。羊水中含有一定数量的胎儿脱落细胞，多为成纤维样细胞和上皮样细胞，经体外培养使细胞增殖后，可进行胎儿染色体检查、酶和蛋白质检查及基因诊断。也可不经培养，用微量技术进行蛋白质分析或直接提取DNA进行基因诊断。此外，还可利用羊水上清液进行生化检查。

羊膜腔穿刺术在妊娠16~20周进行，此时羊水量较多、羊水中活细胞比例较高，穿刺进针时不易伤及胎儿，操作简单，成功率高。羊膜腔穿刺术是最常使用、安全性最高的有创性取材方法，由此导致的胎儿丢失风险率约为0.5%。

2. 绒毛取样术

绒毛取样术（chorionic villus sampling, CVS）是在B超引导下，使用带针芯的穿刺针经宫颈或经腹壁穿刺进入胎盘内，吸取一定数量的胎儿绒毛组织（图15-9）。绒毛组织与胎儿组织都由受精卵发育分化而来，两者具有相同的遗传特性，取材后可采用直接法或培养法进行染色体分析、生化检查及基因诊断。

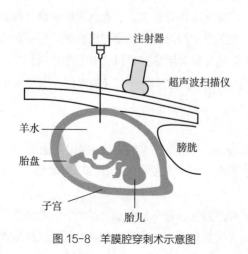

图15-8 羊膜腔穿刺术示意图

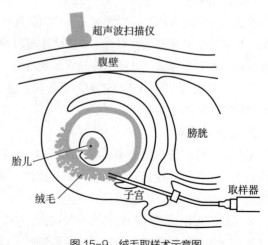

图15-9 绒毛取样术示意图

绒毛取样术在妊娠 11～13 周进行，其优点是能在妊娠早期对胎儿进行遗传学诊断，需作出选择性流产时，给孕妇带来的损伤和痛苦较小。缺点是绒毛取样术引起流产的风险率较高，为 1%～3%。且由于绒毛组织嵌合型的存在，可能导致假阳性或假阴性的结果。

3. 脐带穿刺术

脐带穿刺术（cordocentesis）又称为经皮脐静脉穿刺取血术，是在 B 超的引导下，使用带有针芯的穿刺针经腹壁、宫壁进入脐静脉中，抽取适量胎儿脐静脉血进行胎儿染色体检查、生化检查、基因诊断及血液学各种检查。

脐带穿刺术在妊娠 18 周后方可进行，最佳穿刺期为妊娠 24～28 周。该方法的优点是脐血细胞培养仅需 48～72 h，较羊水培养所需时间短得多，成功率更高。此外，还可直接检测胎儿血液系统指标如凝血因子、感染相关抗体等。缺点是该方法操作难度较大，手术并发症的风险较高，由此导致的胎儿丢失风险率也较高，为 1%～2%。

在临床应用中，脐带穿刺术还可作为因错过绒毛取样、羊膜腔穿刺时机或羊水培养失败时的补救措施。

4. 植入前遗传学诊断

植入前遗传学诊断（preimplantation genetic diagnosis，PGD）是指对移植前的卵子、体外受精的受精卵或胚胎的遗传物质进行检测，发现其有无遗传性缺陷，以决定是否进行胚胎移植的技术。PGD 的取材包括极体活检、卵裂期活检和囊胚活检三种类型。极体活检包括第一/第二极体活检，可判断母源遗传信息；卵裂期活检和囊胚活检可判断胚胎遗传信息。其中，卵裂期活检是从 6～8 个细胞期卵裂球中取 1～2 个细胞活检，优点是此阶段每个细胞都是全能性的，取样不影响胚胎发育。缺点是材料少，只有 1～2 个细胞可供检测，可能漏诊嵌合体。囊胚活检是在囊胚期活检 5～10 个滋养层细胞，优点是增加了可供诊断的细胞数，提高了 PGD 的准确性，且活检仅取材将来发育成胎盘的部分细胞，对胚胎发育的潜力影响较小。缺点是囊胚期活检的细胞是滋养层细胞，存在多倍体现象，不能完全代表内细胞团。

PGD 是一种将辅助生殖技术与分子遗传学诊断技术相结合的新型产前诊断技术，其优势在于将诊断提前到胚胎着床前，从而避免了非意愿性流产带给孕妇的身心创伤；避免了因绒毛取样、羊膜腔穿刺、脐带穿刺等手术操作所带来的出血、流产和宫腔感染等风险；也避免了人工流产或引产带来的伦理学问题，在阻断遗传病的传递、降低人类遗传负荷上具有重要的意义。但目前的 PGD 本身还存在技术难度较大、设备要求高等问题，推广受到一定制约。

5. 孕妇外周血中分离胎儿细胞

现有研究表明，胎儿循环系统中的少量细胞等可以通过胎盘屏障进入母体血液循环中。孕妇外周血中主要存在的胎儿细胞包括：滋养层细胞、胎儿淋巴细胞、胎儿有核红细胞等。其中，胎儿有核红细胞表面有多种胎儿特异性抗原标志物可供鉴别，且半衰期相对较短，是公认的适合遗传诊断的胎儿细胞。

从孕妇外周血中获取胎儿细胞是一项安全的无创性产前诊断新技术。近年来，单克隆抗体技术、流式细胞技术及 PCR 技术的发展，为孕妇外周血中胎儿细胞的识别、富集、分离和遗传学诊断提供了广阔的前景。目前这项技术尚未广泛应用于临床，存在的主要问题包括：孕妇外周血中胎儿细胞非常少，每毫升孕妇血中仅约 1 个胎儿细胞；富集分离胎儿细胞价格昂贵、方法烦琐复杂；前次妊娠的胎儿有核红细胞在分娩后会存在于母体血中若干年，从而影响诊断的准确性。但随着单细胞测序等技术的发展，从母体外周血中分离胎儿细胞进行产前诊断拥有巨大的潜能。

孕妇外周血中除了含有极少量的胎儿细胞外，还含有胎儿游离 DNA。孕妇外周血中胎儿游

临床聚焦 15-1
21 三体综合征的产前诊断

离 DNA 检查是一项无创产前筛查技术（noninvasive prenatal test，NIPT）。该技术可通过采集母体外周静脉血后，利用高通量测序技术对母体外周血浆中的游离 DNA 片段（包括胎儿游离 DNA）进行测序，测序结果进行生物信息分析，得出胎儿患 21 三体、18 三体、13 三体综合征的风险率，检出率高达 99% 以上，且假阳性率低，容易被孕妇及家属所接受。但需要注意的是，对由此筛查出来的高风险病例，仍需要进行产前诊断以明确胎儿是否患病。

第四节　遗传病诊断的伦理问题

随着遗传病诊断技术的迅速发展，诊断时间可以提前至症状前、产前甚至胚胎植入前。这在给人类带来福音的同时，也引发了一系列的伦理问题。因此，医务人员在进行遗传病的诊断时，应注意诊断中所涉及的伦理问题，遵循相应的伦理学原则。

一、产前诊断的伦理问题及遵循的伦理学原则

（一）产前诊断所涉及的伦理问题

1. 性别选择问题

《中华人民共和国母婴保健法》规定："严禁采用技术手段对胎儿进行性别鉴定，但医学上确有需要的除外"。目前，医学需要的胎儿性别鉴定仅限定于胎儿可能为严重的性连锁遗传病，由省、自治区、直辖市卫生行政部门批准设立的医疗卫生机构按照国家有关规定实施。除以上限定外，选择胎儿性别，不仅损害基本人权，而且会导致男女比例失衡，造成更大的社会伦理问题。

2. 侵入性和局限性问题

羊膜腔穿刺、绒毛取样、脐带穿刺、植入前遗传学诊断（PGD）等技术是有创和有风险的，在实施中难免发生意外。如绒毛取样可能导致 1%～3% 的流产风险。PGD 中对胚胎进行的有创性操作亦可能对胚胎的后续发育造成影响，存在生育医源性非健康孩子的可能，成年后可能存在远期安全性问题。因此，采用 PGD 技术后妊娠的患者需接受产前诊断，对出生的婴儿也应进行长期的随访。此外，由于科学发展的局限性，产前诊断结果不可能达到百分之百的准确。因此，医务工作者应详细阐明和告知来诊夫妇检查的局限性和危险性，并指导其在合适的时间采用合理的方法进行产前诊断。

临床聚焦 15-2
胚胎植入前遗传学诊断（PGD）技术涉及的伦理问题

3. 胚胎的伦理学定位及终止妊娠问题

（1）胚胎的伦理学定位　产前诊断的对象是胚胎，医学遗传伦理学认为，胚胎虽不是"社会的人"，但具有发展为"社会的人"的潜力，一般将具备生存能力的胚胎视为人。但是，在胚胎发育过程中，胚胎是无法脱离孕妇成为人的，只有当孕妇决定继续妊娠，其胚胎才成为人。

（2）终止妊娠问题　临床上处理胚胎疾病时，孕妇具有决定权。但如果视胚胎为人，作为人就有生存的权利。面对有严重遗传病缺陷的胚胎时，父母和其他家属将做何选择？是任其出生还是采取措施终止妊娠，这本身就存在伦理学问题。生育决策随文化、宗教和国家法律不同有很大差别，我国的情况是：如果夫妻双方要求终止妊娠，对经过严格临床评估的严重先天缺陷等预后不良的胚胎终止妊娠是不违背伦理学原则的。作为遗传服务工作者，对诊断明确的患严重缺陷的胚胎要告知孕妇及其家属胎儿缺陷的性质及严重程度、是否有治疗手段、后遗症及可能的遗传方

式等，并在心理上减轻焦虑和负罪感，鼓励夫妇自己做出选择，但绝不能强令孕妇"终止妊娠"。

（二）产前诊断应遵循的伦理学原则

1. 公正原则

对医学上有产前诊断指征的个体都应该提供产前诊断；在无医学指征的情况下，不能因为宽慰原因进行产前诊断。

2. 自愿原则

在接受产前诊断之前，医务人员应向孕妇及其家属提供充分的信息，包括实施产前诊断的程序，可供选择的产前诊断方法，对母亲和胎儿可能存在的危害和风险，拟采取的降低风险的措施，产前诊断成功和失败的概率，诊断结果的可靠性及局限性等。由孕妇及其家属决定是否进行产前诊断，保证当事人的自主知情同意权，当事人签署书面知情同意书后，方可实施产前诊断。

3. 自主原则

医务人员应将产前诊断的结果告知当事人，如发现胎儿异常应告知其临床表现、疾病的严重程度、治疗方法、预后、再发风险，以及相关的法律法规和伦理原则等。在家庭、国家法律、文化和社会结构的框架内，是否选择终止妊娠由当事人自主决定，当事人对受累胎儿妊娠的选择应得到尊重与保护。

4. 保密原则

当事人的遗传信息、产前诊断结果、是否选择终止妊娠等均属个人隐私，医务人员有责任为其保守秘密，避免因为检查结果给当事人及亲属带来不良后果。

植入前遗传学诊断还应遵守《人类辅助生殖技术和人类精子库伦理原则》的相关规定。

二、症状前诊断和易感性检查的伦理问题及遵循的伦理学原则

（一）症状前诊断和易感性检查的伦理问题

1. 症状前诊断的伦理问题

在延迟显性遗传病家系中，患者家庭其他风险成员也可能要求检查，以了解自身是否为致病基因携带者。这一过程存在一定程度的伦理问题，例如，若延迟显性的遗传病缺乏有效的治疗和预防措施，可能导致成年受检者产生对亲属的负罪感；也可能导致未成年受检者出现阳性结果后受到家庭和社会的歧视。

如果风险成员是成人，符合下列条件，即使缺乏有效的治疗措施，也可进行症状前诊断：①检查结果将被用来预防对受检者或其配偶、家庭、未来的子女或其他人造成的伤害；②已向本人详尽地解释了检查的局限性，包括结果可能无意义，不能预测发病的精确年龄，或（有时）严重的症状；③本人（法定代理人）同意检查时精神正常。

如果风险成员是未成年人，他们应否进行症状前诊断是一个十分困难的问题。因为未成年人可能由于年龄较小而无法实现知情同意的权利。未成年人症状前诊断的结果可能导致家庭和社会的歧视，包括放弃被治疗、不再被抚养。同时也剥夺了未成年人将来自主决定的权利。因此，在对未成年人进行症状前诊断时，应以一种适于未成年人年龄的简单方式向他描述这项检查可能的损害和益处；如尚无有效的预防和治疗手段使未成年人通过检查受益，对成年发病的疾病，症状前诊断通常最好是延迟到成年阶段，那时年轻的成人可作出她/他自己的决定。

2. 多基因病易感性检查的伦理问题

多基因病家庭风险成员的检查是为了检出继承了某种遗传倾向的个体，他们是某些多基因病，如心脏病、癌症或阿尔茨海默病的高危人群，尽管如此，却有可能终身不发病。

（二）症状前诊断和易感性检查应遵循的伦理学原则

症状前诊断和易感性检查应遵循的伦理学原则如下：①只要检查结果能用来进行有效的预防或治疗，就应鼓励对有心脏病、癌症或其他可能遗传因素参与的常见病的家族史人群进行遗传易感性筛查；②所有易感性检查应是自愿参加，检查前应做充分解释，并获得知情同意；③对高危成年人，如本人要求，在适当咨询并获得知情同意后，即使没有有效的治疗措施，也应提供临床前诊断；④只有对儿童或青少年本身的健康有益时，才能开展这种检查；⑤检查结果不得泄露给雇主、保险公司、学校、政府机关或其他研究机构。

（罗　兰）

复习思考题

1. 染色体检查的指征是什么？可以采用哪些方法？
2. 先天性代谢缺陷的诊断可从哪几方面着手？请举例说明。
3. 基因诊断基于什么原理？常见的方法有哪些？
4. 归纳比较不同产前诊断方法的优缺点，临床上最常用的产前诊断方法是什么？

网上更多……

　本章小结　　　开放性讨论　　　自测题　　　教学 PPT

第十六章
遗传病的治疗

关键词

反义技术	基因置换	基因修正	基因编辑	基因治疗
自杀基因	基因干扰	基因增强	基因打靶	RNA 干扰
手术治疗	饮食疗法	药物治疗		

　　1982 年，李家人随着儿子的出生沉浸在幸福的喜悦中，孩子在生活上得到精心呵护，家人想尽方法给孩子增加营养。然而随着孩子的生长，家人发现孩子反而不如以前聪明，且出现了痉挛，皮肤和头发的颜色也开始变淡。经临床检查和遗传咨询，初步确诊为苯丙酮尿症。医生告知患儿家长，高蛋白的饮食对患儿不但不能促进发育，反而会导致智力障碍。目前，我国已把苯丙酮尿症列为新生儿筛查的项目，对筛查出的新生儿及时控制饮食中的苯丙氨酸含量，大多数的智力发育可与正常人一样。对于某些遗传病来说，尽早诊断就能减缓或者阻止症状的出现，避免同样悲剧在更多的家庭重演。包括这类疾病在内的遗传病应如何预防和控制其发生发展，以及遗传病的一般治疗和基因治疗是本章讨论的重点。

思维导图

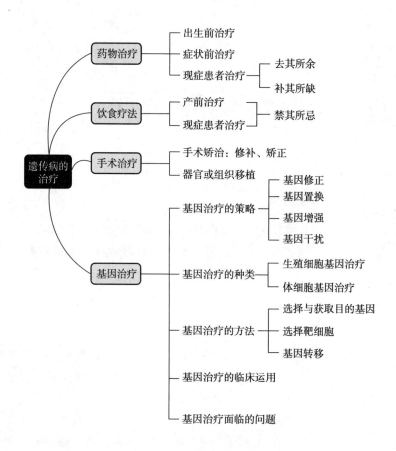

随着分子生物学技术在医学中广泛应用，遗传病的治疗有了突破性进展。除了常规的手术治疗、药物治疗和饮食治疗，基因治疗也已进入临床，为遗传病的根治展示了光辉的前景。

课程思政案例 16-1
遗传病治疗——向死而生，奔赴光明

第一节　遗传病的药物治疗

药物治疗的原则是"去其所余、补其所缺"。根据具体疾病，给药的时间可以在出生前、症状前或症状后，即药物治疗可以分为出生前治疗、症状前治疗和现症患者治疗。

一、出生前治疗

药物治疗可以在胎儿出生前进行，这时可以大幅度地减轻胎儿出生后的遗传病症状。遗传病治疗特别强调早查、早防、早治。产前诊断如确诊羊水中甲基丙二酸含量增高，提示胎儿可能患甲基丙二酸尿症，该病会造成新生儿发育迟缓和酸中毒。在出生前和出生后给母体和患儿注射大剂量的维生素 B_{12}，能使胎儿或婴儿得到正常发育。对确诊为维生素 B_2 依赖型癫痫的胎儿，给孕妇服用维生素 B_2，胎儿出生后可不出现癫痫。例如给孕妇服用肾上腺皮质激素、洋地黄可分别治疗胎儿的先天性肾上腺皮质增生症和先天性室上性心动过速。又如对于患有遗传性甲状腺肿的患儿，将甲状腺素直接注入羊膜腔，让胎儿在吞咽羊水过程中将药物一并吞食以达到治疗目的。

二、症状前治疗

对于某些遗传病，采用症状前药物治疗可预防遗传的病症发生而达到治疗的效果。例如，通过服用甲状腺素制剂可以防止甲状腺功能低下的新生儿发生智力和体格发育障碍。对于苯丙酮尿症、枫糖尿症、同型胱氨酸尿症或半乳糖血症等遗传病，如能通过筛查在症状出现前做出诊断，及时给予治疗，可获得最佳效果。当然，是否进行症状前治疗需要根据具体疾病的严重程度、治疗的近期及远期效果、药物不良反应的大小等谨慎决定。

三、现症患者治疗

若在出生后，遗传病的各种症状已经出现，这时治疗的作用就仅限于对症。药物治疗的原则可以概括为"去其所余、补其所缺"。

（一）去其所余

有些遗传病是由于酶促反应障碍导致体内某些物质储积过多而引起的。对于这类遗传病，可以采用各种理化方法将多余的物质排除或抑制其生成，以达到改善症状的目的。去其所余的方法主要有以下几种：

1. 应用螯合剂

如地中海贫血患者因长期输血治疗，可导致体内铁离子沉积而造成器官损害，给患者使用去铁胺 B（desferrioxamine B），可与铁蛋白形成螯合物，然后经由尿排出。肝豆状核变性（Wilson

病）是一种铜代谢障碍性的单基因病，应用青霉胺与铜离子能形成螯合物的原理，给患者服用青霉胺，可除去患者体内细胞中堆积的铜离子。

2. 应用促排泄剂

例如给家族性高胆固醇血症（familial hypercholeslerolemia，FH）患者口服考来烯胺（cholestyramine）和降脂树脂 II 号，两者在肠道内与胆酸结合后被排出体外，从而防止胆酸的再吸收，同时促进胆固醇更多地转化为胆酸从胆道排出，降低了患者血液中的胆固醇水平。

3. 使用代谢抑制剂

主要针对由于酶活性过高所造成的生产过剩病，利用代谢抑制剂抑制酶活性来降低代谢率。如别嘌呤醇（allopurinol）可抑制黄嘌呤氧化酶，减少尿酸形成，故可治疗原发性痛风和自毁容貌综合征。若无特异的直接抑制剂，也可采用竞争性抑制法。例如士的宁（strychnine）能与甘氨酸竞争中枢神经系统内的受体，故可用以治疗婴儿严重甘氨酸性脑病（脑脊液中甘氨酸浓度过高所致的严重呼吸和运动功能障碍）。

4. 血浆置换或血浆过滤

血浆置换（plasma exchange，PE）又称为血浆分离（plasmapheresis），是将患者的血液引出体外，选择性地分离、弃去血浆中的致病成分，然后将血浆的其他成分及所补充的平衡液或白蛋白输回体内的一种血液净化方法。此法已用于对重型 FH、溶酶体贮积症及某些遗传性溶血性贫血的治疗。血浆过滤（plasma filtration）是将患者的血液引入含有特定亲和剂的容器内，血浆中的冗余物质与亲和剂发生选择性结合，无法通过回输滤器而留在体外，过滤后的"清洁"血液被重新输入患者体内。临床上将 FH 患者的血液引入含有肝素 – 琼脂糖小球和氯化钙的输血瓶内混匀，患者血中的低密度脂蛋白与肝素等形成难以通过滤器的不溶性复合物，无法回输进入患者体内。这种方法疗效显著，纯合子患者血液中胆固醇水平可下降 50%。

5. 平衡清除法

平衡清除法（equilibrium depletion）是指对于某些溶酶体贮积症，由于其沉积物可弥散入血，并保持血与组织之间的动态平衡，如果将一定的酶注入血液以清除底物，则平衡被打破，组织中的沉积物不断进入血液而被清除，周而复始，以达到逐渐去除"毒物"的目的。

（二）补其所缺

"补其所缺"即通过补充必要的代谢物、辅因子、酶或激素等来治疗由于这些物质缺乏而引起的遗传病。例如，对于某些因 X 染色体畸变所引起的女性疾病，可以补充雌激素，使患者的第二性征得到发育，也可以改善患者的体格发育。血友病 A 患者给予抗血友病球蛋白，垂体性侏儒症者给予生长激素治疗，先天性肾上腺皮质增生症患者可用类固醇激素予以治疗，家族性甲状腺肿患者给予甲状腺制剂，免疫缺陷患者输注免疫球蛋白，糖尿病患者注射胰岛素，先天性睾丸发育不全患者早期使用睾酮，先天性叶酸吸收不良和同型胱氨酸尿症患者补充叶酸等均可使症状得到明显的改善，但这种补充常需终生进行才能维持疗效。

对有些遗传病是因为某些酶缺乏而不能形成机体所必需的代谢产物，如给予补充，即可使症状得到明显的改善，达到治疗目的，即称补其所缺。例如，先天性无丙种球蛋白血症患者，给予丙种球蛋白制剂，可使感染次数明显减少；乳清酸尿症患者，因体内缺乏尿苷而引起贫血、体格和智力发育障碍，如果给予尿苷治疗，症状即可得到缓解。

1. 酶疗法

遗传性代谢缺陷通常是由于基因突变造成酶的缺失或活性降低，可用酶诱导和酶补充的方法进行治疗。

（1）酶诱导治疗　在某些情况下，酶活性不足不是结构基因的突变，而是其表达功能"关闭"，可使用药物、激素和营养物质使其"开启"，诱导其合成相应的酶。例如，新生儿非溶血性高胆红素 I 型（Gilbert 综合征）患者因肝细胞内缺乏葡糖醛酸尿苷转移酶，胆红素在血中滞留而导致黄疸、消化不良等症状。苯巴比妥能诱导肝细胞合成该酶，给予患者苯巴比妥治疗，可使症状消失。雄激素能诱导 α_1- 抗胰蛋白酶的合成，因而可应用于 α_1- 抗胰蛋白酶缺乏症的治疗。

（2）酶补充疗法　给患者输入纯化酶制剂是酶补充疗法的重要途径。如给戈谢病（Gaucher disease）患者注射 β- 葡萄糖苷酶制剂，可使患者肝和血液中的脑苷脂含量降低，使症状缓解；对严重的 α_1- 抗胰蛋白酶缺乏症患者每周用 4 g 强化的 α_1- 抗胰蛋白酶静脉注射，连用 4 周后便可获得满意效果。用 α- 半乳糖苷酶 A 治疗法布里（Fabry）病也可取得一定的疗效。

在临床上直接输入酶制剂，通常会受到机体免疫功能的作用而被破坏，因而不能有效地发挥作用。为了减少外源酶在体内的破坏，延长酶作用的半衰期，目前常将酶包埋于空影红细胞或脂质体（liposome）中输注，这样既可以避免机体免疫反应，又可以借助于细胞内吞作用将纯化酶制剂送入靶细胞内，载体所带的酶逐渐释放，发挥治疗作用，提高疗效。

此外，酶受体介导分子识别法（receptor-mediated molecular recognized process）也已取得临床疗效。这种方法是把所用的酶进行一定的改造，用靶细胞表面特殊受体的抗体包裹，注入体内后，更容易被靶细胞的某些结合部位所识别并与之特异性结合。在治疗 II 型糖原贮积症时，通过促使 α- 糖苷酶与 LDL 结合，将酶引入肝外有 LDL 受体的细胞，这种尝试已经取得了治疗效果。

2. 维生素疗法

有些遗传代谢病是由酶反应辅助因子（如维生素）合成不足，或者是酶与维生素辅助因子的亲和力降低所致，因此通过给予相应的维生素可以纠正代谢异常。例如，叶酸可以治疗先天性叶酸吸收不良和同型胱氨酸尿症，生物素可以用于治疗混合型羧化酶缺乏症和丙酸血症等。近年来，在临床上应用维生素 C 治疗因线粒体基因突变引起的心肌病有一定的疗效。

罕见遗传病药品研发难度大、周期长，一直难以满足患者临床需求，价格往往极其昂贵，中国积极致力于解决遗传病药物治疗的价格问题。例如，脊髓性肌萎缩（spinal muscular atrophy，SMA）是一种由于运动神经元存活基因 1（SMN1）突变所导致的常染色体隐性遗传病，位居 2 岁以下儿童致死性遗传病的首位。诺西那生钠（spinraza，nusinersen）注射液作为第一个也是唯一一个获批治疗脊髓性肌肉萎缩的药物，于 2016 年 12 月 23 日首次在美国获批，是全球首个 SMA 精准靶向治疗药物。2021 年 1 月，"脊活新生——脊髓性肌萎缩患者援助项目"再次升级，进一步降低了患者的自付比例。诺西那生钠注射液 2019 年进入中国市场时，每针价格近 70 万元。2022 年 1 月 1 日，诺西那生钠注射液正式实施医保价格，价格从原先的 70 万元一针降到约 3.3 万元一针，患者自费只需几千元。

临床聚焦 16-1
脊髓性肌萎缩的药物治疗

第二节　遗传病的饮食疗法

饮食控制是遗传病疗法中最古老的一种，原则是"禁其所忌"，即对因酶缺乏而造成的底物或中间产物堆积的患者，通过为患者制定特殊的食谱或配以药物来控制其对底物或中间产物的摄入，减少代谢产物的堆积，来达到治疗的目的。

一、出生前治疗

饮食疗法开始的时间越早越好，因为有些器官系统的损害一旦出现将难以逆转。饮食疗法最早可以在出生前进行，有些遗传病可以在其母亲怀孕期间就进行饮食治疗，使患儿症状得到改善。如对经产前诊断确诊为半乳糖血症的胎儿，严格控制孕妇饮食中乳糖和半乳糖的摄入量，改以其他的水解蛋白，如大豆水解蛋白代替，并在胎儿出生后禁用人乳和乳品，则患儿能够正常发育。

二、现症患者治疗

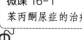

微课 16-1
苯丙酮尿症的治疗

1. 制定特殊的食谱，控制底物或中间产物的摄入，减少代谢产物的堆积

如苯丙酮尿症患儿如果在出生后的最初几个月内没有限制饮食，则神经系统受损不可逆转，其智力障碍的程度取决于低苯丙氨酸饮食被推迟的时间。又如半乳糖血症患儿应禁哺乳汁以避免肝脑损害，家族性高胆固醇血症患者应用低胆固醇饮食治疗，血色病患者应用低铁饮食避免铁沉积，自毁容貌综合征患者少食肉类、动物内脏、咖啡、茶等食物。

临床聚焦 16-2
我国首例苯丙酮尿症孕妇成功诞下正常宝宝

2. 以药物减少患者对所忌物质的吸收

减少患者对所忌物质的吸收是饮食疗法的另一条途径，亦可减轻症状的出现。例如，在苯丙酮尿症患儿常规进食后，让其服用苯丙氨酸氨基水解酶的胶囊，苯丙氨酸氨基水解酶在肠道内可将食物消化后形成的苯丙氨酸转化成苯丙烯酸，使苯丙氨酸在未被肠道吸收前就被选择性清除；又如给家族性高胆固醇血症患者服用糠麸可以减少肠道对胆固醇的吸收，延缓和减轻动脉粥样硬化等症状的形成。

饮食疗法往往需要持续终生或达到成年期。例如苯丙酮尿症患者必须终生控制（也可以在儿童期以前严格控制）饮食，以保持苯丙氨酸低水平，使患者接近或具有正常智商。

第三节 遗传病的手术治疗

当遗传病患者表现出明显的器官组织损伤时，通过外科手术对病损器官进行切除、修复或移植，可以有效地减轻或改善症状。手术疗法主要包括手术矫治和器官或组织移植。

一、手术矫治

对遗传病导致的机体缺损畸形，可以通过手术来改善症状，如修补和缝合唇裂、腭裂；矫正先天性心脏畸形；马方综合征合并脊柱侧凸的手术治疗；为高脂蛋白血症Ⅱa型患者进行回肠-空肠旁路手术，以减少肠道中胆固醇的吸收等，使患者体内胆固醇水平下降。

某些遗传病造成的病损或引起病损的器官也可以手术切除，如家族性结肠息肉病患者肠壁的息肉、多指（趾）症患者多余的手指或脚趾、睾丸女性化患者的隐睾。遗传性球形红细胞增多症，由于遗传缺陷使患者的红细胞膜脆性明显增高，红细胞呈球形，这种红细胞在经过脾时极易被摧毁而引起溶血性贫血。可以实施脾切除术，脾切除后虽然不能改变红细胞的异常形态，但却可以延长红细胞的寿命，获得治疗效果。

1981 年，Golbus 等将胎儿自母体取出，施行尿道狭窄修复术，术后又将胎儿放回子宫获得成功，这样可防止胎儿出现肾功能不全及因胎尿不足、羊水量少、胎儿吞入的羊水不够所致的肺发育不全。如果在胎儿出生后再进行这类手术则患儿肾、肺等脏器将出现严重的功能障碍。又如对导致智力障碍的脑积水症胎儿实施子宫内脑室引流术，将过多的脑积液通过塑料导管引至羊膜腔，可防止胎儿的脑组织萎缩。

二、器官或组织移植

根据遗传病患者受累器官或组织的不同情况，有针对性地进行组织或器官的移植可有效改善某些遗传病的症状，例如对家族性多囊肾患者、遗传性肾炎患者等进行肾移植；对胰岛素依赖性糖尿病患者进行胰岛细胞移植；为重型 β 地中海贫血和某些遗传性免疫缺陷患者进行骨髓移植；对黏多糖病患者实施白细胞或成纤维细胞移植；对遗传性角膜萎缩症患者施行角膜移植等。在对某些遗传性代谢缺陷的治疗中，由于器官移植可以持续提供所缺乏的酶，故又称为酶移植（enzyme transplantation）。如用肝移植治疗 α_1- 抗胰蛋白酶缺乏，用肾移植治疗胱氨酸尿症等。

临床聚焦 16-3
肝豆状核变性的诊断
与治疗

第四节　遗传病的基因治疗

基因治疗（gene therapy）是运用重组 DNA 技术，将基因材料导入靶细胞，以替代或补偿缺陷基因的功能，或抑制基因的过度表达，从而达到治疗遗传病的目的。这种基因材料可以是基因、小的基因片段、cDNA、RNA 或基因替代物等。

一、基因治疗的策略

根据疾病类型的不同，基因治疗的策略也不同，概括起来主要有下列几种：

（一）直接策略

1. 基因修正

基因修正（gene correction）是指通过特定的方法，如用同源重组或靶向突变等对突变 DNA 进行原位修复，将致病基因的突变碱基序列纠正，而正常部分予以保留。因为要在人基因组的某个特异部位上进行重组是一个非常复杂的过程，目前在操作技术上有相当的难度，还无法做到。然而原位修复的方法将是进行基因治疗最理想的途径和目的。

2. 基因置换

基因置换（gene replacement）是指用正常的基因原位替换致病基因，使 DNA 完全恢复正常，使致病基因得到永久的更正。传统上所谓基因治疗实际上就是指基因置换，就像外科移植手术一样。如 Oliver 等用基因同源重组的基因打靶技术将人的 β 珠蛋白基因实现了定点整合。基因打靶（gene targeting）技术是指将目的基因导入靶细胞后，通过目的基因与靶细胞内染色体上同源 DNA 序列间的交换，将目的基因定点整合到靶细胞基因组上某一确定位点的技术。

3. 基因增强

基因增强（gene augmentation）又称为基因修饰，是将目的基因导入病变细胞或其他细胞，目的基因的表达产物能补偿缺陷基因的功能或使原有的功能得以加强。该项技术不改变原有的异常基因，近十年来已经发展了许多有效的方法可将目的基因导入真核细胞并获得表达，是目前较为成熟的方法。基因增强有两种方法：一是针对特定的缺陷基因导入其相应的正常基因；二是向靶细胞中导入靶细胞本来不表达的基因。基因增强最适宜隐性单基因病的治疗。

4. 基因干扰

基因干扰（gene interference）是指用特定的方法导入外源基因，选择性地阻断、干扰、抑制和封闭致病基因在转录和翻译水平的表达，如反义核酸技术、RNA 干扰等。此类基因治疗的靶基因通常是过度表达的癌基因或者是病毒的基因。例如，向肿瘤细胞内导入肿瘤抑制基因（如 RB1 或 TP53），以抑制癌基因的异常表达。

（1）反义技术（antisense technology） 反义核酸是指与靶 DNA 或 RNA 碱基互补，并能与之结合的一段 DNA 或 RNA。利用反义核酸可以在复制、转录、翻译 3 个水平上抑制某些基因的表达。其机制为：①在细胞核内反义核酸以碱基配对原理与基因组 DNA 结合，在复制与转录水平发挥反义阻止作用，这种反义技术称为反基因治疗（anti-gene therapy）。②反义核酸与 mRNA 的 5′ 端的 SD 序列（Shine-Dalgarno sequence）或核糖体结合位点结合，阻碍核糖体的结合，从而阻碍翻译，或使反义 RNA 与 mRNA 形成双链，阻碍 mRNA 的翻译。③反义 RNA 与 mRNA 的 SD 序列上游的非编码区结合，改变 mRNA 的二级结构，从而阻碍核糖体的结合。④反义 RNA 与 mRNA 的 5′ 端编码区（主要是起始密码子 AUG）结合，阻止 mRNA 的翻译。⑤反义 RNA 与引物结合，从而在 DNA 复制水平上阻止基因表达。⑥反义 RNA 结合到前体 RNA 的外显子和内含子的连接区，阻止其剪切成熟。⑦反义 RNA 作用于 mRNA 的 Poly A 形成位点，阻止其成熟和转运。⑧反义 RNA 作用于 mRNA 的 5′ 端，阻止帽结构的形成等。

（2）RNA 干扰（RNA interference，RNAi） 是指当细胞中导入与内源性 mRNA 编码区同源的双链 RNA（double stranded RNA，dsRNA）时，该 mRNA 发生降解而导致基因表达沉默的现象，这种现象发生在转录后水平，又称为转录后基因沉默（post-transcriptional gene silencing，PTGS）。外源 dsRNA 进入细胞后产生的小分子干扰 RNA（small interfering RNA，siRNA）的反义链和多种核酸酶形成 RNA 诱导的沉默复合物（RNA-induced silencing complex，RISC）。RISC 具有核酸酶的功能，可在结合部位切割 mRNA，切割位点即是与 siRNA 中反义链互补结合的两端。被切割后的断裂 mRNA 随即降解，从而诱发宿主细胞针对这些 mRNA 的降解反应。由于 RNAi 的特异性和高效性，该技术已被广泛用于探索基因功能和传染性疾病及恶性肿瘤的基因治疗领域。

课程思政案例 16-2
基因编辑技术背后的科学家

基因编辑技术不断发展，到现在已发展到第三代基因编辑技术。第三代基因技术 CRISPR/Cas 克服了传统基因操作的周期长、效率低、应用窄等缺点。作为一种最新涌现的基因组编辑工具，CRISPR/Cas 能够完成 RNA 导向的 DNA 识别及编辑。与病毒载体仅可以介导一种基因修饰（基因添加）不同，新的基因编辑技术可以介导基因添加、基因删除、基因校正，以及细胞内其他高度靶向的基因组修饰。基因编辑可以在体外细胞上进行，也可以在体内进行原位基因组编辑。2019 年 8 月 27 日，美国科学家借助基因编辑技术 CRISPR/Cas9，制造出了第一种经过基因编辑的爬行动物——小型白化蜥蜴，这是该技术首次用于爬行动物。由于白化病患者经常有视力问题，因此，最新突破有助于研究基因缺失如何影响视网膜发育。2021 年 8 月，由香港科技大学副校长叶玉如领导的团队研发出一种新型全脑基因编辑技术，在小鼠模型中证明可改善阿尔茨海默病的病理症状，有潜力发展成阿尔茨海默病的新型长效治疗手段。

（二）间接策略

1. 免疫基因治疗

免疫基因治疗包括细胞因子基因治疗、免疫增强基因疗法、肿瘤 DNA 疫苗疗法等。这些治疗主要强调通过提高机体的特异性抗肿瘤免疫力而杀伤肿瘤，对正常细胞不产生影响。

2. 自杀基因

自杀基因（suicide gene）实际上是一种前体药物酶转化基因，治疗的原理是将自杀基因转染到肿瘤细胞中，然后用药物来杀死肿瘤细胞，对正常细胞无毒，因为导入的自杀基因所编码的酶使这种药物转化为对肿瘤有害的物质，使肿瘤细胞 DNA 不能复制而死亡。同时通过旁观者效应（bystander effect）杀死邻近的未导入该基因的分裂细胞，从而显著扩大杀伤效应。

3. 多抗药基因疗法

此疗法实质上是一种化疗保护性基因治疗，由于多抗药性（multiple drug resistance，MDR）基因已被克隆，因此人们设想分离患者的造血干细胞，将 *MDR* 基因从体外转导进去，使其获得多抗药性再回输给患者，由此类干细胞增殖而来的白细胞具有多抗药性，而肿瘤细胞因未获得 *MDR* 基因而没有耐药性或耐药性较差，这样在加大化疗剂量或在持续较长时间化疗的情况下，可大量杀死肿瘤细胞而白细胞受损较少，从而达到治疗肿瘤的目的。

4. 药物增敏基因治疗

药物增敏基因治疗是将外源基因导入肿瘤细胞，通过提高肿瘤细胞对药物的敏感性来提高治疗效率。如将钙调蛋白基因导入肿瘤细胞，由于其表达产物是细胞内信号转导系统的重要成分，因此钙调蛋白基因的导入明显增强了肿瘤细胞对化疗药物的敏感性，从而达到治疗的目的。

5. 特异性细胞杀伤

这种方法是利用基因工程手段将生物来源的细胞毒素基因与某些特异受体的配体基因融合，将融合基因导入高表达该受体的肿瘤细胞，实现特异性杀伤。如将绿脓杆菌外毒素（PE）基因与 *TGFα* 基因组成融合基因 *TGFα-PE*，TGFα 与表皮生长因子（EGF）有着类似的结构，可以与表皮生长因子受体（EGFR）结合，因此 *TGFα-PE* 可以特异性进入高度表达 EGFR 的肿瘤细胞，并将其杀死。

二、基因治疗的种类

基因治疗根据靶细胞的类型，可以分为生殖细胞基因治疗和体细胞基因治疗两类。

（一）生殖细胞基因治疗

生殖细胞基因治疗（germ cell gene therapy）是将正常基因转移到患者的生殖细胞（精细胞、卵细胞）纠正遗传缺陷，使其发育成正常个体，而且还能将新的正常基因传给下一代，从而使遗传病得到根治。从理论上讲，将受精卵早期胚胎细胞作为目标进行生殖细胞的基因治疗是可行的。但由于受精卵或早期胚胎细胞的遗传改变势必影响后代，还涉及伦理学问题，因此这种方法虽然理想，但进展缓慢，就人类而言，多不考虑生殖细胞的基因治疗途径。体外受精的发展也许可以推动人类生殖细胞基因治疗的研究。

（二）体细胞基因治疗

体细胞基因治疗（somatic cell gene therapy）是指将正常基因转移到体细胞，使之表达基因产物，以达到治疗目的。这种方法的理想措施是将外源正常基因导入靶体细胞内染色体特定基因座，用健康的基因精确地替换异常的基因，使其发挥治疗作用，同时还须减少随机插入引起新的基因突变的可能性。对特定座基因转移，还有很大困难。目前多将基因转移到基因组非特定基因座，即随机整合。只要该基因能有效地表达出其产物，便可达到治疗的目的。作为受体细胞的体细胞，多采取离体的体细胞，先在体外接受导入的外源基因，在有效表达后，再输回到体内。一般体细胞基因治疗不必矫正所有的体细胞，因为有些基因只在一种类型的体细胞中表达，所以治疗必须集中到这类细胞上。而某些疾病只需少量基因产物即可改善症状，也不需要全部有关体细胞都充分表达。体细胞基因治疗虽然能使患者症状消失或得到缓解，但有害基因仍能传给后代。

根据基因转移的途径，基因治疗又可以分为直接体内疗法和间接体内疗法。直接体内疗法是指将含外源基因的重组病毒、脂质体或裸露的 DNA 直接导入体内。这一方法目前已在动脉、静脉、腹腔、肝、气管、肌肉、乳腺及脑等多种组织器官获得成功，它操作简便、容易推广，是基因转移研究的方向，但也存在转移和表达效率低、疗效短、免疫排斥及安全性等问题，尚不成熟。间接体内疗法指将外源治疗基因和载体连接后在体外导入受体细胞，筛选转化细胞扩增后回输患者体内，使外源基因在患者体内表达而得到治疗。这种方法目前最为常用、相对安全、效果也比较容易控制，但是步骤多、技术复杂、难度大，不利于推广应用。

三、基因治疗的方法

（一）选择与获取目的基因

基因治疗的首要问题是选择目的基因。被用于基因治疗的目的基因应当满足两点：①在体内仅有少量的表达就可显著改善症状。②该基因的过高表达不会对机体造成危害。很显然某些激素类基因如与血糖浓度相关的胰岛素基因目前尚不能用于糖尿病的基因治疗。在抗病毒和病原体的基因治疗中，所选择的靶基因应在病毒和病原体的生活史中起重要的作用并且该序列是特异的，如针对 HBV 的 *HBeAg* 或 *X* 基因等。肿瘤患者多有免疫缺陷，可选用免疫因子基因转入人体；肿瘤细胞内往往存在多种基因异常形式，可采用反义技术封闭细胞内活化的癌基因或向细胞内转入野生型抑癌基因，抑制肿瘤生长，所针对的癌基因或抑癌基因应和该肿瘤的发生和发展有明确的相关性。目的基因的获取技术已经比较成熟，既可以人工合成，也可以从基因组或通过 RNA 逆转录获得。

（二）选择靶细胞

靶细胞（target cell）是指接受转移基因的细胞。合适的靶细胞应当满足以下条件：①较为坚固，便于进行体外培养和遗传技术操作，并易于由人体分离和输回体内。②具有增殖优势，生命周期长，可延续至患者的整个生命期。③易受外源 DNA 转化。④在选用逆转录病毒载体时，目的基因表达最好具有组织特异性的细胞。

目前使用得较多的是骨髓干细胞、皮肤成纤维细胞、肝细胞、血管内皮细胞和肌细胞等，理想的靶细胞是能进行自我复制的干细胞或祖细胞。骨髓干细胞或祖细胞已成功用于转基因的受体细胞，许多遗传病与造血细胞有关，故可用于如 β 地中海贫血、严重复合免疫缺陷病等的基因治疗。而且一些非血液系统疾病如苯丙酮尿症、溶酶体贮积症等也可以骨髓细胞作为靶细胞。皮肤成纤维细胞易于移植和从体内分离，又可在培养基中生长，并易存活，故有人将其用于血友病 B 的基因治疗。此外，外周血 T 淋巴细胞、神经细胞等也可作为靶细胞。

（三）基因转移

将外源基因安全有效地转移到靶细胞是实现基因治疗的关键步骤。目前基因转移的方法主要有以下几种：

1. 物理法

（1）电穿孔（electroporation）法　将靶细胞置于高压脉冲电场中，通过电击使细胞产生可逆性的穿孔，周围基质中的 DNA 可渗进细胞。但这种方法有时也会使细胞受到损伤。

（2）微注射（microinjection）法　用显微技术向细胞核内直接注射外源基因，并使其在靶细胞内得以表达。但由于一次只能注射一个细胞，工作费力耗时。在动物实验中，应用这种方法将目的基因注入生殖细胞，使之表达而传代，这样的动物就称为转基因动物，在小鼠、兔、猪、鱼等转基因动物已有成功的例子。如转基因小鼠（transgenic mice），它可作为繁殖大量后代的疾病动物模型。

（3）微粒子轰击（microparticle bombardment）法　利用亚微粒的钨和金能吸附 DNA，将它包裹起来形成微粒，通过物理途径（一般应用可调电压产生的轰击波）使它获得很高的速度即基因枪技术，微粒瞬间即可进入靶细胞，达到了转移基因的目的，而又不损伤靶细胞原有的结构。

（4）脂质体（liposome）法　是应用人工脂质体包装外源基因，再与靶细胞融合，或直接注入病灶组织，使之表达。

2. 化学法

由于钙离子可以改变细胞膜透性，将正常基因 DNA（及其拷贝）与带电荷物质和磷酸钙、DEAE–葡萄糖或与若干脂类混合，形成沉淀的 DNA 微细颗粒，应用磷酸钙沉淀改变细胞膜透性，以加强细胞从培养液中摄取外源 DNA。这种方法简单，但效率很低，其成功率在 1/1 000 ~ 1/100。要达到治疗目的，就需要从患者获得大量所需的受体细胞并通过选择培养的方法来提高转化率。

3. 膜融合法

利用人工脂质体或红细胞影泡、微细胞、原生质球（如人工脂质体）等通过与靶细胞融合或直接注射到病灶区，令其内含的外源基因表达，可达到基因治疗的目的。

4. 同源重组法

同源重组法（homologous recombination）将外源性目的基因定位或原位修补，即利用重组 DNA 技术，将导入的外源基因和染色体上的基因在同源顺序间发生重组而插入染色体，这样外源基因不是随机地而是专一地整合到靶细胞的特定位点，取代原位点上的缺陷基因。

5. 载体介导基因转移法

载体介导基因转移法（vector mediated gene transfer）是借助载体 DNA 将目的基因导入靶细胞的方法。理想的基因治疗载体应该具备的特点：①安全。②便于重组操作。③易于导入靶细胞，进入效率高。④终身表达目的基因。但能够满足全部条件的载体尚未找到，目前基因治疗中常用的载体有病毒载体（viral vector）和非病毒载体（nonviral vector）两大类。

（1）病毒载体　最主要的优点是能够进入几乎所有的细胞。3 种最常用的病毒载体分别是逆转录病毒、腺病毒、腺伴随病毒。

1）逆转录病毒（retrovirus）：是一种 RNA 病毒，感染细胞后在逆转录酶的作用下，以病毒 RNA 为模板，合成互补的负链 DNA 后，形成 RNA–DNA 中间体。中间体的 RNA 被 RNA 酶水解，进而在 DNA 聚合酶的作用下，由单链 DNA 复制成双链 DNA 并整合到靶细胞基因组。其优点是：①宿主范围广，可同时感染大量细胞并长期停留。②具有穿透细胞的能力，可使近 100% 的受体细胞被感染，转染效率极高。③病毒基因和它所载的外源基因都能表达，外源基因能够有效整合至宿主基因组中持续、稳定地表达。④病毒基因组以转座的方式整合，其基因组不会发生重排，所携带的外源基因也不会改变。⑤经人工设计改建后的病毒一般不具致病性。

病毒载体也有不足之处：①主要是病毒基因组载体容量有限，一般插入片段只能在 7 kb 左右，如果插入的基因较大则要用其 cDNA。②病毒基因组随机插入靶细胞基因组中，因病毒具有强大的启动子和增强子，能使插入位点附近的基因过度表达或失活。③这种载体只能将其 DNA 导入能旺盛分裂的细胞，不能导入非分裂细胞，此特点也使肿瘤细胞成为天然的靶细胞。④最严重的问题是由于病毒自身含有病毒蛋白基因和癌基因，可使宿主细胞感染病毒和致癌。因此，人们有目的地将病毒基因及其癌基因除去，仅保留它们的外壳蛋白，以保留其穿透细胞的能力。在逆转录病毒载体中，最常用于人类的是小鼠白血病病毒（murine leukemia virus，Mo–MLV），其人工构建的结构如图 16–1。

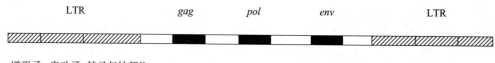

LTR   gag   pol   env   LTR

增强子　启动子　转录起始部位

图 16-1　Mo-MLV 结构示意图

LTR. 长末端重复序列，内含有启动子、增强子及有关调节序列　gag. 病毒核心抗原基因　env. 病毒外壳蛋白基因　pol. 逆转录酶基因

2）腺病毒（adenoviral vectors）：是近年来备受关注的一种双链 DNA 病毒，目前已鉴定出 40 个以上的血清型，常用作基因转移载体的是 2 型（Ad2）和 5 型（Ad5），它们常被切除 E1 和 E3 基因，造成复制缺陷型，可在缺少 E1 基因的细胞中繁殖。用腺病毒进行基因治疗的优点是：①插入 DNA 较长，可容纳长度达 30 ~ 35 kb。②可感染分裂和非分裂细胞。③病毒滴度高，易于纯化和浓缩。④复制过程中不整合至靶细胞基因组，减少了插入突变的危险。腺病毒在应用中也有很多不足，如不能在细胞内长期存在，在基因治疗中往往需要反复"给药"。这可能会引起对输注的腺病毒产生免疫反应，因此对它们的治疗潜能必须重新研究。因为动物腺病毒能够转染人类细胞，人类对其无免疫力，将来有可能用来代替人类腺病毒进行基因治疗。图 16–2 是一个腺病毒多赖氨酸 DNA 复合体（adenovirus–polylysine DNA–complex）示意图，它用一个化学连接器即赖氨酸链（lysine chain）将 DNA 拴在病毒外壳上，这样组成的运输器，通过一个表面抗体而进入细胞核，使宿主基因与治疗基因共同表达。

3）腺伴随病毒（adeno-associated virus，AAV）：是一种缺陷病毒，只有在与腺病毒等辅助病毒共转染时才能进行有效复制和产生溶细胞性感染，这也就是其名称的由来。其特点是：①可感染分裂细胞和非分裂细胞。②可定点整合到 19 号染色体长臂。③人群中 AAV 感染率很高，85% 的人呈血清抗体阳

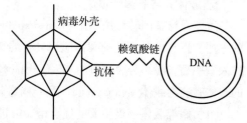

病毒外壳

赖氨酸链

抗体

DNA

图 16-2　腺病毒多赖氨酸 DNA 复合体

性，但是未发现 AAV 引起人体疾病。④易污染，容量小，仅 5 kb。

（2）非病毒载体　目前主要有 5 种非病毒载体：①裸露 DNA。②蛋白质 –DNA 结合物。③人工染色体。④脂质体。⑤纳米载体。非病毒载体与病毒载体之间的主要区别在于前者主要通过理化方法将治疗基因转移进入靶细胞内（图 16-3）。比较而言，非病毒载体由于没有病毒载体的生物学风险，可能显得更安全一些。然而在实践中，非病毒载体的应用也暴露出诸多问题，例如由非病毒载体转移进入的 DNA 容易被溶酶体降解，DNA 不易进入细胞核；人工染色体的设计与构建刚刚起步，而要将较大的人工染色体（超过百万碱基）导入大量的细胞也是困难重重，除非直接注射。总之对非病毒载体的研究只是处于一个初期阶段，还无法准确评价其治疗潜力。

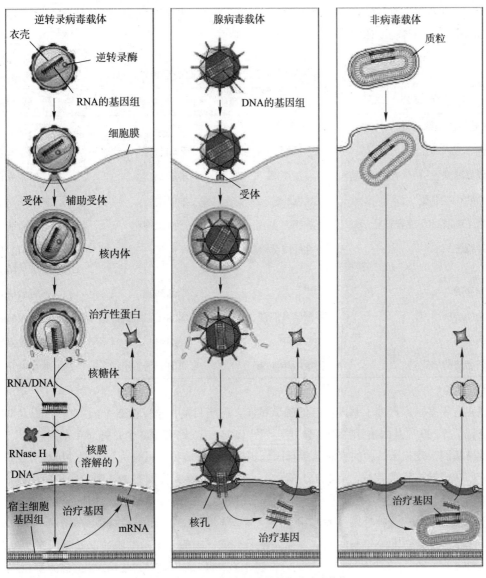

图 16-3　基因转移的病毒载体与非病毒载体

四、基因治疗的临床运用

目前在临床上已经经过基因治疗获得疗效的只有少数几种疾病，如 ADA、血友病 B、家族

临床聚焦 16-4
CRISPR–dCas9 在杜氏肌营养不良研究中的应用

性高胆固醇血症和囊性纤维变性等，尚有一类作为基因治疗的候选疾病，如 PKU、半乳糖血症、Gaucher 病、α_1- 抗胰蛋白酶缺乏症等，除此之外，基因治疗对于癌症、心血管病、呼吸系统疾病、创伤愈合、神经性疾病等方面具有不可估量的应用前景。对于进行成功的基因治疗来说，必要条件是：①选择合适的疾病。②明确该病分子缺陷的本质。③矫正遗传病的治疗（或正常）基因得到克隆。④克隆基因的有效表达。⑤克隆基因的有效调控。⑥有可利用的动物模型。

自 1990 年 5 月美国国家卫生研究院（NIH）和重组 DNA 顾问委员会（RAC）批准了美国第一例基因治疗临床试验（ADA-SCID）以来，迄今已经有 20 多种遗传病被列为基因治疗的主要对象，其中部分疾病研究已进入临床试验阶段（表 16-1）。我国第一个基因治疗临床试验可以追溯到 1991 年，目前针对基因治疗领域正在进行的临床试验多达 20 余项，针对的适应证有 A/B 型血友病、β 地中海贫血、转移性非小细胞肺癌、Leber 遗传性视神经病变（LHON）、原发性免疫缺陷病及食管癌等各种实体瘤。

表 16-1 目前基因治疗进入临床试验的遗传性疾病

疾　病	导入的基因或产物	靶细胞或组织	载　体
α_1- 抗胰蛋白酶缺乏症	α_1- 抗胰蛋白酶	呼吸道	脂质体
家族性高胆固醇血症	低密度脂蛋白受体	肝细胞	逆转录病毒
腺苷脱氨酶缺乏引起的免疫缺陷病	腺苷脱氨酶	淋巴细胞	逆转录病毒
黏多糖贮积症 II 型	艾杜糖醛酸 -2- 硫酸酯酶	淋巴细胞	逆转录病毒
范科尼（Fanconi）综合征	互补组 C 基因	造血祖细胞	逆转录病毒
囊性纤维化	囊性纤维化跨膜调节蛋白	呼吸道	腺病毒、脂质体腺伴随病毒
慢性肉芽肿	P^{47PHoX}	骨髓细胞	逆转录病毒
戈谢（Gaucher）病	葡糖脑苷脂酶	周围血细胞或造血干细胞	逆转录病毒
血友病 B	F9	肝细胞	腺相关病毒
脂蛋白脂肪酶缺乏症	脂蛋白脂肪酶	肌肉、脂肪组织	腺相关病毒

现在有很多国家批准了基因治疗的临床试验。截至目前，全球 220 个国家在 Clinical Trial 网站上登记了 5 290 项基因治疗临床试验方案（图 16-4），大约有 180 个是针对单基因病。

批准基因治疗临床试验的疾病从单基因病扩展到多个病种，可分为：①恶性肿瘤，居全部基因治疗临床试验方案的首位，有 2 761 项，占总数的 52.2%，我国有 343 项。所针对的癌症已包括乳腺癌、结肠癌、直肠癌、卵巢癌、宫颈癌、肝转移癌、肝炎性肝癌、胶质母细胞瘤、软脑膜癌、前列腺癌、肾癌、神经胶质瘤、星形细胞瘤、成神经细胞瘤、白血病、淋巴瘤、黑色素瘤、腺癌、小细胞肺癌、非小细胞间质瘤、多发性骨髓瘤、肉瘤、生殖细胞瘤等几乎所有常见癌症。②遗传性疾病，在全部基因治疗临床试验方案中有 754 项，占总数的 14.3%，我国有 36 项。包含 LHON 等线粒体病 26 项。③心血管疾病，有 392 项，占 7.4%，包括心力衰竭、心肌缺血等疾病。④感染性疾病，有 424 项，占 8.0%，主要是艾滋病（AIDS）。⑤其他疾病，占 18.1%。目前这些基因治疗方案大多数处于 I / II 期临床试验阶段，按要求只纳入数例到数十例患者。近年来，从已批准的临床试验数看，III 期临床试验的数量在不断增加，其占总数的比例由 2004 年 1 月的 1.6% 增长至 2022 年 3 月的 36.9%。这说明，随着临床试验研究的不断发展，基因治疗的大规模

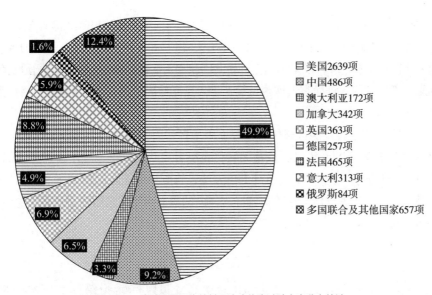

图 16-4　全球主要国家的基因治疗临床试验方案分布统计

临床应用已经逐步趋近。常见遗传病的基因治疗进展情况如下：

（一）腺苷脱氨酶缺乏症

腺苷脱氨酶（adenylate deaminase，ADA）缺乏症是一种 AR 遗传病，因 ADA 缺乏，导致脱氨腺苷酸增多，改变了甲基化的能力，产生毒性反应，患者 T 淋巴细胞受损，引起反复感染。

ADA 缺乏症的基因治疗方案是先分离患者外周血 T 淋巴细胞在体外培养；在培养时，用白细胞介素 –2（IL–2）等促细胞生长因子刺激其生长，一旦 T 淋巴细胞分裂后就用含正常 *ADA* 基因的逆转录病毒载体导入这种细胞，然后回输患者，以达到用正常的 *ADA* 基因替代有缺陷 *ADA* 基因的目的，实现基因治疗。

该方案分别于 1990 年和 1991 年对两例 ADA 缺乏症女孩进行临床基因治疗。第一个患者在10.5 个月内接受了 7 次基因治疗，第二个女孩接受了 11 次基因治疗。经 *ADA* 基因治疗的这两名患者未见明显的副作用，导入的正常 *ADA* 基因已表达，ADA 水平已由原来的相当于正常人的1% 上升至 25%。患者由原来行动困难到能够上学。

（二）β 地中海贫血

重型 β 地中海贫血需要靠输血维持生命，且不能根治。

Roselli 等（2010 年）研究了 44 例重型或中间型 β 地贫患者，治疗方案是先从患者骨髓中提取 CD34 阳性造血干细胞，用含有正常 β 珠蛋白基因的慢病毒载体进行基因转染，培养 14 天后用细胞因子进行刺激。经上述处理，患者细胞中能产生正常血红蛋白的细胞比例与正常对照者相近，其 β 珠蛋白水平也显著升高。转染后患者的造血细胞克服了红系成熟停滞，向正常红细胞分化。现在已成功为一例 β 地贫男性患者实施了基因治疗，患者在接受基因治疗后自身生成正常红细胞的能力逐渐上升，一年后就不需再输血了。现在该患者虽然仍有轻微贫血症状，但已不需要输血。

微课 16-2
地中海贫血的治疗

（三）血友病 B

血友病 B 基因治疗临床试验方案是用逆转录病毒载体（HBSF–FIX）携带人凝血因子Ⅸ

cDNA，转染血友病 B 患者皮肤成纤维细胞，并用胶原包埋细胞直接注射到 2 例血友病 B 患者的皮下。治疗后患者体内凝血因子Ⅸ浓度从 70～130 μg/L 上升到 240～280 μg/L，220 μg/L 的水平维持了 6 个月，临床症状得到改善。现阶段是选用一种转基因腺相关病毒载体（AAV）将凝血因子Ⅸ转导入人体的肌细胞或者肝细胞，进而在人体内持续产生大量凝血因子Ⅸ（达到正常的 1% 以上），从而达到治疗的目的。

我国复旦大学应用逆转录病毒载体转移凝血因子Ⅸ基因到培养的中国仓鼠卵巢细胞（CHO）中，得到了较好的表达。1990 年又将该基因转移至患者皮肤成纤维细胞中，产生了高滴度有凝血活性的凝血因子Ⅸ蛋白。1991 年又通过上述方法，将凝血因子Ⅸ基因转入 2 名患者体外培养的细胞中，然后回植入患者皮内，已检测到导入体内的凝血因子Ⅸ基因表达产物，患者症状也有所改善，获得了初步疗效。

（四）囊性纤维化

囊性纤维化（cystic fibrosis，CF）是 AR 遗传病，基因产物为跨膜离子转导调节因子（CFTR）。CF 引起的慢性肺病的发病率和死亡率很高。应用腺病毒载体携带正常的 *CFTR* 基因转入呼吸道上皮的多基因治疗的试验已经成功，并取得进展。

（五）帕金森病

自 2003 年 8 月 1 日第一项帕金森病基因治疗研究至今，有多种基因治疗药物已进入临床试验阶段。根据作用机制，大致可以分为以下几类：①营养因子类，如 CERE-120、AAV2-GDNF，通过营养多巴胺神经元细胞从而改善疾病进程，缓解症状；②多巴胺合成关键基因或疾病代谢途径关键酶基因替代治疗，如 AADC、ProSavin、OXB-102 均是多巴胺合成的关键酶基因，而 GAD 合成的抑制性神经递质在运动通路平衡中起到重要作用，PR001A 在帕金森病患者能量代谢过程中起到重要作用；③基因表达调控，BIIB094 阻断 LRRK2 突变患者蛋白质翻译，控制疾病。

目前已结束的临床试验结果显示，基因治疗虽然不同程度上改善了帕金森病患者的临床症状，但各种不良反应及其他限制疗效的问题也随之出现，临床上亟待优化帕金森病基因治疗的基因载体以改善有效性和安全性。

尽管帕金森病的新兴疗法取得了很大的进展，已显现的一些积极结果预示着这些疗法在帕金森病治疗中具有广阔前景，但也会因各种随之而来的问题限制临床应用，需要进一步的研究及临床试验验证。我们期待着开启帕金森病治疗的新时代！

（六）X 连锁严重联合免疫缺陷病

X 连锁严重联合免疫缺陷病（X-linked severe combined immunodeficiency，X-SCID）是一种细胞和体液免疫缺陷的 X 连锁的单基因病，是由于白细胞介素 -2 受体 γ 链（IL-2 receptor gamma chain，*IL-2RG*）基因突变所致。Hacein-Bey Abina 等对 5 例 X-SCID 患儿进行了基因治疗，分别抽取骨髓分离 CD34⁺ 骨髓 HSC，用携带有正常 *IL-2RG* 基因的重组缺陷性莫洛尼鼠类白血病病毒作为载体转染 CD34⁺ HSC，再进行自体 HSC 移植。随访 2.5 年，其中 4 例（另外一例免疫重建失败）在 4 个月内，外周血中检查出被转换的 T 淋巴细胞、B 淋巴细胞、NK 细胞，2 年后 T 淋巴细胞数量和表型、T 细胞受体库和体外实验 T 淋巴细胞的增殖分化几乎恢复正常。正常大小胸腺的出现表明胸腺的结构和功能得到重建。患儿的体液和细胞免疫得到了重建，并且根除难治性感染，已经能正常生活。Gaspar 等用假型逆转录病毒载体（pseudotype retroviral vector）对 4 例

X-SCID 患儿进行基因治疗，体外转染 CD34⁺ 骨髓 HSC，再进行自体 HSC 移植，临床症状均得到改善，不需要预防性使用抗生素和免疫球蛋白的替代治疗。

（七）肿瘤的基因治疗

对肿瘤的基因治疗主要是对宿主细胞的修饰和对肿瘤细胞的修饰。其中对肿瘤细胞的修饰有：①改正肿瘤细胞的基因突变，降低其生长率，诱导肿瘤消退。对此目前研究最多的是抑癌基因，如在 *p53* 缺失或突变的肿瘤细胞中，导入 wt *p53* 基因后，其表达能明显抑制瘤细胞的增殖。②导入酶药物前体（pro-drug），形成肿瘤特异的敏感性。其主要原理是让病毒基因编码合成的酶能使无毒的药物前体转变成有毒的药物，从而杀伤肿瘤，而不伤及正常细胞。③导入目的基因以增强肿瘤的免疫原性，从而被机体的免疫系统所识别。目前，已有多种细胞因子基因（*IL-1*、*IL-2*、*TNF-α*、*GM-CST*、*IFN*）以各种基因转移方法导入各种类型的靶细胞，并在细胞内进行表达，直接发挥杀伤肿瘤细胞的功能。

（八）心血管疾病的基因治疗

在血管成形术中，可应用局部导管经皮进行基因转移。目前已经设计出了一些新的载体，以较高的转化效率将 DNA 导入血管内皮和肌细胞内。在一个特定的部位把转移基因转移到血管壁细胞，转移基因所编码的重组蛋白在该处持续地表达，最终达到治疗的效果。把外源性基因成功地转移到动脉血管壁细胞，给心血管疾病的病理生理学研究带来了一线曙光。

（九）艾滋病的基因治疗

艾滋病是由 HIV 感染引起的。HIV 是逆转录病毒，与靶细胞膜上的 CD4 分子结合后进入细胞，HIV 基因组 RNA 在逆转录酶的作用下，逆转录成 cDNA，然后整合至宿主染色体。

已证明 HIV 感染细胞后是很难清除的。美国天普大学医学院的科学家们设计了一种专门的基因编辑系统，为最终治愈 HIV 感染者铺平了道路。抗逆转录病毒药物可非常好地控制 HIV 感染。但是接受抗逆转录病毒疗法的患者，如果停止服用药物，HIV 复制就会迅速反弹。大量 HIV 会削弱免疫系统，并最终导致获得性免疫缺陷综合征。他们采用独特定制的基因编辑技术，特异性地靶定 HIV-1 前病毒 DNA（整合的病毒基因组）。其系统包括一个引导 RNA，特异性地将 HIV-1 DNA 定位在 T 细胞基因组；还包括一种核酸酶，可切断 T 细胞 DNA 的链。一旦核酸酶已经编辑删除了 HIV-1 的 DNA 序列，基因组的松散就会被细胞自身的 DNA 修复机制重新聚合起来。

（十）乙型肝炎的基因治疗

乙型肝炎正式名称为乙型病毒性肝炎，是由乙型肝炎病毒（HBV）引起的、以肝炎性病变为主，并可引起多器官损害的一种疾病。易感人群为儿童及青壮年，少数乙肝患者可转化为肝硬化和肝癌。因此，它已成为严重威胁人类健康的世界性疾病，也是我国当前流行最为广泛、危害性最严重的一种疾病。

现有的治疗大多只能抑制病毒复制，乙型肝炎的"治愈"治疗是科学家一直努力的方向。近年来，随着对 HBV 致病机制的深入研究和基因编辑技术的发展，乙型肝炎的"治愈"治疗已曙光初现。①反义 RNA。针对 HBsAg 设计表达反义 RNA 的载体，转染 Hep3B 细胞后发现，反义 RNA 可长期抑制 Hep3B 细胞表达 HBsAg 达 10 个月以上。②核酶。HBV 为部分双链的 DNA 病毒，其复制过程中有一个从前基因组 RNA 到 DNA 的逆转录过程。核酶能特异地切割 HBV 前基因组 RNA，使其丧失模板活性。③ RNA 干扰。利用合成的 siRNA 或者载体表达的 shRNA，针对 HBV 基因序列的不同部位进行干扰，在体内外实验中均取得非常好的抑制效果。

五、基因治疗面临的问题

基因治疗必须具备的条件包括：①已知疾病的分子缺陷，即确定所涉及的基因或疾病的生化基础。②详尽了解目的基因及其表达产物。③能够得到基因或其 cDNA 克隆。④有理想的靶细胞、安全高效的基因导入系统及导入的基因能够适量表达并接受机体的调控。⑤清楚疾病的病理生理学机制，确保所选择的基因操作可以准确纠正表型异常。⑥基因治疗的安全性必须得到动物试验和临床前研究的证实。因此，当前的基因治疗研究还存在很多亟待解决的问题，主要包括以下几个方面：

1. 提供更多可供利用的基因

与临床需要相比，目前有治疗价值的基因数量还远远不够。如恶性肿瘤，已经知道的能抑制肿瘤生长的基因很少。至于遗传病，相对于单基因病，多基因病涉及的基因数量庞大，研究难度更大、复杂程度高。总的说来，要发展基因治疗的临床应用，还需要更多可供利用的基因。

2. 高效持续表达导入基因

目前的基因治疗中，所有导入细胞的目的基因在表达率和高效性方面都不十分理想，这与基因转移方法、靶细胞的选择等多种因素有关。例如在对血友病 B 的基因治疗中，凝血因子 IX 的表达量不超过正常人的 5%，如果可以提高到 10%，则治疗效果将会有较大提高。如果以外周血淋巴细胞和皮肤成纤维细胞作为靶细胞，由于外周血淋巴细胞和皮肤成纤维细胞都有一定寿命限制，所以需不断地给患者回输含目的基因的细胞，因此对具有较长寿命的靶细胞，如造血干细胞和骨髓细胞的研究越来越多。

3. 加强导入基因的可控性

在基因治疗的过程中，导入目的基因的表达率和高效性固然重要，导入的基因能够接受机体的调控同样不容忽视。例如可以导入一个胰岛素基因在体内分泌胰岛素，但是如果导入的胰岛素基因不受机体内血糖浓度和激素的调控，后果将会非常严重。因此，如何对导入基因的表达实现可控调节也是一个急需解决的重要问题。

4. 安全性问题

安全性问题是基因治疗临床试验前应该首先重视的问题。虽然已有的临床试验还未出现野生型病毒感染现象，但逆转录病毒基因转移系统暴露出来的安全性问题仍然必须重视。此外，目前基因治疗研究尚未发展到定点整合、置换有缺陷或有害基因这一阶段，目的基因在基因组中的随机整合，有可能造成整合位置处其他基因的不稳定表达，如激活原癌基因或使抑癌基因失活，从而引起细胞恶性转化。如果以生殖细胞作为靶细胞，情况会发生变化，即当被转基因插入到生殖细胞基因组某一基因时，受影响的就不仅仅是这个细胞本身（如果这个生殖细胞参与受精，并形成受精卵发育成胚胎的话），而可能影响整个个体，甚至影响由该个体遗传下去的子孙后代。

现在还有很多问题制约着基因治疗的发展，如怎样获得更为有效的动物模型等。任何一个环节的阻碍，都将对基因治疗研究造成影响。体细胞的转基因治疗并没有太多的争议，而生殖细胞或受精卵的遗传操作就引起了一些关于转基因治疗的伦理学争论，因此对于基因治疗的研究必须乐观而谨慎。

5. 基因治疗的伦理与社会问题

基因治疗存在着一些先决问题需要解决，这些问题中既包括技术问题，也包括伦理学方面的问题。基因治疗的伦理学争论内容包括：转基因的安全性、临床试验中的伦理学问题及对家庭和社会的影响等。

基因治疗可能引发的伦理、法律和社会问题主要有：①导致对个人和人群的歧视和侮辱，基因信息被滥用，助长种族主义；②由于专利和商业化而丧失进行研究而获得科研发现成果的机会；③将人归结为他们的 DNA 序列，将整个社会和其他人类问题归之于遗传原因，对基因的人为操纵会使生物遗传物质传递、变异和表达发生"时空""秩序"和"频率"的变化，导致对人的控制和对人群、家庭和个人尊严及价值观的侵犯。

尽管目前基因治疗的效果仍然不能令人满意，长期疗效难以确定，安全性、可靠性及伦理等方面也存在问题，但是基因治疗的临床成功范例仍激励学者们继续加强在基础、临床及相应策略等领域的研究。相信未来伴随基因转移、DNA 重组、基因克隆和表达等技术的更加完善，基因治疗将成为人类攻克疾病的一种常规治疗手段。

（张　靖）

复习思考题

1. 传统遗传病的治疗方法有哪些？怎样选择应用？
2. 以腺苷脱氨酶（ADA）缺乏症为例，简要说明基因治疗遗传病的过程。
3. 简述基因转移的途径、方法和特点。
4. 成功的基因治疗必须具备的条件是什么？
5. 基因治疗中靶细胞的选用原则和种类有哪些？

网上更多……

　本章小结　　　　开放性讨论　　　　自测题　　　　教学 PPT

第十七章
遗传病的预防

关键词

群体普查	新生儿筛查	携带者	遗传咨询
Bayes 定理	条件概率	遗传登记	再发风险估计
遗传随访	遗传保健		

一对夫妇生育一女孩，因其发育异常、智力低下前来就诊。患儿 3 岁，头胎顺产，成长过程中发现生长发育迟缓、语言障碍、认知能力和表达能力差、智商明显低于同龄儿童，IQ 值为 40。患儿有特殊面容：眼裂小、眼外斜、眼距宽、内眦赘皮、鼻扁平、舌大外伸，双手通贯掌。父母双方家族中没有类似患者，非近亲婚配，属正常生育年龄出生患儿。这对夫妇想知道患儿的发病原因是什么？他们还想再生一个孩子，罹患相同疾病的风险有多大？如何防止智力低下患儿的出生？这些问题都是本章要探讨的问题——如何进行遗传病的预防。

思维导图

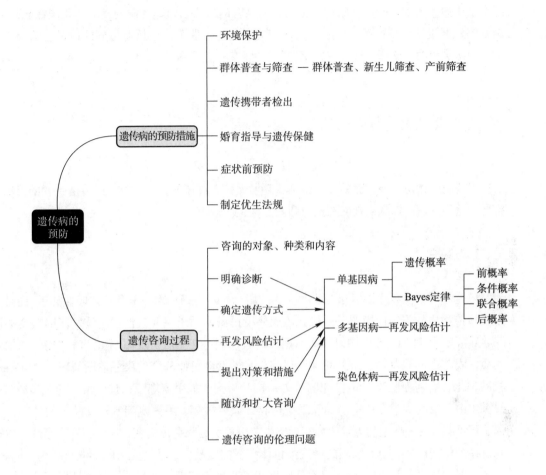

遗传病的预防是指防止患有严重遗传病的婴儿出生。目前，绝大多数遗传病尚无有效的治疗方法，少数能够治疗的病例费用昂贵，难以普遍实行，因此，开展好遗传病的预防十分重要。国际上采用遗传咨询、产前诊断、遗传筛查三结合的方法预防遗传病的发生，我国在北京、上海、湖南等地开设了遗传病医学中心，为遗传病患者提供服务，包括遗传病的诊断、筛查，遗传咨询、随访等预防和治疗工作，有效地控制了遗传病的发生。

第一节　遗传病的预防措施

遗传病的预防主要注意的环节包括：环境保护、群体普查与筛查、遗传携带者的检出、婚育指导与遗传保健、症状出现前的预防和制定优生法规等。

一、环境保护

环境污染不仅会直接引起一些严重的疾病（如砷、铅和汞中毒及其他职业病），而且会造成人类遗传物质的损害而影响下一代。造成环境污染的因子主要包括：①诱发基因突变的诱变剂（mutagen），如食品工业中用以熏肉、熏鱼的着色剂、亚硝酸盐及用于生产洗衣粉的乙烯亚胺类物质、农药中的除草剂、杀虫的砷制剂等。②诱发染色体畸变的染色体断裂剂（clastogen），如核酸类化合物阿糖胞苷、5-氟尿嘧啶等；抗叶酸剂，如甲氨蝶呤；抗生素，如丝裂霉素C、放线菌素D、柔红霉素等；中枢神经系统药物，如氯丙嗪、甲丙氨酯等；食品中的佐剂，如咖啡因、可可碱等。一些生物因素（如病毒感染）也可引起染色体畸变，应该特别注意的是电离辐射除有诱变作用以外，也是强烈的诱发染色体畸变的因素。③诱发先天畸形的致畸剂（teratogen），一般在胚胎发育的第20～60天是对致畸因子的高度敏感期，但目前有足够证据而公认的致畸剂并不多。另外，吸烟、酗酒也是诱发遗传突变的重要因素，已证明尼古丁和酒精对生殖细胞有损伤作用。综上所述，环境污染造成的遗传影响是严重而深远的，育龄期夫妇应特别注意避免与上述因子接触。

二、群体普查与筛查

（一）群体普查

深入学习 17-1 遗传病群体普查及意义

对一些发病率高、危害性大、可采取有效措施预防的遗传病进行群体普查（population screening），是症状出现前预防的重要手段。普查可以是全民性的，也可以是选择性的。前者适用于基因频率高的疾病，如葡萄糖-6-磷酸脱氢酶（G6PD）缺乏症（蚕豆病）、地中海贫血、家族性甲状腺功能低下等。例如广东省蚕豆病研究协作组曾在兴宁县2个公社（乡）普查38 000余人，查出G6PD缺乏者2 000余人，于是把蚕豆病预防对象集中在这小部分人，收到了良好的效果。选择性普查常采用多种有关疾病联合进行检测，称为多病性普查技术（multidisease screening technique）。这种普查多在新生儿中进行。

（二）新生儿筛查

对新生儿进行遗传筛查，是一项意义重大的优生措施。有些先天性代谢疾病，在环境因素作用下逐渐出现临床症状；或者在疾病早期往往症状不明显，但是一旦出现临床症状就可造成智力或机体永久性的损伤，甚至危及生命，给家庭及社会带来永久的遗憾和沉重的负担。如果能尽早发现并采取相应的防治措施，可以使患者的症状减轻到最轻程度，有的甚至可以在智力和机体发育方面与正常人相当。针对这类疾病，在新生儿出生后就进行检查，将处于疾病早期没有症状的患儿检查出来，采取有效措施，使出生缺陷得到及时的治疗和控制，这就是现行的新生儿筛查（neonatal screening）工作，新生儿筛查是出生后预防和治疗某些遗传病的有效方法。一般采取脐血或足跟血进行。新生儿筛查选择的病种应考虑下列条件：①发病率较高。②有致死、致残、致愚的严重后果。③有较准确而实用的筛查方法。④筛出的疾病有办法防治。⑤符合经济效益。早在1962年，美国就开始进行新生儿疾病筛查。在不少发达国家，法律规定每一新生儿都必须做遗传病筛查。对检出的患儿进行预防性治疗，都取得了满意的效果。我国列入新生儿筛查的疾病有苯丙酮尿症、先天性甲状腺功能低下、先天性聋哑和G6PD缺乏症（南方）。

微课 17-1
新生儿筛查

深入学习 17-2
新生儿筛查及意义

研究进展 17-1
苯丙酮尿症的预防

（三）产前筛查

目前所说的产前筛查通常是通过母体血清中的标志物检测，发现怀有某些先天缺陷胎儿的高风险孕妇，对高风险孕妇进行进一步产前诊断。产前筛查方法方便、无创伤。大于35周岁的高龄孕妇，由于染色体疾病的发病率较普通孕妇明显增高，所以建议直接做产前诊断。现在开展的产前筛查，能筛查的疾病还比较局限，主要是筛查Down综合征、18三体综合征和神经管畸形3种较常见的先天畸形胎儿，但在检查过程中，也可以发现一些其他方面的疾病，如内脏畸形、严重的心脏病等。

微课 17-2
产前筛查

深入学习 17-3
产前 Down 综合征筛查

三、遗传携带者的检出和预测性基因检查的伦理问题

（一）遗传携带者的检出的意义及常用方法

遗传携带者（genetic carrier）是指表型正常，但带有致病基因或异常染色体的个体。一般包括：①隐性遗传病的杂合子个体。②显性遗传病的迟发外显或未显个体。③表型正常的染色体平衡易位或倒位的携带者个体。

微课 17-3
携带者筛查

遗传携带者的检出对遗传病的预防具有积极的意义，不仅能降低疾病的发病率，而且可防止致病基因在群体中的播散。因为人群中单基因病的发病率低，但是杂合子（携带者）的频率相当高，检出这些携带者，对他们的婚姻和生育进行指导，对防止遗传病患儿的出生具有重要意义。例如，我国南方各地地中海贫血的发病率特别高（占人群的8%~12%，有的省或地区更高），因此检出α地贫和β地贫杂合子的机会很多，如果男女双方同为α地贫或β地贫杂合子，需要进行婚姻及生育指导，配合产前诊断，就可以防止重型地中海贫血患儿出生，降低了疾病的发病率，而且防止了致病基因在群体中散播。

课程思政案例 17-1
产前筛查防患于未然

在实际工作中，大面积的筛查需要耗费大量人力和物力，实施有难度，而大多数单基因病的发病率较低，因此携带者的检查是在已经出现遗传病患者的家系中进行，通过家系成员血缘关系和检测分析，确定携带者，再针对性地检查携带者的配偶，进行生育指导。染色体平衡易位或倒

深入学习 17-4
蛋白质和基因水平的
携带者检出及意义

位的表型正常个体，生出染色体畸变患儿的危险性较高，因此检查染色体平衡易位或倒位的携带者，对于预防生出染色体病患儿具有重要意义。

实验室检出携带者的方法，大致可从临床症状及染色体、酶与蛋白质和基因的改变进行。临床症状的改变一般只能提供线索，不能准确检出携带者，故已基本弃用。染色体检查主要是用于核型分析，检出平衡易位、倒位携带者。

课程思政案例 17-2
健康中国战略

目前酶和蛋白质水平的测定（包括代谢中间产物的测定）对于一些分子代谢病杂合子检测尚有一定的意义，但正逐渐被基因水平的方法所取代，即 DNA 分子水平诊断。随着分子遗传学的发展，可以利用 DNA 或 RNA 分析技术直接准确地检出杂合子，特别是对一些致病基因的性质和异常基因产物还不清楚的遗传病，或用一般生化方法不能准确检测的遗传病，例如慢性进行性舞蹈症、甲型和乙型血友病、DMD、苯丙酮尿症等；对一些迟发外显携带者还可作症状前诊断，因而有可能采取早期预防性措施，如成人多囊肾等。目前，用基因分析检测杂合子的方法日益增多，并逐步向简化、快速、准确的方向发展，如夫妇两人只需提供唾液样本接受简单的基因测试，便可以得悉自身是否带有让下一代患上致命遗传病的变异的基因，这种检测方式可以验出逾100 种遗传病，从而降低孕育带有遗传病基因婴儿的风险。与遗传病有关的数据库也为基因诊断提供帮助，如人类孟德尔遗传数据库（OMIM）、人类基因突变数据库（HGMD）、NCBI 临床突变数据库（Clinvar）等。

（二）对一般个体进行预测性基因检查的伦理问题及遵循的伦理学原则

随着基因测序成本的逐年降低和生物信息学数据分析流程的日趋成熟，特别是结合目标区域捕获技术，高通量测序技术已逐步走向了临床应用。基因检测技术作为一种新的检测方法在基因诊断、治疗和预防及生物制药等领域展示了其广阔的应用前景。

基因检测通过分析受检者所含有的各种疾病易感基因的情况，从而使人们能够：①了解自己的基因信息，预测身体患疾病的风险；②有针对性地主动改善自己的生活环境和生活习惯，积极预防、避免或延缓重大疾病的发生，提高个体的健康水平和生活质量；③通过基因检测，因人而异，给患者找到最合适的药物，不仅降低了不必要的医疗支出，提高疗效，而且避免对人体造成不必要的伤害。它是健康产业的关键部分，可以改变目前疾病预防措施"千人一面"的状况，大大减少预防医学中的盲目性，也将大大降低预防费用。

1. 对一般个体进行预测性基因检查的伦理问题

尽管目前许多关于基因和疾病相关性的研究还不够深入，仅仅表明某个基因与某种多基因病有关，但这些只是可能有关的基因已被用于一般人群的复杂疾病、健康状况与寿命、生殖与发育，甚至智力与天赋的预测性检查。这种针对既非患者、也非风险个体的，有关生老病死的预测性基因检测的兴起，随之而来许多新伦理问题与伦理两难问题也不断突显。

（1）个人心理负担与家庭关系稳定问题 由于基因检测能很容易地判定一个个体是否含有某种缺陷基因，如某人通过基因检测，证实携带某种疾病基因，有可能生某种病或到一定年龄可能发病，甚至少年时代夭折。这样的检查结果不仅涉及受检者自己，会有沉重的精神负担，或打破原本平静的生活，这亦有违"不伤害"原则。而且，由于基因的血缘相关性，这种歧视不只针对某个人，还会波及家庭、家族乃至更大的人群。因此，保护基因隐私、防止基因歧视是必须首先面对的伦理问题。如一个年轻人镰状细胞贫血基因阳性，涉及父母的基因信息，还包括改变其与家庭成员之间的关系，致病基因携带者产生愤怒或负罪感等。决定做基因检测的家庭成员需要考虑这些风险和其他家庭成员的意见，考虑是否和其他成员分享检验结果，是否和他人组建家庭等许多问题。若受检者本人不愿与亲属分享此信息，这时尊重患者自主权与亲属的不伤害原则就发生冲突。

（2）社会歧视与舆论压力问题 当有基因缺陷的人的遗传信息被破解并记录在案时，他们可能遭到来自社会各方面的压力。若被他人知晓，那几乎不可避免地会遭遇基因歧视。若被查出将来可能患某一疾病，他可能会被拒保或索要高额保险费。

（3）科学性不足问题 对大多数复杂疾病而言，少数基因与复杂疾病的关联远远不足以构成诊断或预测的基础。如易感性诊断是指检测个体的易感基因。但是，对某易感基因的检测只代表其遗传因素使其患某种病的概率，并不代表该病肯定会发生，因为环境因素和生活方式也同时影响着该疾病发生的可能性。虽然相关疾病的易感性遗传筛查有一定的益处，但是即使没有易感基因，也不能够对疾病放松警惕。同样，易感性诊断的结果可能会增加个体的心理负担。

2. 对一般个体进行预测性基因检查应遵循的伦理学原则

前面提到的公正原则、自愿原则、自主原则、保密原则，也完全适用于对一般个体进行的预测性基因检查。同时还应该遵循基因检测准入原则、有益于社会原则、尊重个人遗传特征原则等。

对待一般个体和群体的基因检测的正确做法是：①任何临床基因检测项目都应对其科学性、实用性、可验证性和局限性进行充分论证，应严格审批此类检查项目进入市场服务，尤其是由非医疗机构以盈利为目的的服务（公正）；②加强基因相互作用、基因与多基因病关系的研究，从而为对一般个体进行预测性基因检查奠定科学的基础；③针对某些遗传病，有学者建议当其基因检测效度高而且又存在有效的预防和治疗手段时，政府应提供强制性检测，如新生儿苯丙酮尿症、甲状腺功能减退症的筛查（有利）；④许多有识之士不提倡、不赞成对一般个体进行基因检测，因目前一些不确定的检查结果或"阳性结果"可能引起受检者的忧虑和恐慌，故有害无益；⑤基因检测引起的问题是对家庭关系及其他人之间的关系方面的挑战，应该在检测之前有充分的了解并进行宣教，降低有可能产生的心理负担（行善）；⑥目前我国尚未形成明确的基因检测相关法律法规，缺乏相应的规章制度对一般个体基因检测的开展提供保障，对一般个体基因检测过程中出现的法律纠纷问题缺乏参考依据，所以急需通过建立合理的相关法律规范我国的一般个体基因检测（公正）。

新生儿遗传病筛查也应属于广义的一般群体的基因检测，该类筛查必须是能对患儿带来医学上的好处时，才予以筛查。新生儿筛查除应遵循自愿原则、保密原则外，应遵循追踪随访原则。筛查之后必须进行遗传咨询，特别是当筛查结果和复查结果为阳性时，应及时准确地提供该病的治疗方法与预防措施，为患儿提供长期有效的追踪随访服务。治疗是筛查的最终目的，忽视筛查后的治疗将造成社会资源的浪费，不符合伦理学原则。

四、婚育指导与遗传保健

对遗传病患者及其亲属进行婚姻指导及生育指导，采取各种措施防止患儿出生，减少群体中相应的致病基因传播。

（一）婚姻指导

显性遗传病患者与正常个体婚配后，其后代患病风险达 50%，症状严重的以致死亡、残疾，这类患者显而易见是不宜结婚的。隐性遗传病杂合子间的婚配，其后代患病风险达 25%，因此要防止生育隐性遗传病患儿，最重要的预防措施是阻止两个杂合子携带者间结婚。在尚无条件进行杂合子检测和产前诊断时，则应尽量避免近亲结婚，因为一种致病基因在亲属中出现的频率远远高于一般人群，所以近亲婚配时，双方都是遗传病杂合子的机会大大增高。例如苯丙酮尿症群体中的杂合子频率为 1/50，则非近亲婚配出生纯合子患儿的概率为 $1/50 \times 1/50 \times 1/4 = 1/10\ 000$，如为表兄妹结婚则出生患儿的概率为 $1/50 \times 1/8 \times 1/4 = 1/1\ 600$，约为非近亲婚配者的 6 倍。发病率越低的常染色体隐性遗传病近亲结婚生育患儿的比率较非近亲结婚者越高。

据世界卫生组织调查，非近亲婚配婴儿死亡率为 24‰，而近亲婚配为 81‰，约高 3 倍多。因此，《中华人民共和国婚姻法》第二章第 7 条规定"直系血亲和三代以内的旁系血亲禁止结婚"，这是符合优生原则的。某些严重的多基因病患者（包括精神分裂症、躁狂抑郁性精神病等），其后代发病风险增高，患者不宜婚配。

（二）生育指导

对已婚遗传病患者、已经生育了遗传病患儿、近亲婚配及已经确定为遗传病携带者的家庭，要进行生育指导，这是预防遗传病患儿出生的有效手段。如果女性已怀孕应进行产前诊断，确定胎儿的性别和疾病情况，如是严重致死或致残的胎儿，可进行选择性流产（selective abortion）。例如，已知孕妇为血友病 A 基因携带者，应进行产前诊断，确定胎儿的性别和疾病情况。如胎儿为女性，则表型正常（其中 50% 为杂合子），可正常生育；但如果胎儿是男性，罹患疾病的概率为 50%，在没有条件确定胎儿是否正常时，最好选择男胎流产。对于病情严重且无法进行产前诊断的疾病，建议具有高风险生育该病患儿的个体不生育。

（三）遗传保健

遗传保健是遗传医学的组成部分，其作用就是预防遗传病，为遗传病患者及其家庭成员，以及遗传病高危人群提供医学遗传服务。为了阻断遗传病的传递，提高出生人口素质，国家制定了《中华人民共和国婚姻法》《中华人民共和国母婴保健法》，将影响结婚和生育的疾病作为重点项目，从婚前检查、产前检查、新生儿筛查、遗传咨询各个环节，预防患儿出现，其目的就是要提高中华民族的出生人口素质。对于每个家庭来说，早些发现疾病，尽量阻断不良基因的传递，使子女健康，就是进行遗传保健的主要目的。

五、症状出现前的预防

有些遗传病在一定条件下才会发病，例如家族性结肠息肉，在中年以前常无不适，但到 40～50 岁，则易发生癌变；大多数 G6PD 缺乏症患者在服用抗疟药、解热镇痛药或进食蚕豆等之后才发生溶血。对诸如此类的遗传病，若能在其典型症状出现之前尽早诊断，及时采取预防措施，则常可使患者终生保持表型正常。

出生前预防是症状出现前预防的拓展，例如有人给临产前的孕妇服小量苯巴比妥，以防新生儿高胆红素血症；给妊娠后期的孕妇服维生素 B_2，防止隐性遗传型癫痫；对生出半乳糖血症患儿的产妇禁食含有乳糖的食品，大部分患儿可防止出现半乳糖血症症状。

六、制定优生法规

所谓优生，就是指生一个聪明、健康的孩子，提高全民族的人口素质。人类的优生是一项社会目标，通过人类个体的优生来实现人类群体遗传素质的提高。不管是发达国家还是发展中国家，都对遗传性严重智力缺陷的人强行采取节育措施。日本在 1948 年就制订了《优生法》，1978年又颁布了《优生保护法》，禁止遗传性精神病、精神分裂症、遗传性智力缺陷、遗传性精神变态等 30 多种精神病患者结婚、生育。在美国和英国，大多数地方政府有禁止某些遗传病患者结婚和生育的立法。这些国家实行优生法后，遗传病患者的出生率大大下降。为了保障母亲和婴儿健康，提高出生人口素质，我国于 1994 年制定了《中华人民共和国母婴保健法》。我国优生法规的制订、颁布与实施，无疑将推动我国优生工作的进一步开展。

> 深入学习 17-5
> 我国母婴保健法中有关遗传与优生的内容

世界卫生组织（WHO）提出了出生缺陷"三级预防"策略。一级预防是指通过健康教育、遗传咨询、孕前保健等孕前阶段综合干预，减少出生缺陷的发生，如 4 项病毒检查，包括弓形虫（TOXO）、巨细胞病毒（CMV）、单纯疱疹病毒（HSV）、风疹病毒（RUBEU）等；二级预防是指通过孕期筛查和产前诊断识别胎儿的严重先天缺陷，早期发现，早期干预，减少缺陷儿的出生，如 Down 综合征筛查、神经管畸形等检查；三级预防是指对新生儿疾病的早期筛查，如筛查新生儿苯丙酮尿症、先天性甲状腺功能减退症、G6PD 缺乏症等疾病，早期诊断，及时治疗，避免或减轻致残，提高患儿生活质量。在三级预防策略中，一级预防最为重要。一级预防是积极、主动、有效、经济的预防措施，从源头抓起，从一般人群做起，减少各类遗传病患儿出生，有效预防遗传病。

第二节 遗传咨询

遗传咨询（genetic counseling）是在咨询者与咨询医师之间就其家庭中的遗传病进行的讨论和商谈，咨询医师应用遗传学和临床医学的基本原理和技术，与咨询者讨论遗传病的发病原因、遗传方式、诊断、治疗和再发风险等有关遗传学方面的问题，最后咨询医师对婚姻、生育、防治等方面给予咨询者医学指导，帮助咨询者做出恰当的选择与对策，并最终予以实施，以达到对遗传病的最佳防治效果。通过遗传咨询确定遗传病患者和携带者，并预测其后代的发病风险，采取适宜的预防措施，防止遗传病患儿出生，降低遗传病的发病率，提高人口素质。

一、遗传咨询的对象、种类和内容

遗传咨询的对象一般是在婚姻或生育时意识到有潜在患遗传病风险的人。常见的遗传咨询对象有如下几种：①不明原因智力低下、精神分裂症或先天畸形儿不能自理、自主的父母。②不明原因的反复流产或有死胎、死产等情况的夫妇。③婚后多年不育的夫妇。④ 35 岁以上的高龄孕妇。⑤长期接触不良环境因素的育龄青年男女。⑥孕期接触不良环境因素及患有某些慢性病的孕妇。⑦常规检查或常见遗传病筛查发现异常者。

> 临床聚焦 17-1
> 常见的遗传咨询对象

遗传咨询可分为前瞻性遗传咨询和回顾性遗传咨询两种情况。前瞻性遗传咨询也称为预防性遗传咨询，或症状出现前咨询，咨询对象是经过遗传病普查发现的有潜在发病风险的个体（如携带者）或家庭，通过婚姻和生育指导，防止遗传病患者的出现。回顾性遗传咨询是一个家庭中已经出现了遗传病患儿后，为防止新的患儿出生而进行的咨询，目前的遗传咨询以此类为主。除了外伤，其他自发性疾病都可以列入遗传咨询范围，特别是白化病、智力不全、先天弱视、耳聋、畸形、精神分裂症、肿瘤等严重危害生命健康的疾病。遗传咨询还可以分为以下几种：

1. 婚前咨询

婚前咨询主要涉及的问题是：①双方之一患某种疾病，是否为遗传病？能否结婚？若结婚后能否遗传给后代？②男、女双方有一定的亲属关系，是否为近亲？能否结婚？如果结婚生育后代，会对后代产生怎样的影响？③本人或对方亲属中有某种遗传病，对婚姻及生育的后代健康是否有影响？

2. 生育咨询

生育咨询是已婚的男女在孕前或怀孕后进行的咨询，一般涉及的问题包括：①双方中一方或亲属为遗传病患者，生育子女发病风险如何？②曾经生育过智力低下或先天畸形儿，再次生育是否会生出相同患儿？③双方之一接触过致畸因素，如在孕期服过某些药物、接触过化学毒物或在有放射线污染的岗位上工作过或有感染病毒史等，是否会影响胎儿正常发育？④女方习惯性流产，是否与遗传有关？是否可以再生育，如何防止再次流产？⑤结婚多年不育，是否与遗传因素有关？通过咨询，医生对夫妇双方进行必要的检查，会给出处理的方法和准确的建议。

3. 一般咨询

一般咨询是针对某些遗传病或涉及遗传学的问题进行咨询。例如：①本人或者亲属所患的疾病是否为遗传病？②性别畸形能否结婚？能否生育？③本人有遗传病家族史，这种病是否会累及本人或后代？④已诊断的遗传病能否治疗？⑤对子女的血缘关系有所怀疑，如何确定亲子关系等。

4. 行政部门咨询

卫生行政部门或计划生育部门进行遗传咨询，为制定有关优生政策提供依据，例如：①如何控制某地区常见遗传病，降低发病率？②如何进行某些遗传病的调查？③某些优生法规、条例的制订是否合理？④有关计划生育法规、条例的制订是否合理？

二、遗传咨询的方法和步骤

婚前检查实际上也是一种遗传咨询，尽管我国已经取消强制婚前检查，但为了婚姻幸福和家庭的美满，建议在婚前进行婚前检查。如果已经结婚，为了优生优育，在孩子出生前可进行相应的遗传咨询。如果家庭中已经出生遗传病患儿，应立即进行遗传咨询，以免延误治疗和预防时机。遗传咨询可分为以下几个主要步骤：

1. 明确诊断

明确诊断是遗传咨询的第一步，也是最基本和很重要的一步。因为只有准确诊断，才能了解病因、预后与治疗，同时准确诊断也能为分析遗传方式与计算再发风险打下基础。明确疾病是否是遗传病，属于哪类遗传病（见第十五章）。

2. 确定遗传方式

对于已经确定的遗传病，在明确诊断后也就明确了该病的种类和遗传方式。但对于有表型模拟和遗传异质性的疾病，则需要询问先证者的家族史，获得其家族成员的发病情况，绘制系谱图进行分析，从而确定遗传方式。

3. 再发风险估计

再发风险（recurrent risk）又称为复发风险，指先证者的亲属再次罹患相同遗传病的概率，一般用百分率或比例表示。确定了遗传病的遗传方式后，依据遗传学原理和概率定理，对家系中的各个成员进行分析，判断其基因型，计算后代的再发风险，为遗传咨询提供依据。遗传咨询的核心内容是再发风险估计，也是咨询者最想知道的，同时咨询医师依据遗传病再发风险的高低提出对策和措施，这也是遗传咨询门诊有别于一般医疗门诊的主要特点。

4. 提出对策和措施

确定患者罹患遗传病的种类和遗传方式，计算再发风险后，咨询医师可以向患者或家属提出对策和建议，供其参考与选择。依据患者及其家属的具体情况，提出相应的建议：①对一些病情严重、再发风险高的遗传病，目前又没有有效方法进行产前诊断，生育患儿风险很高，建议劝阻结婚或不再生育，过继或认领健康孩子。②遗传病情不太严重，且后代再发风险不高时，可以再次生育，运用产前诊断，选择性流产，确保生出健康孩子。③不适宜孕育后代的遗传病患者可采用人工授精、借卵怀胎等方式。④一些先天畸形的胎儿可在出生后进行治疗，如手术矫正、器官移植等。特别强调的是，以上对策只是咨询医师提出的可供咨询者选择的若干方案，同时要求咨询医师详细陈述各种方案的优缺点，以供咨询者做出选择，而咨询医师不应代替咨询者做出决定。咨询医师还要提醒咨询者我国婚姻法及优生优育的各项法规，帮助其作出最佳选择并指导其实施。

5. 随访和扩大咨询

完整的遗传咨询在帮助咨询者做出选择后，有时需要对咨询者进行随访。随访可以验证咨询者提供信息的可靠性，观察遗传咨询的效果，进一步总结经验教训，以便更好地改进工作。对一些还未确定预防措施的家庭，了解其原因，帮助家庭成员明确遗传病的危害，做出正确的婚育计划。如果有可能，咨询医师还可以利用随访的机会，在扩大的家庭成员中，对相关遗传病的遗传规律、有效治疗方法、预防对策等方面，进行健康教育，同时可以了解家庭其他成员是否患有遗传病，特别是查明家庭中的携带者，可以扩大预防效果，有效预防家族中出现新的遗传病患者，达到降低遗传病发病率的目标。

三、遗传病再发风险估计

遗传病的再发风险估计是遗传咨询的核心内容，在明确了遗传病的种类和遗传方式后，根据不同遗传规律就可估算遗传病的再发风险。

（一）单基因病再发风险的估计

1. 可以确定亲代基因型

由已知情况能够确定夫妇双方的基因型，根据单基因病的遗传方式，按照孟德尔遗传定律可以计算后代的再发风险（见第五章）。

微课 17-4
单基因病和染色体病
的遗传咨询

2. 未能确定亲代基因型

如果家系信息不能确定夫妇双方或一方的基因型，但提供了其他信息，如发病年龄、正常孩子个数等，这些信息可以帮助否定或者确定带有某种基因的可能性，这时估算后代的再发风险可以应用 Bayes 定理。这是 1963 年由 Bayes 提出的确认两种相互排斥事件相对概率的理论。按照

Bayes 定理，再发风险的计算可分为前概率、条件概率、联合概率和后概率，由于后概率除前概率外还包括了其他信息，所以更为精确。Bayes 法计算时用到的概念有：

（1）前概率（prior probability） 根据孟德尔定律得出，按照遗传病的遗传规律，列出相关成员的基因型及产生此基因型的概率。

微课 17-5
再发风险估计（Bayes 法）

（2）条件概率（conditional probability） 按照咨询者家庭成员的健康状况，如正常孩子个数、发病年龄、外显率、实验室检查结果等，列出上述遗传假设下产生这种情况的概率。

（3）联合概率（joint probability） 某种遗传假设下，前概率和条件概率说明的两种事件同时发生的概率，即前概率乘以条件概率。

（4）后概率（posterior probability） 某一假设条件下的联合概率除以所有假设条件下的联合概率之和，即联合概率的相对概率。后概率的计算全面考虑了家系提供的所有特定条件下的信息，因此比前概率更为准确。具体计算方法将在下面例子中提到。

例 1 一个 25 岁男青年的叔叔患慢性进行性舞蹈病（AD 遗传病），祖母也患此病，父亲今年 50 岁无病，此青年发病的风险有多大？（此病 50 岁的外显率为 70%，25 岁的外显率为 5%）

根据 AD 遗传病的遗传规律，其父亲虽然表型正常，但带有致病基因（Aa）和不带有致病基因（aa）的概率各为 1/2，由祖母遗传给其父亲为前概率，年龄是该病发病的重要条件，父亲 50 岁还未发病，降低了他是 Aa 的概率。如果他是 Aa，未发病的条件概率是 1-0.7=0.3；如果他是 aa 就不会发病，条件概率为 1。按照 Bayes 法计算咨询者父亲是 Aa 的概率（表 17-1）。

表 17-1　咨询者父亲是携带者的概率

	父亲为 Aa	父亲为 aa
前概率	1/2	1/2
条件概率	3/10	1
联合概率	3/20	1/2
后概率	3/13	10/13

通过父亲是 Aa 的后概率，再按 Bayes 法计算出该青年是 Aa 的概率（表 17-2）。

表 17-2　咨询者是携带者的概率

	该青年为 Aa	该青年为 aa
前概率	3/13 × 1/2	1-3/26
条件概率	1-5%	1
联合概率	57/520	23/26
后概率	57/517（0.11）	460/517（0.89）

所以，此青年发病风险为 11%（0.11）。如果仅从遗传规律计算，其父亲是 Aa 的概率为 1/2，其后代 Aa 的概率为 1/4，仅仅考虑了前概率，此青年发病风险为 1/4，因此 Bayes 法计算的后概率更为精确。

例 2 一对夫妇是姨表兄妹结婚，他们有一个正常女孩，但又怀孕了，此时知道女孩外婆的两个哥哥患黏多糖贮积症 Ⅰ H 型（AR 遗传病）死亡，问这对夫妇生出黏多糖贮积症 Ⅰ H 型患者的风险有多大?

绘制系谱（图 17-1），根据 AR 遗传病遗传规律，此夫妇同为携带者才可能生出患者，外婆为 Aa 的概率为 2/3，则该夫妇各自的母亲为 Aa 概率均为 1/3，那么此夫妇为 Aa 的概率均为 1/6，因此他们都是 Aa 的前概率为 1/36，反之此夫妇不同为 Aa 的前概率为 1−1/36=35/36，他们都是 Aa 有一个正常孩子的概率为 3/4，此夫妇不同为 Aa 时有一个正常孩子的概率为 1，这是假设条件下得出的条件概率。根据题意，按照 Bayes 法计算此夫妇同为 Aa 的概率（表 17–3）。

这对夫妇同为携带者的概率为 3/143，生育患儿的风险为 3/143 × 1/4=3/572，如果仅仅按照 AR 遗传病的遗传规律计算，这对夫妇同为携带者的概率为 1/36，生患儿的风险为 1/36 × 1/4=1/144。

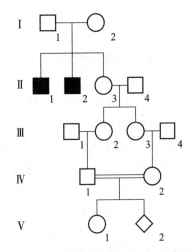

图 17-1　一例黏多糖贮积症 I H 型家系系谱

表 17-3　咨询者夫妇同为 Aa 的概率

	此夫妇同为 Aa	此夫妇不同为 Aa
前概率	1/36	35/36
条件概率	3/4（生一个正常孩子）	1
联合概率	3/144	35/36
后概率	3/143	140/143

例 3　Duchenne 肌营养不良（DMD）是 XR 遗传病，现有一表型正常的女子（A）有两个患病的哥哥，她已婚并生育了 4 个正常的儿子，试问她为携带者的可能性为多少？如果她再生育一个儿子，发病风险如何？

DMD 是 XR 遗传病，咨询者 A 有两个患病的哥哥，则 A 的母亲为携带者，有 1/2 的可能把致病基因传递给 A，即 A 为携带者，A 也有 1/2 的可能不是携带者，此为前概率。咨询者 A 生育了 4 个正常儿子，降低了其是携带者的概率，在假设条件下得出条件概率。根据题意，按照 Bayes 法计算咨询者为 Aa 的概率（表 17–4）。

表 17-4　咨询者是 Aa 的概率

	A 为 $X^A X^a$	A 为 $X^A X^A$
前概率	1/2	1/2
条件概率	$(1/2)^4$	1
联合概率	1/32	1/2
后概率	1/17	16/17

咨询者为携带者的可能性为 1/17，她再生儿子的发病风险为 1/17 × 1/2=1/34。如果仅仅按照 XR 遗传病的遗传规律计算，A 为携带者的概率为 1/2，生患儿的风险为 1/2 × 1/2=1/4。

从以上例子可以看出，Bayes 法和仅仅按照遗传规律计算出的发病风险有很大差别，Bayes 法在计算时考虑到的信息更为全面，计算结果更为准确，一般按照 Bayes 法计算出的发病风险要低于按照遗传规律计算的结果。咨询医师是按照发病风险大小来提出对策的，因此要求咨询医师要掌握 Bayes 定理分析方法。

（二）多基因病再发风险的估计

多基因病的发病与环境因素和遗传因素相关，遗传规律比单基因病复杂得多，因此无法像单基因病一样，由孟德尔遗传定律计算精确的发病风险。估算多基因病的发病风险时要考虑群体发病率、遗传率、亲缘系数、家庭中患者人数、患者患病程度和性别等（见第六章），这种估算概率称为经验风险率。近年来，随着多基因病数学模型的建立及计算机软件的应用，估算再发风险有了很大进步，有利于遗传咨询工作的开展。

（三）染色体病再发风险的估计

染色体病一般均为散发性，因此再发风险率实际上就是经验危险率或称为群体发生率。临床上很少见到一个家庭中同时出现两个或两个以上染色体病患者。

（1）如果家庭中已经生育一个染色体病患儿，其双亲的染色体核型是正常的，则再次生育时，子女的再发风险与群体发病率一致。一般来说，对于已生育过一个完全三体患儿的双亲来说，"偶然"再发的风险为 1%～2%。

（2）夫妻一方为非同源染色体平衡易位、整臂易位和插入易位携带者或夫妻一方为臂间或臂内倒位携带者，生出染色体病患儿的风险较高。以常见的易位型 Down 综合征为例，父亲或母亲为 14/21 平衡易位携带者，染色体核型是 45，XX（XY），–14，–21，+t（14q21q），与正常个体婚配生育后代时，这种核型产生的生殖细胞与正常生殖细胞形成受精卵时，可产生 6 种不同的核型（见第四章）。其中 21 单体型和 14 单体型是致死的；易位型 14 三体综合征也很少能成活；剩下的理论上讲 1/3 是平衡易位携带者，1/3 是正常个体，1/3 是 14/21 易位型 21 三体综合征，但由于流产等因素，实际上 14/21 易位型 21 三体综合征的出生率要低于上述理论值，为 5%～10%。

（3）夫妻一方为同源染色体的平衡易位、整臂易位和插入易位携带者，一般不可能生育出正常的后代，只能形成部分三体型和部分多体型患儿。

（4）夫妻一方核型为嵌合体时，再生患儿风险率一般用下式计算：$P=X/（2-X）\div K$，式中 P 为风险率，X 为三体细胞的百分数，K 为常数，通常为 2。

（5）某些染色体病，如 21 三体综合征、13 三体综合征和 18 三体综合征的发病风险与孕妇的年龄有关。孕妇年龄越大，生育患儿的危险性越高。因此，在估计 21 三体综合征患者再发风险时不能简单地运用一般群体的发病率 1.5‰。

严重的染色体病患者不易生育，因此子代再发风险率很难预测。21 三体综合征的女性患者如果无严重的心脏畸形，生命期可以正常，尚可生育。女性 21 三体综合征患者如能生育，子代复发风险率约为 1/2；男性 21 三体综合征患者能生育后代的较罕见，尚无确切数字。

目前产前诊断可以通过羊水、绒毛等样本提取胎儿细胞，进行染色体核型分析，检查各种染色体病，因此预测染色体病的再发风险最有效的方法是进行产前诊断。

四、遗传咨询常见实例

例 1　某妇女曾生育过一 Down 综合征患儿，现再次妊娠，惧怕再生同病患儿前来咨询。

Down 综合征为常染色体病，群体发病率为 1/1 000～1/650，首先对患儿及其父母做染色体检查，确定核型，如果证实患儿核型为 47，XX（XY），＋21，双亲核型正常，说明是夫妇双方在生殖细胞发生过程中发生了 21 号染色体不分离所致，则再发风险与群体发病率一致。如果此妇女再次生育年龄超过 35 岁，则再发风险增高。如果患儿为易位型 21 三体综合征，双亲核型之一为平衡易位携带者，则再发风险为 1/3。无论哪种情况，该妇女再次怀孕应作绒毛、羊水细胞的产前细胞遗传学诊断，确定胎儿核型，避免再次生出染色体病患儿。

例 2　一对新婚夫妇表型正常，由于女方的舅舅患有白化病，担心今后会生育白化病患儿前来咨询。

白化病为 AR 遗传病，群体发病率 1/20 000，依据 AR 遗传病的遗传规律，只有此夫妇双方均为携带者才有可能生出患儿。已经提供信息女方舅舅为患者，则女方母亲为携带者的概率为 2/3，此女为携带者的概率为 1/3，男方为携带者的概率可从我国群体发病率计算出，携带者的频率为 1/70，故此夫妇生育患儿风险为 $1/70 \times 1/3 \times 1/4 = 1/840$，风险率不高。

例 3　一对夫妇正常，生了一个先天性聋哑患儿，此患儿呈单纯聋哑而无其他异常表现，他们前来咨询如果再次生育，出现聋哑儿的机会。

据估计耳聋发病率约为 0.1%，与遗传病因素有关的基因达 120 种以上，有高度的遗传异质性。属 AR 遗传的先天性耳聋占 75% 左右，AD 遗传的占 3%，其他原因不明者中相当一部分为多基因遗传，占 20%，X 连锁遗传者罕见（2% 以下）。在确定上述遗传因素前还要仔细排除环境因素，如风疹、核黄疸、脑膜炎等。

聋哑患者由于难觅对象经常与聋哑人结婚，如果按大部分为 AR 遗传来估计，他们的子女应全部为聋哑患者，但实际调查结果约 70% 子女不发病，这是由于大多数父母携带的是非等位隐性基因，因而出现双重杂合子而不发病的现象。尽管如此，他们生育聋哑子女的风险仍高达 30%，故应嘱绝育为好。因此对于聋哑夫妇的咨询，要结合耳鼻喉科医生的诊断，进一步进行相关致病基因检测，明确致病原因，再给咨询者提供对策。

例 4　一对夫妇因生育了一个智力低下（MR）的患儿前来就诊，咨询能否治疗？如再生育是否会出现同样情况？

这样的案例是遗传咨询中比较常见的，由于导致智力低下的原因非常多，而且难以鉴别，因此遗传咨询医师要充分考虑患者及其亲属提供的信息，避免遗漏，做出初步诊断。从遗传因素考虑，导致智力低下的原因有下列几方面：

（1）染色体病　染色体病中，21 三体综合征发病率最高，最主要的临床表现是智力低下，占智力低下的 10% 左右。脆性 X 染色体综合征的男性患者表现为中度和重度智力低下，列第二位。因此对智力低下的患儿首先考虑作染色体检查，进行核型分析是非常必要的。

（2）单基因病　AD 遗传病中表现为智力低下者较少见，而某些 AR 遗传病则多见智力低下，如黑蒙性痴呆、黏多糖贮积症ⅠH 型、苯丙酮尿症、半乳糖血症和溶酶体贮积症（尤其是黏多糖病）等。这类疾病约占智力低下的 5% 左右。

（3）多基因病　这类疾病占 MR 的 15%～20%，往往表现为轻至中度智力低下，双亲智商偏低。

（4）环境因素　在怀孕及生产过程中某些环境因素引起的神经系统损伤，导致智力低下，如孕期病毒感染、服用致畸药物或毒物、胎儿宫内生长受限等，生产过程中产伤、新生儿窒息缺氧等。

对智力低下患者进行遗传咨询时，了解病史、生产史和家族史，并进行智商检测（或根据生活自理能力、语言能力作智力初步判断），了解智力低下的程度，首先尽可能排除环境因素，然后根据症状或体征，结合系谱分析、染色体检查、生物化学或分子遗传学检查，考虑属于哪类遗传病。如果仍然找不出原因，就可能为多基因遗传引起的智力低下或其他未知病因。

咨询者最关心的是患儿的智力低下能否治疗。目前对于大多数智力低下疾病，没有有效的药物进行治疗，对于一些查明原因的先天性代谢病，如苯丙酮尿症、半乳糖血症、先天性甲状腺功能低下患者，如能早期发现，可进行预防性治疗，治疗原则是"禁其所忌、补其所缺"，可以避免患者出现临床症状，起到良好效果。如果发现时间晚，疾病已经发展，则药物治疗起不到干预效果，可对智商高低不同者分别进行康复训练。其次，咨询者关心的是再次生育问题，如何避免再次生出智力低下患儿。再次生育的再发风险依据疾病不同类型估算，采取不同的预防措施。环境因素引起的 MR，再次生育时首先着眼于围产期保健，特别是避免产伤、新生儿窒息、缺氧等情况。单基因病引起的 MR，系谱分析结合产前诊断、新生儿筛查，避免新的患儿出生。染色体病引起的 MR，则必须作产前细胞遗传学诊断。

例 5　一女性，22 岁，由于本人无月经，外生殖器发育异常，前来求诊，咨询是否可结婚，婚后能否生育。

体检中发现该女性阴蒂肥大，呈龟头状，阴道末端与尿道同一开口；第二性征呈女性，乳房发育，腋毛与阴毛均呈女性分布，子宫、输卵管及卵巢可扪及。由于外生殖器特点及无月经应考虑两性畸形的可能性，此时作染色体检查是必要的。两性畸形分为真性与假性两类（见第四章）：真性两性畸形具有两种性别表型，性腺既有睾丸又有卵巢，核型多为 46，XY/46，XX 嵌合体；而男性假两性畸形，如睾丸女性化综合征，核型为 46，XY，具有女性性征。此女性核型检查结果为 46，XX/46，XY，结合临床表现诊断为真性两性畸形。对两性畸形的处理要慎重，充分考虑患者核型、性腺、外生殖器发育情况、年龄、社会性别转换心理，经过矫正手术，保持或者改变患者的社会性别。该女性根据其自身情况，保持女性性别。在剖腹探查后发现左侧为卵睾，由于卵睾有可能恶变，故建议切除。手术将阴道和尿道分开并做阴道成形术，这样婚后有正常性生活，并有可能妊娠。

例 6　一女性怀孕 22 周，感染水痘，已自愈，前来咨询水痘病毒对胎儿是否产生影响。

水痘是由水痘－带状疱疹病毒初次感染引起的急性传染病，恢复后病毒潜伏在体内，少数患者在成人后病毒再发而引起带状疱疹。水痘－带状疱疹病毒有可能导致遗传物质异常，如染色体畸变。女性如果在孕前期感染了水痘，可能会把水痘－带状疱疹病毒传给胎儿，导致染色体畸变，这种可能的发生率在 17%～28%。如果水痘－带状疱疹病毒感染发生在怀孕 4～5 个月，病毒一旦通过胎盘，会使 7%～9% 的胎儿发生先天性水痘综合征，导致胎儿出生后出现体重减轻、肌肉和神经萎缩、指趾畸形、皮肤瘢痕、白内障和智力低下等问题，而且大多在出生后一两年内死亡。如果孕妇在怀孕 6～9 个月时感染水痘－带状疱疹病毒，胎儿可能会发生水痘，虽然出生时已经没有明显水痘症状了，但出生后有直接发生带状疱疹的危险。如果孕妇产前 4～5 天，发生水痘－带状疱疹病毒感染，胎儿因为得不到母体的保护性抗体，容易在出生后 5～10 天发病，而且还容易转变成播散型水痘，病死率高达 25%～30%。因此女性怀孕前，没有出过水痘的要接种水痘疫苗，怀孕后注意预防保健，增强自身免疫功能，避免接触水痘患者，防患于未然。

例7 一对夫妇结婚后前来咨询，丈夫的父母是姨表兄妹，生育两男一女均正常，此夫妇生育孩子是否受到影响？

中国婚姻法第六条规定：直系血亲和三代以内的旁系血亲禁止结婚。这是从优生学角度出发所制定的。为什么近亲结婚和遗传病的发生和延续有密切关系？从遗传学角度来解释，子女与父母之间的基因有1/2可能相同，同胞兄弟姐妹之间的基因也有1/2可能相同，而爷孙、叔侄、舅甥等之间则有1/4可能相同。同理，表兄妹、堂兄妹等之间则有1/8可能相同。某些遗传病，致病基因是隐性的，如双亲中一方带有这种基因，而另一方不带，则后代不发病。只有当夫妇双方都携带这种隐性基因，后代是隐性纯合子才发病。而近亲结婚的夫妇，由于他们来自同一祖先，双方携带有相同基因的可能性明显大于一般群体。以苯丙酮尿症为例，一般群体中携带这种致病基因的频率为1/50，如果非近亲结婚，则子代中发病的机会为 $1/50 \times 1/50 \times 1/4 = 1/10\,000$。假如是表兄妹之间的近亲结婚，则子代中发病的机会为 $1/50 \times 1/8 \times 1/4 = 1/1\,600$，要比非近亲结婚高6倍多。咨询者提出，既然近亲结婚危害极大，为什么其公婆为近亲配偶，3个孩子都正常？这种情况的确存在，这是由于近亲结婚只是增加或改变隐性致病基因的分布和互相遇合而引起发病的机会，也就是大大增加了携带者婚配的概率，从而使得隐性遗传病发病率增加，并不增加或改变致病基因的频率，因而并不是说近亲结婚产生后代一定是异常的，只是相比随机人群婚配，产生异常后代的概率要高。由于咨询者夫妇双方家族都无遗传病家族史、非近亲婚配，即使男方父母是近亲婚配，但其子女都正常，因此他们的后代不会受到影响。

五、遗传咨询的伦理问题

1. 咨询者的顾虑问题

由于遗传病的可遗传性和难治性，许多咨询者前来咨询时心存顾虑。这种心态源于：①羞耻感，不少人错误地认为家庭出现遗传病患者就好像出了什么丑事或犯了罪一样，想方设法隐瞒，甚至配偶双方互相指责；②负罪感，尤其是生育过遗传病患儿的父母，认为是自己把疾病传给了子女，给他们带来了不幸；③恐惧感，对患病情况被宣扬出去的不安。因此咨询医师应体察这种顾虑心情，并设法减轻咨询者的羞耻感、负罪感和恐惧感。

2. 自主性问题

咨询过程中，咨询医师要向咨询者告知相关遗传病信息，并对其婚育问题提出建议和具体指导，在此过程中应避免咨询医师将自己的价值观不自觉地强加给咨询者。应尊重咨询者的自主决定权及婚育决定权。①尽可能让儿童和未成年人做出自己的决定；②咨询者在获得和理解相关信息后，在不受任何胁迫、诱导的情况下，自主地做出适合他们利益的知情选择，不受任何外来压力和暗示的影响，完全尊重咨询者自己的意愿。

3. 隐私权与保密问题

咨询者除了信任医生外，可能不愿让其他人甚至配偶知道自己和家人的遗传病情况。因此，咨询医师除了尊重咨询者的隐私权外，还应尊重有关亲属或家庭成员的隐私。遗传咨询不宜在有无关人员在场的环境中进行，甚至咨询医师可以与前来咨询的夫妇、亲子分别谈话。遗传咨询中应为咨询者的遗传资料保守秘密是最基本的职业义务。泄露遗传信息可导致咨询者在就业、保险等方面受到歧视，要避免咨询者在众目睽睽下诉说不愿为他人所知，甚至难以启齿的病史。同时避免遗传检查结果与普通化验单一起放置，以免任由他人查找、翻阅，侵犯咨询者的保密权和隐私权。

4. 不伤害和尊重问题

遗传咨询做出的决定会涉及如父母、孩子、家庭其他成员等多方面的利益，因此咨询医师需要慎重权衡各方的利益与伤害情况作出咨询意见。同时，尊重咨询者人格，在遗传咨询时避免用非医学术语来描述症状，不经咨询者同意不能针对此病例进行讲解、拍照、录像等。①勿使咨询者受到经济利益的伤害，也不能使其在咨询过程中受到其他伤害；②保护咨询者个人和家庭隐私不受雇主、保险方和学校的不公正侵扰；③告知咨询者，他或她有道德义务和责任告知其亲属可能的遗传风险，并有必要将其遗传病携带者身份透露给配偶，特别是在他们决定生育之前，并告知咨询者可能对婚姻产生的影响；④告知咨询者，如果会影响公共安全，他们有道德义务公开其遗传状态。

5. 咨询信息的真实性和完整性问题

遗传咨询中咨询者需要向咨询医师提供自己确切的遗传信息，咨询者隐瞒病情将影响咨询信息的真实性和完整性；咨询医师应有广博的遗传学知识和技能，以提供遗传病正确、完整、无偏倚的信息给咨询者，让咨询者或家属充分知情并完全理解。

遗传咨询应遵循的伦理学原则包括：知情同意原则、非指令性原则、自主原则、不伤害原则、行善原则。

（王艳鸽）

复习思考题

1. 遗传病预防的主要环节有哪些？

2. 何谓遗传携带者？为什么要检出遗传携带者？

3. 什么是遗传咨询？简述遗传咨询的程序。

4. 遗传咨询门诊来了一位 26 岁妇女，核型为 45，XX，−14，−21，+t（14q21q），其丈夫核型正常，咨询如果生育后代子女是否会出现异常？

网上更多……

👤≡ 本章小结　　👥 开放性讨论　　✍ 自测题　　⬇ 教学 PPT

主要参考文献

［1］陈竺.医学遗传学.3版.北京：人民卫生出版社，2016.

［2］杜传书.医学遗传学.3版.北京：人民卫生出版社，2015.

［3］傅松滨.临床遗传学.北京：人民卫生出版社，2018.

［4］傅松滨.医学遗传学.4版.北京：人民卫生出版社，2018.

［5］傅松滨.医学遗传学.北京：人民卫生出版社，2017.

［6］韩骅，蒋玮莹.临床遗传学.北京：人民卫生出版社，2010.

［7］贺林.今日遗传咨询.北京：人民卫生出版社，2019.

［8］杰克琳·杜芬.医学简史.李冰奇，译.南昌：江西科学技术出版社，2021.

［9］李莉.医学遗传学.北京：人民卫生出版社，2020.

［10］李巍，魏爱华，白大勇，等.白化病的临床实践指南.中华医学遗传学杂志，2020（03）：252-257.

［11］梁素华.医学遗传学.5版.北京：人民卫生出版社，2020.

［12］陆国辉，徐湘民.临床遗传咨询.北京：北京大学医学出版社，2007.

［13］吕杜民，边惠洁，左伋.人体分子与细胞.2版.北京：人民卫生出版社，2021.

［14］马用信.医学遗传学.2版.北京：科学出版社，2021.

［15］商璇，张新华，杨芳，等.α-地中海贫血的临床实践指南.中华医学遗传学杂志，2020，37（03）：235-251.

［16］孙开来.人类发育与遗传学.2版.北京：科学出版社，2008.

［17］孙树汉.医学分子遗传学.北京：科学出版社，2009.

［18］王培林，傅松滨.医学遗传学.4版.北京：科学出版社，2016.

［19］王宗霞，杨保胜.医学细胞生物与遗传学.北京：高等教育出版社，2018.

［20］邬玲仟，张学.医学遗传学.北京：人民卫生出版社，2016.

［21］吴安东，刘建坤，赵雅，等.冠心病的遗传机制.中国科学-生命科学，2022，52（2）：123-137.

［22］杨保胜，丰慧根.医学细胞生物学.北京：科学出版社，2012.

［23］杨保胜.细胞分子生物学与遗传学.北京：人民卫生出版社，2015.

［24］杨保胜，杨全中.分子医学整合实验教程.北京：清华大学出版社，2022.

［25］杨保胜.医学遗传学.北京：人民军医出版社，2013.

［26］杨保胜.遗传病分子生物学.北京：科学出版社，2012.

［27］医学名词审定委员会，医学遗传学名词审定分委员会编.医学遗传学名词：2021.北京：科学出版社，2021.

［28］张学军.人类复杂疾病全基因组关联研究.科学通报，2020，65（8）：671-683.

［29］中国出生缺陷防治报告（2012）.北京：中华人民共和国卫生部，2012.

［30］宗奕岑，胡承，贾伟平.全外显子测序在糖尿病中的应用，自然杂志，2019，41（6）：439-442.

［31］左伋.医学遗传学.7版.北京：人民卫生出版社，2018.

［32］ALBERTS B，JOHNSON A，LEWIS J，et al. Molecular Biology of the Cell. 6th ed. New York：Garland

Science，Taylor & Francis Group，2015.

［33］ARJMAND B，GOODARZI P，MOHAMADI–JAHANI F，et al. Personalized regenerative medicine. Acta Med Iran，2017，55（3）：144–149.

［34］BAEDKE J. Above the Gene，Beyond Biology：Toward a Philosophy of Epigenetics. Pittsbourgh：University of Pittsburgh Press，2018.

［35］BARRESI M J F，GILBERT S. Developmental Biology. 12th ed. London：Oxford University Press，2019.

［36］CARLBERG C，MOLNAR F. Human Epigenetics：How Science Works. Berlin：Springer International Publishing，2019.

［37］CHEN H. Atlas of Genetic Diagnosis and Counseling. 3rd ed. New York：Springer，2017.

［38］CHEN Z（陈竺）. Medical Genetics. 北京：人民卫生出版社，2009.

［39］EGGER G，ARIMONDO P. Drug Discovery in Cancer Epigenetics. Amsterdam：Elsevier，2016.

［40］GARCIA–GIMENEZ J L. Epigenetic Biomarkers and Diagnostics. Amsterdam：Elsevier，2016.

［41］GARCIA–GIMENEZ J L. Epigenetics in Precision Medicine. San Diego：Academic Press，2021.

［42］GILBERT S F，BARRESI M J F. 发育生物学. 11 版. 石德利，等译. 北京：科学出版社，2020.

［43］GRAY S G. Epigenetic Cancer Therapy. Amsterdam：Elsevier，2015.

［44］HARTWELL L H，GOLDBERG M L，FISCHER J A，et al. Genetics From Genes to Genomes. 6th ed. New York：McGraw Hill，2018.

［45］HESSON L B，PRITCHARD A L. Clinical Epigenetics. Singapore：Springer Singapore，2019.

［46］HUANG S，LITT M D，BLAKEY C A. Epigenetic Gene Expression and Regulation. Amsterdam：Elsevier，2016.

［47］JORDE L B，CAREY J C，BAMSHAD M J. Medical Genetics. 4th ed. Philadelphia：Mosby，2010.

［48］KREBS J S，GOLDSTEIN E S，KILPATRICK S T. Lewin's Genes XII. 北京：高等教育出版社，2018.

［49］LODISH H，BERK A，KAISER C A，et al. Molecular Cell Biology. 8th ed. New York：W. H. Freeman，2016.

［50］NUSSBAUM R L，MCLNNES R R，WILLARD H F. Thompson & Thompson Genetics in Medicine. 8th ed. Amsterdam：Elsevier，2016.

［51］NUSSBAUM R L，MCLNNES R R，WILLARD H F. 医学遗传学. 8th 版. 张咸宁，刘雯，吴白燕，编译. 北京：北京大学医学出版社，2016.

［52］PANGOU E，SUMARA I. The multifaceted regulation of mitochondrial dynamics during mitosis. Front Cell Dev Biol，2021（9）：767221.

［53］RIMOIN D L，PYERITZ R E，KORF B R. Emery and Rimoin's Essential Medical Genetics. London：Elsevier Ltd.，2013.

［54］SCHAEFER G B，THOMPSON J N. 医学遗传学. 张学，主译. 北京：科学出版社，2020.

［55］SCHON K R, RATNAIKE T, VAN DE AMEEJE J, et al. Mitochondrial diseases：A diagnostic revolution. Trends Genet，2020，36（9）：702–717.

［56］STRACHAN T，READ A. Human Molecular Genetics. 4th ed. New York：Garland Science，2010.

［57］STRACHAN T，READ A P. 人类分子遗传学. 3 版. 孙开来，主译. 北京：科学出版社，2007.

［58］TURNPENNY P D，ELLARD S. Emery's Elements of Medical Genetics. 15th ed. Amsterdam：Elsevier，2017.

［59］WOLPERT L，TICKLE C，ARIAS AM，et al. Principles of Development. 5th ed. London：Oxford University Press，2015.

重要术语解释

中英文名词对照索引

郑重声明

高等教育出版社依法对本书享有专有出版权。任何未经许可的复制、销售行为均违反《中华人民共和国著作权法》，其行为人将承担相应的民事责任和行政责任；构成犯罪的，将被依法追究刑事责任。为了维护市场秩序，保护读者的合法权益，避免读者误用盗版书造成不良后果，我社将配合行政执法部门和司法机关对违法犯罪的单位和个人进行严厉打击。社会各界人士如发现上述侵权行为，希望及时举报，我社将奖励举报有功人员。

反盗版举报电话　（010）58581999　58582371
反盗版举报邮箱　dd@hep.com.cn
通信地址　北京市西城区德外大街4号　高等教育出版社法律事务部
邮政编码　100120

读者意见反馈

为收集对教材的意见建议，进一步完善教材编写并做好服务工作，读者可将对本教材的意见建议通过如下渠道反馈至我社。

咨询电话　400-810-0598
反馈邮箱　gjdzfwb@pub.hep.cn
通信地址　北京市朝阳区惠新东街4号富盛大厦1座　高等教育出版社总编辑办公室
邮政编码　100029

防伪查询说明

用户购书后刮开封底防伪涂层，使用手机微信等软件扫描二维码，会跳转至防伪查询网页，获得所购图书详细信息。

防伪客服电话　（010）58582300